中医肿瘤临证钩玄

主　编　陈光伟

副主编　杨　洋　张　瑾　方　瑜

编　委（按姓氏笔画排序）

方　瑜　吕　予　杨　洋

张　瑾　陈　勇　陈光伟

陈光复　殷　群

人民卫生出版社

·北　京·

图书在版编目（CIP）数据

中医肿瘤临证钩玄 / 陈光伟主编. -- 北京 ： 人民卫生出版社，2026. 1. -- ISBN 978-7-117-39149-8

Ⅰ. R273

中国国家版本馆 CIP 数据核字第 2025MW0325 号

人卫智网	**www.ipmph.com**	**医学教育、学术、考试、健康，购书智慧智能综合服务平台**
人卫官网	**www.pmph.com**	**人卫官方资讯发布平台**

中医肿瘤临证钩玄

Zhongyi Zhongliu Linzheng Gouxuan

主　　编： 陈光伟
出版发行： 人民卫生出版社（中继线 010-59780011）
地　　址： 北京市朝阳区潘家园南里 19 号
邮　　编： 100021
E - mail： pmph @ pmph.com
购书热线： 010-59787592　010-59787584　010-65264830
印　　刷： 北京汇林印务有限公司
经　　销： 新华书店
开　　本： 710 × 1000　1/16　　**印张：** 17　　**插页：** 4
字　　数： 269 千字
版　　次： 2026 年 1 月第 1 版
印　　次： 2026 年 1 月第 1 次印刷
标准书号： ISBN 978-7-117-39149-8
定　　价： 69.00 元
打击盗版举报电话：010-59787491　E-mail：WQ @ pmph.com
质量问题联系电话：010-59787234　E-mail：zhiliang @ pmph.com
数字融合服务电话：4001118166　E-mail：zengzhi @ pmph.com

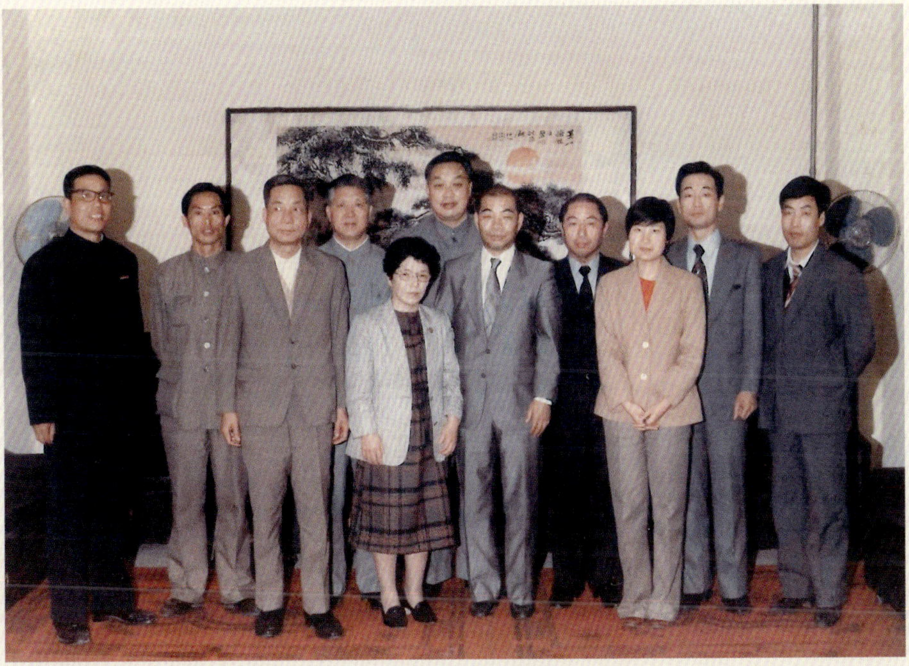

1987 年陪同张学文接见国际友人（右 1）

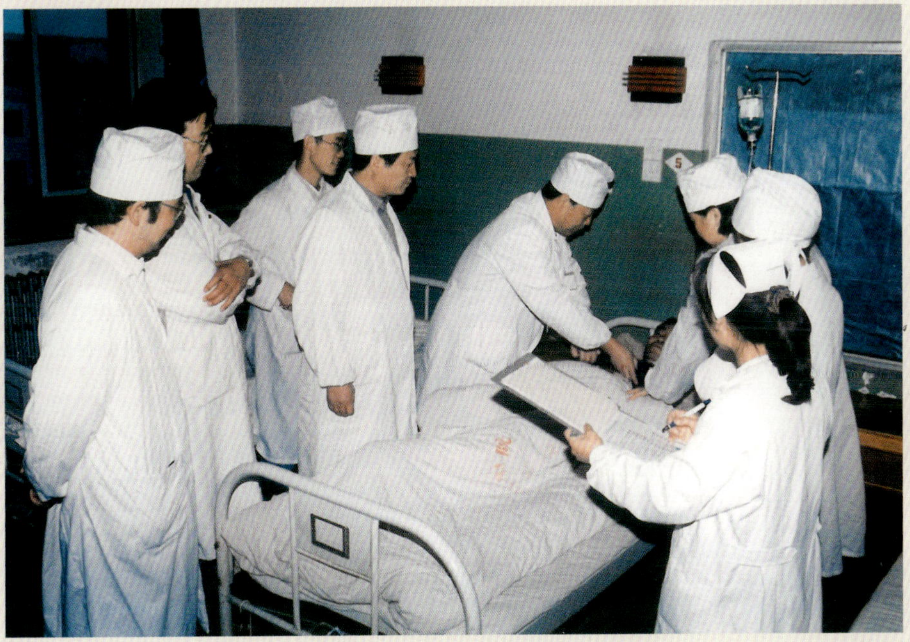

1992 年带领肿瘤科医师团队查房（左 5）

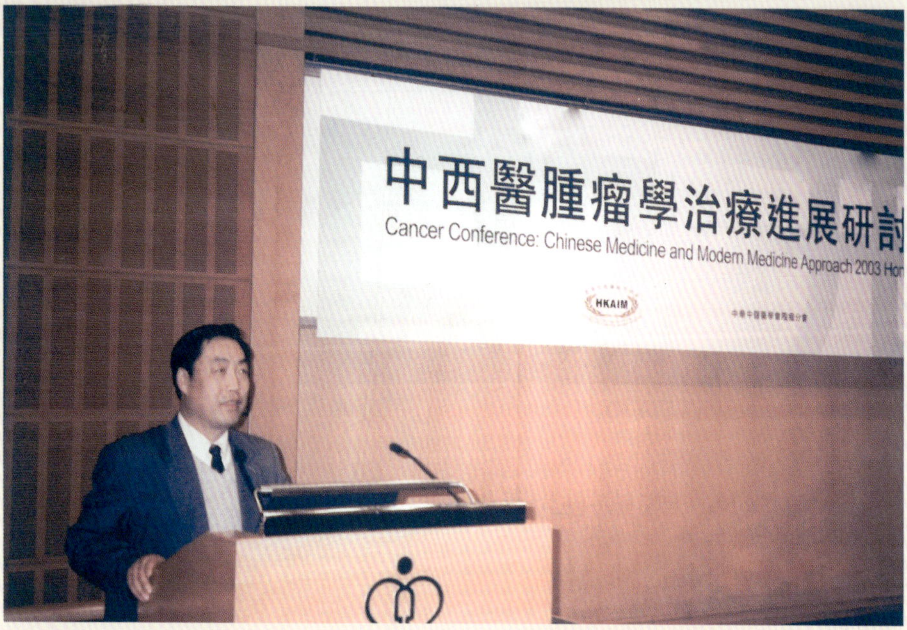

1994 年于香港中西医肿瘤学治疗进展研讨会做学术报告

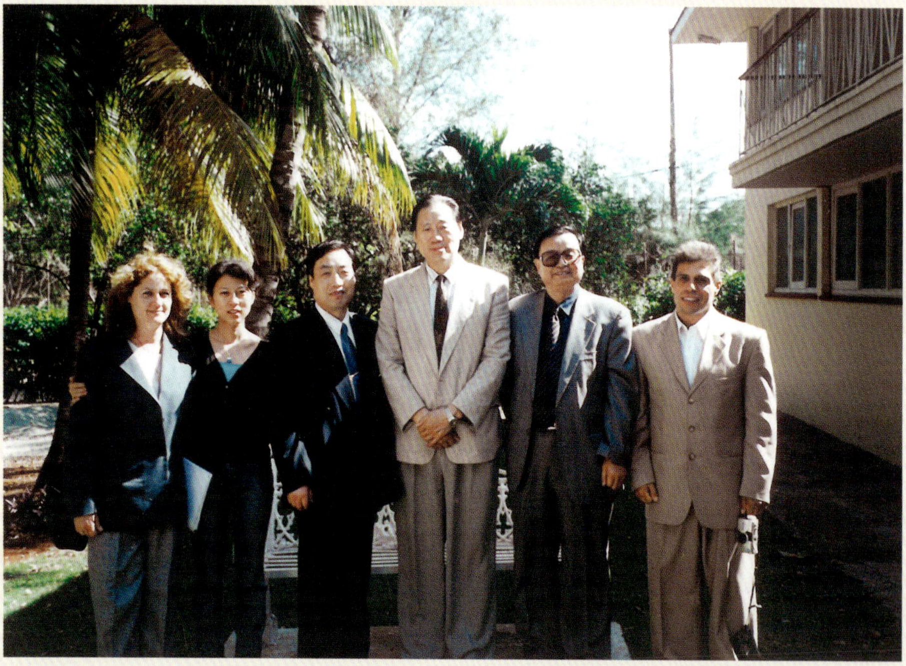

2001 年出访古巴与中国驻古巴大使馆参赞合影（左 3）

主编简介

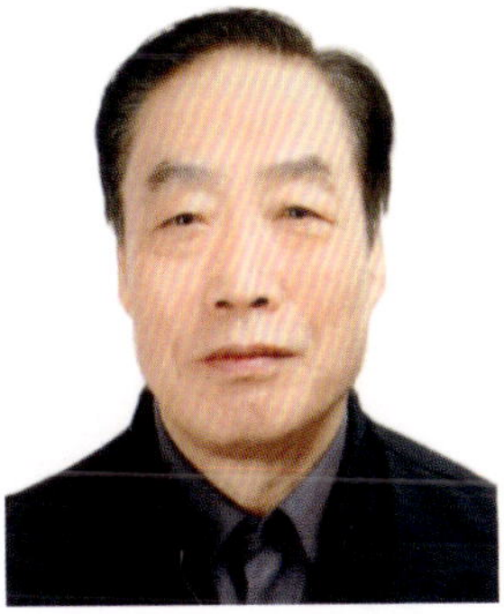

陈光伟：男，1950年11月5日生，陕西眉县汤峪镇人。1975年毕业于陕西中医学院，从事临床、教学、科研、业务管理近50年。为陕西中医学院（现陕西中医药大学）附属医院中西医结合肿瘤专业学科带头人，硕士研究生导师，主任医师。曾任中华中医药学会肿瘤分会常委，中华医院管理学会理事，陕西省抗癌协会常务理事，陕西省医学会肿瘤专业委员会委员，陕西省中西医结合学会第三届内科专业委员会委员，陕西省药学会临床药理专业委员会常委，陕西省中医药学会第一届中医医院管理专业委员会委员，陕西省老年学学会中医药专家委员会副主任委员，历任业务副院长，医教办、改革办副主任，肿瘤教研室主任，肿瘤科主任等职。

2000年，被中华医学会授予“中华名医”称号；2006年，被授予陕西中医学院（现陕西中医药大学）“十大名医”称号；2008年，被授予“陕西省名中医”称号。

张　序

为人师者，最大的愿望是什么？应该就是“得天下英才而教育之，苦中有乐，其乐无穷”。我在陕西中医药大学执教几十个春秋，喜见桃李满园，心亦知足，更有栋梁济世而引以为荣。学校地灵多贤良，人杰广才俊。名中医陈光伟，就是我的得意学子之一。几十年来，他对我敬重有加，虚心请教，我对他也悉心栽培，他在医院管理和肿瘤专业上取得了一定成绩。他的努力成长，令我欣慰。我也常想寻找机会，褒扬学子的绩能，从而彰显为人师者的荣耀。他请我为《中医肿瘤临证钩玄》一书写序，我慨然答应，愿以秃笔拙文，将心中的情结一吐为快。

砺修壮志达彼岸，凭借劲风步者云。他是陕西中医学院（现陕西中医药大学）七五届二班学员，来自太白山北麓的山村，家境贫寒，初中毕业就在生产队参加劳动。入学后，在文化课补习和基础临床课学习期间，他挤时间，刻苦钻研，勤奋学习。渭河岸边、公园小径，留下了他的脚印；教室里、路灯下，时常能看到他的身影。

1975 年秋，他毕业留校工作后便被西安医学院（现西安交通大学医学部）聘在医学教学点讲课。在任教过程中，他对学员循循善诱，百问不厌，效果颇佳。在临床实践教学中，他以自己所学到的知识，为学生传道解惑，学生为有这样的老师而感到快慰。

练就过硬治病功，悬壶济世写春秋。他把行医看作一种善行义举，一种人间大爱。他入学前就立志：“为患者而读书。”因此，他学习认真，视医生为“生命使者”，以群众满意作为立身之本，恪守职业道德，全力提高医疗技术水平。在担任陕西中医学院附属医院（现陕西中医药大学附属医院）领导期间，在搞好业务管理同时，坚持按规定时间上门诊、查房会诊，从来不以领导自居而脱离一线工作。下乡巡诊时，尽最大努力解除患者痛苦。与全院的医务工作者一起，为三秦父老乡亲们筑起一道健康的防线，化解病情。

他德能双馨，在平凡的轨迹上折射出了青春的价值和人生的意义。

1986 年，陕西中医学院附属医院被批准为“‘七五’期间国家重点建设的中医医院”，在建院初期，就决定选派人员参加“全国重点建设中医医院管理研讨班”，他被选中，肩负着领导的重托和全院职工的希望参加为期 1 年的医院管理学习，他没有辜负大家的期望，回院后把自己学到的知识全部用在了医院的复兴大业上。1995 年被医院任命为业务副院长，根据国家对医院的分级管理要求，与医院领导班子和全院职工一起绘制了医院发展蓝图，带领大家按创建“国家三级甲等医院”“全国示范中医医院”标准，夯实责任、狠抓落实。经过全院上下共同努力，终于通过国家验收。1996 年 12 月 26 日获批，1997 年正式挂牌，从此陕西中医学院附属医院成为陕西乃至西北唯一一所具有代表性的“国家三级甲等中医院”和“全国示范中医医院”。如今，每当人们看到悬挂在附院大门口这两块牌匾时，就不由得想起当年全体领导和医院职工开展创建工作的情景，由衷感到宽慰。

国家对陕西中医学院附属医院“七五”期间重点建设的目标是要把医院建成“以心脑血管病为主，突出中医特色，大型综合性现代化中医医院”。他为此认真工作，在自己的职权范围内，在总体提高医院设施、人员技能基础上，组建了肿瘤内科、外科、放疗科、介入科等成套的肿瘤诊断与治疗系统，成为附属医院肿瘤专业学科带头人。

他十分重视以科研促进医疗，以医疗带动科研，从而促进医疗质量的提高，在领导的支持和同志们的帮助下经过各种磨砺，积累了一定的临床经验，在科室和同仁的共同努力下，运用科研手段，获得国家准字号新药 3 个、国家专利 1 项，省级科研成果 7 项。《中医肿瘤临证钩玄》是他大半生医疗经验的累积，为祖国医学宝库增添了一砖，对临床治疗具有借鉴之用。

愿本书拥有更多的读者，焕发出无穷无尽的生命之光，为人类健康事业作出更大的贡献！

张学文

甲午孟冬

自　序

在这广袤美好的世界中，在这繁荣昌盛的中国大地之上，生命无疑是最为蓬勃而绚烂的存在，却也是最为脆弱易逝的珍宝，同时又是最为顽强且奋发向上的奇迹。当癌症这一恶魔骤然降临时，无论是本应天真烂漫、活泼可爱的孩子，还是心怀远大梦想的青年，或是身强体壮、正值盛年的中年，以及善良慈祥、尽享天伦的老人，都可能在转瞬之间就黯然离世……

数十年来，每当我看到初涉人世，本欲拥抱世间一切美好却即将离去的天真孩童那无助的眼神；忆起众多风华正茂、踌躇满志、追逐梦想、不懈进取的年轻人无奈放弃人生渴望时那满心的不甘与落寞神情；还有那些本该安享晚年、含饴弄孙、享受天伦之乐的老人却饱受癌症折磨的苦痛场景，我的心就犹如被狠狠插入了一把锋利的剑，一次次承受着撕心裂肺般的痛苦，以及深深的自责，强烈的恻隐之心油然而生。作为一名医者，我秉持着征服癌症、救死扶伤的神圣使命感，怀揣着那份崇高的责任感，一次次激励和鼓舞着自己，更加坚定了将攻克肿瘤工作进行到底的决心，哪怕是穷尽毕生精力，也定要拯救更多宝贵的生命。

生命，对于每个人来说，都只有一次。我们务必要给予那些身患癌症，即将被癌症无情夺走生命的患者“生的希望”，让他们的生命在我们这里得以延续！人并非因病而亡，实则多是因“气”而死。此“气”乃是不良情绪，肿瘤大多因情志不舒而起，却也能因情志舒畅而消。心情愉悦者可抵御疾病，心情抑郁者则会助长病魔。故而，我们不仅要疗愈患者身体上的病症，更要协助患者筑牢心理上的抗癌防线。

我衷心希望每位患者都能明白：为了含辛茹苦养育我们的父母，为了患难与共、相濡以沫的爱人，为了天真无邪、可爱至极的儿女，不再因您的病痛而备受痛苦与煎熬；也为了不辜负亲人们对您的殷切期望和深切关爱，在这生死攸关的抉择时刻，切勿轻言放弃，切勿悲观绝望。

因为，癌症说到底不过是一种慢性病，需要我们正确去认识，勇敢去面对，鼓足勇气去抗争！要始终保持“夕阳无限好，开心每一秒”的积极健康心态，以超乎常人的毅力和决心与我们抗癌人携手努力、奋力抗争，共同战胜癌症，重获崭新的生命！

二〇二三年五月

前　言

在中华民族浩瀚的医学史册中，肿瘤的记载由来已久。从古老的殷墟甲骨文到历代医家的智慧传承，我们与肿瘤的抗争从未停止，这是一场跨越千年的医学征程。时光荏苒，无数医者在肿瘤防治的道路上砥砺前行，积累了丰富的经验和智慧。特别是近百年来，随着中西医结合的不断发展，肿瘤防治领域更是取得了举世瞩目的成就。然而，令人忧心的是，癌症至今仍是我国人民生命健康的严重威胁。

在张学文老师的引领与教诲下，踏入临床工作之初，我毅然选择深耕中医肿瘤领域，立志要成为一名人民健康的守护者。经过近 50 年的临床锤炼，我坚信中医学是攻克肿瘤的核心力量，是先辈留下的抗癌瑰宝，更是未来医学的主导方向。

本书详细记录了我近 50 年来投身中医肿瘤工作的经历，以及对恶性肿瘤的个人见解、学术思想和治疗理念，通过中医临床案例介绍诊治恶性肿瘤的实践经验。全书共分三部分：上篇、中篇、下篇。

上篇“陈光伟传略”，叙述我的从医成长历程，以及对中医抗癌事业的殷切展望。

中篇“学术钩玄”，总结了我近 50 年治疗癌病、癌前疾病的学术观点和临床经验，较为系统性地阐释了我关于癌病发病机制、病机变化、辨证思路和治疗原则的理论架构，并详细介绍了各类癌病“诊断、治疗、护理”的全流程经验。其中自拟验方和用药心得部分，凝聚了我多年临床实践的智慧结晶。

下篇“医案医话”，精选收录了本人治疗各类癌病、癌前疾病的部分临床验案数十篇，通过这些医案可以更深入地了解我的学术思想。医话精炼和临证拾遗收录了我的一些临床笔记和心得体会，或为学生弟子答疑解惑，或为患者及家属提供心理治疗。

本书旨在抛砖引玉，期望与从事肿瘤研究工作的同仁携手共进，为攻克肿瘤贡献力量。本书较为全面地介绍了我对癌病及其并发症的防治经验，以及对癌前疾病的治疗效果，突出中医特色，注重学术的严谨性、科学性和系统性，体现了学术理论与临床经验相结合的科研思路。然而，中医学源远流长、博大精深，本人及编委会虽多次统稿，但仍恐有疏漏失误之处，诚恳地希望同道、读者不吝赐教，以便再版时修正完善。

本书所载方剂，均需在专业中医医师辨证后方可使用，患者朋友们切勿自行尝试，特此声明。

本书是一部将理论指导与临床实践相结合的专著，可供中医临床医师、中医学者参考阅读。

编　者

2023 年 5 月

目　录

下篇　医案医话

上篇　陈光伟传略

述本人从医经历，望予后辈以鼓舞：自古英雄不论出身。行医之途需勤奋、踏实、努力，要有勇于担当的魄力，把握机会的豪情壮志，以及教书育人的孜孜不倦，等等。

这些精神财富，亦能激励人生路上的诸多修行者，感悟中医视角，从中获得抗癌治病的精神力量！

第一章　名医自传

第一节　立志学医　刻苦进取

我的家乡位于太白山下、秦岭北麓的陕西省宝鸡市眉县汤峪镇。这里山清水秀，草木茂密，由于地理和气候原因，这里盛产各类中草药，故有“秦地无闲草”之说。时至今日，这里药农众多，村村在秦岭山上有药厂。我的父亲与村里一位药农终日在山里的药厂种植、耕作、采摘中药材。每逢周末，我从学校回家给父亲上山送粮菜，借此随父辈们一起管理药材，因而，也了解到部分中药材。我的叔父是村里的赤脚医生，当我在家时，他夜里常带我出诊，我每次都帮着背药箱、备针包药，这样耳濡目染，亲眼看见众多患者转危为安，便暗自立下了学医的决心。

在我就读高小的时候，母亲因常年劳作，患上当地的“搐麻病”，时常发作，痛苦不堪，四处求医，却无济于事。这便更加激起我学医的动力，将来要当一名好医生，解除疾病给人民带来的痛苦。

初中毕业后，我返乡担任大队会计期间，县里举办培训干部学习班，我有幸获推荐。在县里学习时，正值高校招生，通过公社推荐和县级遴选，经过理论与实践考核，我被推荐上报至招生办。1972 年早春的一天，我如愿收到了陕西中医学院（现陕西中医药大学）的入学通知书。我兴奋之余，确认这是让母亲能够早日康复的希望。

1972 年 5 月 11 日，我乘坐火车抵达咸阳，到学校报名后，正式成为陕西中医学院（现陕西中医药大学）七五届二班的一名学员。我这个农村泥腿子，成为一名万千农村青年梦寐以求的大学生，人生从此发生重大转变。学校名医如云，出身中医世家的张学文老师（国医大师），当时已经远近闻名，在求学中，我带母亲请张学文老师诊治，1 月余，母亲便活动自如，病症不再发作，生活完全自理。这让我真切体会到了中医学的伟大，也愈发坚定了学医救人的志向。

中医历史悠久，源远流长，内涵深奥，学起来确实不易。《黄帝内经》、张仲景的《伤寒论》、孙思邈的《备急千金要方》、李时珍的《本草纲目》《濒湖脉学》等皆是中医入门必读之基础，想要读懂这些典籍，必须具备扎实的文言文功底。为了弥补这方面的不足，我将文言义的语法、要点抄写在小笔记本上，随身携带，随时随地进行背诵。对于中医常用词汇的古今意义，文言句子的语法结构、特点及变化规律，虚词的含义和用法、一词多用、一词多义等知识，我反复阅读、熟读熟背，充分利用一切课余时间，甚至连吃饭、午休的时间都用于温习这些内容。古典中医著作中有许多生僻字，在现代字典词典中往往难以查到，必须借助《康熙字典》等工具书进行查询。自己没有就去学校图书馆借，或者向老师请教，哪怕只是一个字，不弄明白决不罢休。我这种硬啃经典医书的做法，得到了张学文老师的肯定与赞扬。

“书读百遍，其义自见”，再晦涩难懂的古书，只要多读多看，也会由生疏到熟悉，由不懂到懂，由字面意思的理解到本质含义的领会。就如同一面镜子，擦掉灰尘，便会显出光明，多擦几遍，就会愈发清晰明亮。记笔记、做卡片是我的一大学习妙招。但凡在书刊、杂志、稀有书籍上看到的精辟医学论述，或者优秀的汤头、方剂，我都会抄录下来。俗话说：“好记性不如烂笔头。”以抄助记，记得既快又不易遗忘。节假日，别人逛公园、寻乐趣，我常常啃着冷馍，就着咸菜，独自一人在僻静冷清之处背诵汤头歌诀、医学原理、诊断要点、奇方妙诀。刻苦学习、乐于钻研，成为我在求知道路上取之不尽、用之不竭的源泉，这为我日后行医、从事医院管理和科研工作奠定了坚实的基础。

第二节　不忘乡情　服务百姓

故乡，是个人成长的摇篮，亦是成功的起点。乡亲们对我这个大学生，随着常来咨询逐渐信任。每逢放假回家，家中候诊者便达数十人。能够运用所学医学知识为父老乡亲诊治疾病，实乃我的荣幸。因诊断精准，组方合理，疗效颇佳，且分文不取，从此在家乡赢得颇高声望。看病的人越来越多，我丝毫不觉疲惫，乡亲们找我看病，就是对我医疗技术水平的最佳评价。

我担任陕西中医学院（现陕西中医药大学）附属医院副院长后，始终心系家乡人民的医疗健康。为改变缺医少药、看病难的状况，先后组织多次大规模的下乡义诊活动，带领专家教授、携带设备及药品回乡巡回医疗，送医送药上门，使众多家庭贫困的患者得到及时救治。一些行动不便、就医困难的重症患者，感动得当场落泪，有人磕头谢恩，我赶忙扶起，内心也激动不已。为了更有效地解决人民群众看病难的问题，我申请并经医院班子研究决定，在眉县汤峪镇疗养院的基础上成立陕西中医学院附属医院汤峪分院，每周二、周五，医院派专家轮流值班，当地反响热烈，深受广大群众称赞，获得省卫生厅、中医药管理局好评。《陕西日报》对此事进行了报道，我希望更多父老乡亲能及时获得优质的医疗服务。

卸去管理职务后，为群众诊治的机会更多了。犹记某次，我回乡义诊完毕，已驱车行驶十余里，忽有乡民致电要求看病，随即调转车头返回。此乃一位突发“脑中风”2日的男性患者，呼之能应，然而口眼歪斜，口角流涎，言语不清，以手比划，左半身活动不利，泪流不止，经详问细查，测血压，按脉观舌，遂以“脑出血”拟定治疗方案，并嘱咐患者务必卧床休息。经治2月，患者可扶杖下床活动，治疗半年，可缓步行走。看到乡民们健康快乐，阖家幸福，是我最大的收获。

第三节　群防群治　防治结合

1977年6月，由咸阳市卫生局组织，我院肿瘤科与咸阳市16个乡镇建立了县、乡（镇）、村的三级肿瘤防治网点，针对咸阳市25万纺织女工开展肿瘤普查，重点排查乳腺癌和宫颈癌。我是总负责人，先组织院内人力组建专业团队，与县、乡（镇）、村三级医疗点，构建了完整的医疗团队；接着，编印了《肿瘤防治知识手册》上下册，通过各级医疗点为纺织女工举办肿瘤防治知识讲座，普及相关知识；最后，对初筛患者实施逐级诊疗服务。总计普查纺织女工251 637人：初期筛查出早期乳腺癌11人，现症患者400多人，乳腺增生症患者4万人，对早期乳腺癌患者进行手术治疗，对现症患者实行一人一卡制，共建卡 12 000 多张，由我科室跟踪随访并定期治疗；后续共筛查出早期宫颈原位癌 9 例，现症患者 300 余例，检出妇科病 10 余万人，对早期宫颈癌患者进行手术治疗，对现症患者建卡、建网、建点进行随访追踪治疗，将妇科病患者交由陕西中医学院（现陕西中医药大学）附属医院妇科制订诊疗方案，依据不同病症进行医治。并确立了一人一卡制管理模式，定期随访，跟踪诊疗。

在此期间，我对 168 例死亡病例进行分析，进一步明确了恶性肿瘤威胁生命的关键并非原发肿瘤，而是随着病情发展，引发全身多脏器的广泛转移复发，致使多器官功能衰竭而亡。自此，我针对中晚期恶性肿瘤的治疗，以中医学的“治未病”思想为出发点，着重关注“防复发、抗转移”的中医疗法。在此过程中，我查阅大量临床资料，逐一分析并研究患者病例，积累了一定经验，创立了癌症“辨证四施法”，构建了自己的理论体系。其间，针对乳腺增生症患者的治疗，依据其发病原因和机制，研制了治疗乳腺增生症的中成药“乳增宁片”，获得国药准字号（Z19991056），转让给制药厂后进行批量生产，解决了乳腺增生症患者的治疗难题及后顾之忧。此次陕西省咸阳市 25 万人群乳腺癌调查研究，我荣获陕西高校科研成果二等奖；研制的中药复方“乳增宁片”治疗乳腺增生的临床与实验研究，获得卫生厅（现卫生健康委员会）新药证书、陕西省教委科学技术进步二等奖、陕西省中医药管理局中医药科技成果三等奖。

通过多次巡诊，我还发现肿瘤的普查和宣传工作，在当时处于薄弱环节。老百姓不了解癌症的发病机制，便难以做到预防疾病，也无法正确应对患癌带来的心理恐慌；基层医疗机构缺乏了解，就无法做到有的放矢而延误病情，甚至可能导致肿瘤疾病呈现区域性的蔓延。为此，从那时起，我多次主动参与省市组织的肿瘤医疗普查和调研工作。

1978 年 9 月，陕西省卫生厅、省肿瘤防治办公室选派我参加在商洛沙河子开展的食管癌普查工作，我的主要职责是指导普查、培训普查人员以及实施普查工作。昔日的商洛地区是贫穷落后的山区，高山连绵，河流交错，交通不便，土地贫瘠，村民居住在山沟、山腰或岭峰之上，生活条件艰苦，住的是草房，多数家庭人畜共处。饮食方面，以腌泡菜为主，长期食用这种富含大量亚硝酸盐的菜，致使过多的亚硝酸盐在体内留存，久而久之，会使人的体内环境发生变化，进而诱发食管癌。当时，商洛地区的医疗条件较差，尚无较为先进的诊断手段和器械设备用于普查，仅能依靠食管拉网器采集病理，进行脱落细胞学诊断。我首先安排培训当地医疗人员熟练掌握食管拉网器的使用方法，打造出一支业务精良的队伍，从而保障了普查工作的顺利进行。随后协调多部门合作，历经两个月的紧张工作，共普查 400 多人，查出新确诊食管癌患者 11 例，并及时安排了手术治疗，实现了我们追求的早发现、早诊断、早治疗的目标，《陕西日报》对此进行了事迹报道。

1979 年 5 月，为了实现治理环境、净化空气的目标，保障铜川人民的身体健康，省卫生厅、肿瘤防治办公室组织了铜川肺癌普查。铜川市地处咸阳市北部的半山丘陵复杂区域，地下蕴藏着丰富的煤矿资源，当时刚刚兴起的煤炭事业为铜川的经济带来了较快发展。然而，煤末的飞扬、煤尘的扩散，造成了严重的大气污染，空气中的致癌物苯并芘严重超标，许多煤矿工人和当地百姓患上了硅肺、肺癌，这对铜川人民的生命安全构成严重威胁。我作为普查组的一员，与同志们一同深入矿区，做好基础防护后，访问群众、走访矿工，进行流行病学样本采集以及肺癌患者早期发现的筛查。我们的普查工作，基于医学和社会学、经济学的科学态度，给出了具有较高参考价值的调查报告，为铜川煤矿的可持续发展，提供了可靠依据。如今的铜川，煤业健康发展，处处绿树成荫，环境污染治理得到显著改善，人民生活在清新宜人的环境之中，肺癌的发病率明显降低。

1980 年 6 月，陕西省医学会在榆林佳县召开全省胃癌学术研讨会，并组织我们在佳县进行胃癌普查工作部署。当时的革命根据地，人民生活仍然困苦，那里山多地薄，缺水缺肥，耕作方式简单，庄稼收成不好，食物中的微量元素含量很低，容易患上消化系统疾病；因饮食的原因，当地饮食结构单一，过期霉变食物仍被粗加工后食用，进一步促使了消化系统发生癌变。我印象最深的是，在普查初期，仅第一天就进行了七台手术，安排的是西安医学院（现西安交通大学医学部）专家在佳县人民医院进行手术治疗，此举受到了佳县人民的一致称赞。

医生从事的是对生命负责的职业，唯有接触更多的患者，不断学习，才能提升临床诊疗水平，进而守护生命。李时珍曾“遍访名医宿儒，搜求民间验方”，成就了自己的事业。张仲景曾“勤求古训，博采众方”，其著作《伤寒杂病论》确立了中医学“辨证论治”的基础。下乡普查是难得的学习机会，许多默默无闻的乡下医生，凭借祖传的秘方、自创的良药屡次妙手回春。我下乡时不忘农民本色，待人谦逊，广交朋友，从地方学到了不少临床经验和辨病施治的方法，丰富了我的医学知识，提高了我的医术。

第四节　仰慕大师　继承创新

何为医道？医道乃是医德、医术、医学、医效的综合之理。回溯漫长的历史长河，审视古代医生的成长历程，探寻其成功之道，品味破茧而出时撕心裂肺的苦痛，领略抵达至高境界的愉悦，当最终踏上涅槃之途时，方能领悟医道的真谛。

华佗对药剂、配方运用自如，手术及麻醉技术堪称天下无双，他所创制的麻沸散消除了患者的手术痛苦，开创了手术麻醉的先河，其所创编的“五禽戏”，被后世视为养生瑰宝。孙思邈隐居于太白山，隋文帝辅政时，征召他出山，册封为国子博士，他予以拒绝。之后，朝廷再拜他为谏议大夫，他托病还山，在太白山制药行医，扶伤救苦长达40年，并刻苦钻研，著有《备急千金要方》《千金翼方》等医学典籍，流传后世，护佑百姓千百年。据载，王焘是我们眉县常兴镇车圈村王家台人，他生性好学，志向高远，少年时多病，因而喜爱医学。在“弘文馆”任职期间，阅读医书无数，将其中关键要点记录下来，耗费数十年时间研究整理，编撰成《外台秘要》共四十卷，一千一百零四门，六千九百余方，集古代医学之大成，为中医学作出了卓越贡献，对世界医学也产生了一定影响，从而流芳千古，名垂史册。王家第四十三代有“祖案”传世，其上有王焘的画像。1969年，陕西中医学院派人从王家祖案上剪下王焘像，至今保存于学校医史馆内。在这些医学贤哲大德人物的激励下，我从踏入陕西中医学院大门的第一天起，就立下壮志——做一个德能俱馨的苍生医生。

我的恩师张学文大师常说：“于课堂所学的医学理论知识，唯有历经临床实践的检验，方可逐步形成治病的能力，唯有频繁接触更多患者，方可使自身医术不断提升。”我感恩师训，深知临床实践的重要性，身处管理岗位，工作虽繁忙，也未曾荒废临床，每周门诊固定不变，直至年过花甲。

我热爱中医事业，尤其有志于中医药救治恶性肿瘤及癌前疾病的防治研究，历经长期的临床实践，积累了一些经验和心得。在此基础上，总结归纳、分类剖析、综合研讨，将自身医疗实践融入科技兴医的轨道。针对常见脏器恶性肿瘤、恶性淋巴瘤、白血病等的诊断、预防及治疗，采用内病外治、外病内治、内外结合、中西合参、重视整体、攻克局部的模式，疗效颇为显著。对慢性萎缩性胃炎及肠上皮化生与细胞不典型增生、溃疡性结肠炎、乳腺增生等癌前疾病及癌前病变，治病求本、治法新颖，疗效令人满意。

在肿瘤治疗的探索之路上，中医以其独特的视角，提供了一条有别于西医的治疗途径。然而，中医领域的科研创新一直是一个薄弱环节，但我深信这是推动中医治疗肿瘤进步的关键所在。这要求我们不仅要深入钻研中医理论，还需借助现代科技手段，秉持科学态度开展临床试验，收集数据，验证疗效，优化治疗流程，在确保安全性与有效性的前提下勇于创新。

在学习和传承中医学经典著作的同时，紧密结合中医肿瘤专业的理论与实践，我先后撰写了“中医扶正培本法的抗癌机制”“中医减轻恶性肿瘤放化疗毒副反应的作用”“从分子水平探讨中药对癌细胞的作用”“恶性肿瘤转移中医防治浅析”“舒胃汤治疗萎缩性胃炎60例”“慢性泄泻的中医治疗实践和体会”等论文36篇，其中优秀论文6篇。参与编写了跨世纪全国高等医药院校规划教材，由中国中医药出版社出版的《中西医结合肿瘤病学》一书，以满足本科肿瘤病学教学的需求。

在科学兴医的道路上勇于创新，积累了一定成绩。关于中草药治疗恶性肿瘤的研究，荣获陕西省卫生厅科技成果三等奖；中西医结合非手术治疗胆石症、泌尿系结石的研究，获陕西省卫生厅科技成果三等奖；“结肠炎丸（固肠止泻丸）”治疗慢性非特异性溃疡性结肠炎临床研究，获卫生部新药准字号证书，获陕西省高校科研成果三等奖，获陕西省经济委员会颁发的“陕西省优秀新产品证书及三等奖”，获陕西中医药大学科研成果二等奖；“天佛参口服液治疗中晚期恶性肿瘤的临床实验研究”，获卫生部 2011 年新药准字号及证书，“山仙颗粒”治疗恶性肿瘤临床及实验研究，获 2010 年咸阳市科技成果三等奖。自拟的扶正抗癌组方在防治恶性肿瘤，特别是在防复发、抗转移方面的临床及实验研究，具有独特的理论依据及可靠的疗效，已广泛应用于临床，社会反响良好。

第五节　创新管理　走向世界

国家在“七五”计划中指出：要在全国建设七所综合性大型中医医院，以振兴中医事业。在国家组织的省级医院检查过程中，我院（现陕西中医药大学附属医院）获得“领导与管理”单项奖。国家确定我院为“七五”期间全国中医院重点建设单位之一，按照规划要求，要将我院建设成为“以心脑血管病为主，突出中医特色的大型综合性现代化中医医院”，我院决定选派一名管理人员参加 1986 年 9 月至 1987 年 7 月在上海中医学院（现上海中医药大学）举办的全国中医医院管理研讨班培训，当时我担任医院医教办副主任，我被选派参加了为期 1 年的研讨班学习，我肩负着恩师张学文大师的厚望、全院广大职工的期望，参加了此次研讨班的学习。

这次研讨班的举办，是振兴祖国中医事业的重大举措，在国内产生了深远的影响。参加人员均是来自全国重点建设医院的精英，他们的业务水平和管理能力都极为出色，是具有远见卓识和开拓进取精神的先行者。在学习过程中，我紧密结合我院的实际建院目标，借鉴兄弟医院的经验，构思我院的建设蓝图。在我院后续的国家三级甲等医院、全国示范中医医院和肿瘤专业建设中，这些构想发挥了重要的作用。在研讨班学习期间，我们共同编写了《中医医院管理知识问答 300 例》一书，对中医医院的管理工作起到了积极的指导作用。

1995 年 5 月，我被正式任命为陕西中医学院（现陕西中医药大学）附属医院业务副院长。我深感自己肩负的责任重大，立志振兴我院的责任感激励着我积极改革，谋求我院的全面发展。制度创新是改革管理的基本途径，为了加强医院的规范化管理，由我主持、组织人员编写了《陕西中医学院附属医院各级各类人员职责及工作制度》，该制度一直沿用至今。根据科室临床工作的需要，为了提高诊断水平，编写《临床检验手册》，供全院临床医生诊断使用。为了极大地提高肿瘤科的医疗效率，我牵头组建了本院肿瘤内科、肿瘤外科、放疗科、介入科，以及多弹头聚能刀、热疗等肿瘤治疗系统，使患者在我院能够接受从诊断到治疗的全程服务。

1995 年 9 月，国家“七五”期间重点建设医院——陕西中医学院附属医院，历经两个五年计划，终于竣工。我主办了门诊、病房大楼的开诊典礼，参加庆典活动的有国家、省、市、学校及各兄弟医院的领导，规模盛大，场面壮观，极大地提升了我院在陕西乃至西北地区及全国的影响力。为解决当时医院的病源问题，我带领医务人员上山下乡，巡回诊疗，仅在基层医院就建立合作网点 37 个，成为咸阳地区医疗活动的一大亮点。

1996 年，国家对医院实行分级管理，这是医院深化改革的成果，直接关系到医院的前途和命运，对医院的知名度和影响力至关重要。当时我院的情况是第一次预评检查验收时，被提出了 30 多条需要整改的问题，要落实整改并达到标准要求，需要大量的资金和人力物力。然而差距太大，困难众多，有些同志对创建工作失去信心，是“上”还是“下”，意见不一，犹豫未决。而我深知医院设备陈旧、科室设施落后、医疗质量难以提高，导致一些本可治愈的疾病延误病情，于是我强烈要求更新设备、增加设施、改善条件、提升现代化医疗水平，提高就医群众的满意度。改变医院的落后面貌是我多年来一直思考和期盼的事情，在上海学习时就已成竹在胸，现在正是施展抱负的好时机。创建工作由我具体负责，我向大家提出的目标是各负其责，加班加点，奋战 100 天！在这段时间里，我全身心投入工作，查实情，出实招，率先带头，第 1 个月下来，我的体重减轻了 10 斤，还患上了腰椎间盘突出症。全院上下经过半年的努力，我亲自撰写了汇报材料上报国家，终于在 1996 年 12 月 26 日通过验收，1997 年国家正式批准我院为“国家三级甲等医院”“全国示范中医医院”。

2001 年 1 月，由中共中央对外联络部（简称中联部），陕西省委、省政府共同组成的以省委副书记艾丕善为团长的“中古友好代表团”出访古巴，主要议题有与古巴合作研究开发传统医学，我有幸成为代表团成员。我们一行九人，包括中联部两位副部长、艾书记及其秘书、卫生厅副厅长杨世兴等。

在中国驻古巴大使馆参赞的陪同下，我们与古巴共和国共产党领导层进行会谈，与古巴卫生部、农业部部长进行座谈，参观了生物研究所、哈瓦那最大的公立医院，还到农村医疗卫生所了解并观看了乡村卫生院诊疗疾病的流程和技术操作。在与古巴农村卫生人员交流中，我们发现古巴产业结构单一，缺医少药的现象较为严重。最终，访问团与古巴政府达成合作，决定在古巴建立 200 亩传统医学药用植物种植园，同时与古巴卫生部、教育部共同创建中医医师培训基地。古巴每年可派遣 10～15 名医务人员到中国进修学习传统医学。以陕西中医学院（现陕西中医药大学）为教学点，以陕西中医学院附属医院（现陕西中医药大学附属医院）为实习基地，学习考核合格后，由学校颁发结业证书。中国每年可派遣 5 名医务人员到古巴开展医疗活动，以使传统医学在古巴落地生根。在访问结束时，我们与古巴签署了协议，并举行了隆重的签字仪式。回国后，我们将协议提交省政府，并呈交国务院常务会议审议。

古巴之行，让我深刻体会到，西医传入中国并发挥了重要作用，而中医药更要进入国际市场，它能发挥比西医更为显著的作用。

第六节　珍惜荣誉　伏枥续耕

2000 年，我获得中华医学会授予的“中华名医”称号；2006 年，荣获陕西中医学院“十大名医”称号；2008 年，被评为“陕西省名中医”；2012 年，获陕西省抗癌协会颁发的“抗癌事业贡献奖”。

这些荣誉是国家对我的认可，也是对我所从事的中医事业的肯定。更让我感到欣慰的是，经过多年的努力，培养了一批中医人才，其中包含 36 名研究生、3 名省级师带徒弟子、2 名省级首批优秀临床医师，还有 6 人考入北京、上海、浙江、江苏等地攻读博士学位。他们奔赴全国各地的医院、部队、地方医学研究单位，在悬壶济世、普救众生的神圣事业中勇担重任，充分施展自己的才能，为天下苍生的生命健康，为中医学的创新发展续写璀璨篇章。

《礼记》：“汤之《盘铭》曰：苟日新，日日新，又日新。”事物千变万化，社会持续发展，知识不断更新，这启示我不能满足于当下的成绩。“癌症尚未攻克，我辈仍需努力”，未来我将把有限的生命和主要精力投入根治肿瘤的研究之中，为陕西的医疗卫生事业发展、振兴中医学、促进人类健康作出新的、更具价值的贡献。

（陈光伟　陈光复）

中篇　学术钩玄

本书较为全面地总结了本人近50年的学术思想与临床经验，在癌症的病因、病机、治则、治法、护理、调理等方面，均阐述了一些个人观点。

本书的核心思想——“扶正抗癌的学术理论”，这是把握疾病的一把金钥匙，是攻克肿瘤的希望之路，是医学发展的康庄大道！

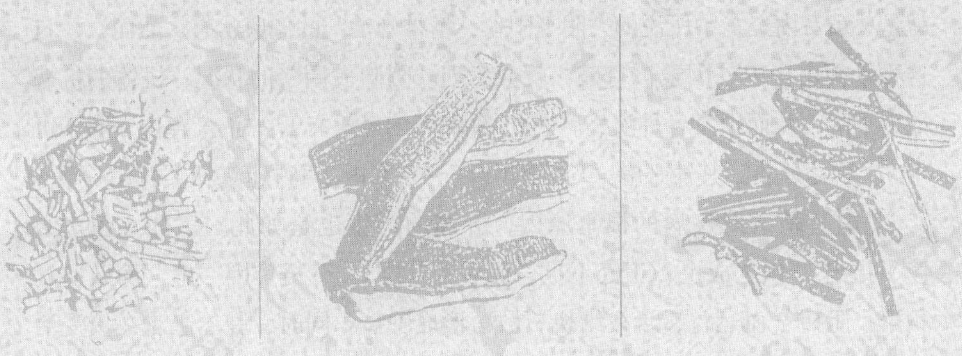

第二章　学术思想大要

在长期的中医肿瘤临床工作中，通过诊治众多癌症患者以及开展大量科研工作，本人认为“因虚发病，因病致虚”乃是恶性肿瘤产生的核心病因病机。基于这一认知，本人以中医理论为基石，结合现代中医药理学研究成果，提出“整体扶正、局部攻邪、注重预防”的肿瘤治疗理念，切实达成了“软化瘤体、防止复发、抑制转移、减轻痛苦、延长生存期、提高生活质量以及带瘤生存”的治疗目标，在肿瘤治疗的临床实践中收获了显著的疗效。

第一节　因虚发病，因病致虚——恶性肿瘤发病学说

大多数人可能并不了解，恶性肿瘤实际上是一种慢性病，由多种因素导致气血、阴阳、脏腑功能失调，逐步演变而成。在多种致病因素的长期影响下，机体功能衰退到一定程度才会突然发病。此外，患病后，由于病情的发展以及手术、放化疗等治疗方式，机体的免疫功能进一步下降，导致体虚更加严重，这是癌症进一步发展的主要原因。

一、“虚证”的存在是肿瘤发生的根本原因

在正常情况下，机体自然而然地保持着脏腑协调、气血和谐的状态，也就是《黄帝内经》中所说的“阴平阳秘，精神乃治”的健康状态。然而，一旦这种平衡由于内外因素被打破，就会出现“阴阳失调”的状况，机体的抗病能力下降，从而引发各种疾病。因此，《黄帝内经》有云：“正气存内，邪不可干。”“邪之所凑，其气必虚。”这表明了正气在邪正斗争中起着重要作用。

“虚”是诱发疾病的根本原因，肿瘤的产生也是如此。正如《医宗必读》指出：“积之成也，正气不足，而后邪气踞之。”机体因“虚”而致邪气积聚，阻碍气血运行，日久结块不散，形成肿瘤。同时，肿瘤患者在接受治

疗后，多会采用手术、放化疗等手段，这对机体无疑是一次沉重且有力的打击，损害了脏器功能，即“因病致虚”。现代医学研究表明，多数肿瘤患者存在先天免疫功能缺陷或后天失衡，导致机体防御能力下降，对外来致病因子抵御不力，对出现的异常细胞未能发挥监视、排斥和歼灭的作用，最终致使癌细胞无限增殖而产生肿瘤。这与中医对肿瘤发病的认知完全相符。

局部的“虚证”往往更容易被忽视。临床上，有些患者自觉平时身体强壮，却突然被查出癌症。然而，经过仔细问诊，发现他们患癌的局部脏腑或经络，其实已经长期处于“虚证”状态。例如，有些女性患者自诉饮食和睡眠正常，但常常乳房胀痛，爱生闷气，喜太息，这正是内伤七情，气郁日久，日积月累最终被确诊为乳腺癌。更有患者长期吸烟，或处于空气污染、水源污染和放射性环境中，即使原本健康的身体，也在长年累月的侵蚀下逐渐形成局部“虚证”，最终引发癌症。

二、“虚证”始终存在于肿瘤发展变化全过程

肿瘤发生发展过程，始终是一个邪正相争的过程。一旦正气虚损，或邪气太盛，正气不能抵御，正气不胜邪气，正气逐渐耗损，则无法抑制肿瘤生长而导致病情不断进展。而病灶的不断生长，不仅会压迫所在的脏器，导致脏腑功能失调，气血紊乱，甚至会发生远处转移而导致多脏器功能减退。同时，肿瘤还会释放多种毒素耗伤气血，消耗并抢夺机体的养分，继而引发核心脏器衰竭，最终导致患者“正气乃竭”而死亡。

以肝癌为例，多数肝癌由慢性乙型肝炎、肝硬化逐渐演变而来。在癌前病变阶段，这些患者多见肝郁脾虚、脾虚湿困、脾虚气滞等证型，往往出现乏困无力、气短懒言、纳食差、腹胀、尿少等症状，应用健脾化湿、健脾理气等方法可收到较好的疗效。亚临床期，对于甲胎蛋白（AFP）持续低浓度升高的患者，也以肝郁脾虚或脾虚气滞最为常见，应用疏肝健脾为主的方法治疗，其肝癌发生率可大大降低。而到了肝癌晚期的患者，多见神疲乏力、胸闷气短、面色无华、纳差腹胀、下肢浮肿，“虚证”的表现更加突出。因此，正气虚衰是中晚期癌症患者的主要症候表现。

虚证的产生还与采用的治疗手段，如手术、放疗、化疗等治疗手段密切相关。手术创伤、脏器缺损、气血耗损、麻醉刺激、伤口疼痛等都会给机体

带来不同程度的损害而出现虚证表现。如术后常出现卫表不固、虚汗淋漓、头昏乏力，或脾胃虚弱、腹胀纳差、大便稀溏，或出现气血不足、面色无华、心悸气短等表现，亦可出现阴液亏损、低热或手足心热、心烦口渴、大便秘结等症状。又如化疗，其最大缺点是“敌我不分”，在杀灭肿瘤细胞的同时，亦会伤害机体的正常细胞，导致患者的机体虚弱，免疫功能低下，生活质量下降，又可引起胃肠道不良反应，如恶心呕吐、食欲不振或厌食、腹胀、便秘、腹泻等。如发生骨髓抑制，可导致白细胞、血小板降低，甚至出现贫血以及肝肾功能异常、电解质紊乱、剥脱性皮炎、脱发等表现，这些多属于中医的“虚证”。放射治疗在中医看来属火热之毒，易先耗伤人体阴津，出现口干咽燥、皮肤干燥等表现；日久还会耗气伤血、累及肝肾，引发肝肾阴虚（如头晕耳鸣、腰膝酸软）、气血两虚（如神疲乏力、面色萎黄）等证候，这与现代医学中放疗导致的黏膜损伤、骨髓抑制、免疫功能下降等副反应相契合。凡此种种，无不与治疗手段导致机体损伤有关。

更为严重的是，一些不规范的治疗客观上导致许多肿瘤患者存在过度治疗的问题。只要患者尚存，治疗就持续进行，这不仅增加了患者的经济负担，造成资源浪费，更重要的是损害了患者的身体机能，使原本虚弱的身体更加衰弱，导致生活质量严重下降，不仅未能延长生存时间，反而加速了患者的死亡。

第二节　瘀、痰、毒——恶性肿瘤病因病机学说

恶性肿瘤除具有一般疾病共性发病规律外，还有其独特的本质和特殊的发生发展规律。其病因包括素体内虚、六淫邪毒、内伤七情、饮食失调等，其中素体内虚是本质病因，也是癌症发病的核心因素。其病机错综复杂、因人而异，在纷繁复杂的表象中，必须抓住总纲，即“瘀、痰、毒”的虚中夹实之象（图 2-1）。

人体因虚而导致脏腑功能失调，这种失衡进一步加剧则使气滞血瘀，形成广义的“瘀”，瘀久则经络阻塞、脉络不通，导致痰瘀久羁、湿聚痰凝，其核心的病理产物就是广义的“痰”，最终形成各类癌毒，即广义的“毒”。这是个缓慢渐进的过程。在阴阳失调的阶段，中医推崇“治未病”，这是防

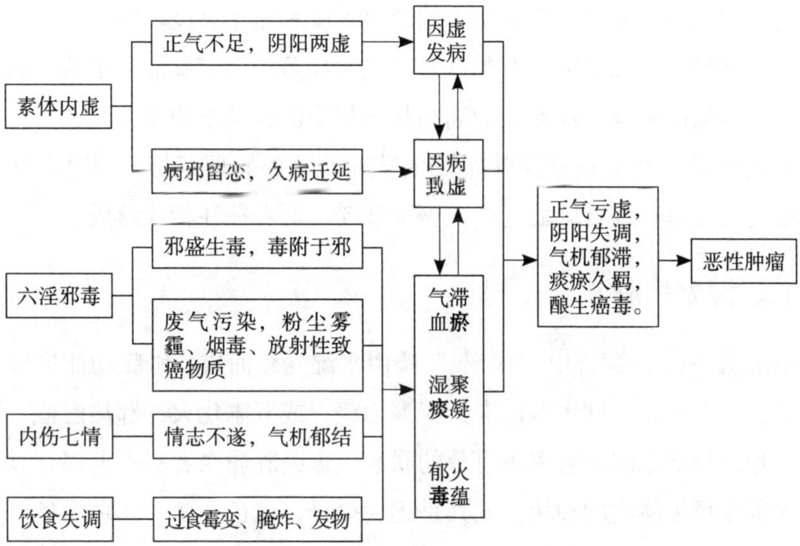

图 2-1　恶性肿瘤病因病机示意图

癌；在已经产生病理产物的各个阶段，中医更可以扶大厦之将倾，扶正祛邪，这是治癌。

一、气滞血瘀

气是构成人体、维持生命活动的基本物质。正常情况下，气运行周身，升降出入，无处不到，故气机总以调达通畅为顺。忧思恼怒、寒温失宜、饮食不节等均可以影响气机的正常运行，造成气的功能失调，形成脏腑的气滞气郁。气为血帅，气行则血行，气滞则血瘀，日久结为肿块。故气滞是恶性肿瘤病变过程中常见的病理变化，血瘀是其常见的病理状态。

恶性肿瘤患者几乎都存在血行不畅，瘀血内停的证候，表现为肿块、疼痛、舌质黯紫或瘀斑，舌下青筋显露等症状。对此，古今医家有着比较一致的认识。如《素问·举痛论》云："血气稽留不得行，故宿昔而成积矣。"王清任在《医林改错》中也指出："结块者，必有形之血也。"1990 年 3 月至 1991 年 5 月间，有专家组织全国范围内的协作研究，对 4 417 例癌症患者舌象进行临床观察，并与 2 421 例非癌症患者和 3 267 例健康人进行对照。结果显示，癌症组舌质表现红紫、淡青紫、青紫者的比例高于非癌症组和健康人组，提示癌症患者普遍存在血行瘀滞现象。多项科研成果也表明：恶性肿瘤患者（包括血瘀型、非血瘀型）的全血黏度和血浆黏度均明显高于健康对照组；血瘀型肿瘤患者的全血黏度升高更为显著；血液黏滞因素的升高可能直接促进肿瘤的转移，而血液的高黏状态与中医瘀证密切相关。

由此可见，瘀血是恶性肿瘤发生发展的重要病理产物。同时，气为血帅，血为气之母；气行则血行，血瘀则气滞，两者往往相伴形成。

二、湿聚痰凝

中医认为："百病皆由痰作祟。"痰由水湿变化而成，脏腑功能失调，气机不畅，津液不布，则水湿停滞，凝聚为痰，或五志化火，邪热内盛，灼津为痰。肿瘤与痰之间有着密不可分的联系，盖因肿瘤患者基本上都有显见于体表或者深藏于体内的肿块，尤其是起病缓慢，皮色不变，无声无息之中而日渐增大者，更多责之于痰，如《丹溪心法·痰》云："痰之为物，随气升降，无处不到。"

癌症患者之痰既有可以排出体外，为医患所见的有形之痰，如肺癌患者咳吐痰涎；食管癌患者呕恶痰涎；而更多的是所不能见的无形之痰，其痰与癌毒、瘀滞、湿浊等结成包块，留著于脏腑、骨骼或经络、皮肉之间。可以说，痰是构成肿瘤组织的有形成分之一，其胶着黏腻之性是肿瘤难以消散的重要原因。

湿为阴邪，重浊腻滞，湿邪既可以外感，亦可以内生。湿邪内停，阻碍阳气，影响气机流畅，湿聚又可化生痰浊。在恶性肿瘤病变过程中，湿邪为患虽不如痰浊瘀滞那样普遍，但湿邪化毒极易。在我国，原发性肝癌患者大多数有隐性或显性的病毒性肝炎病史，或为乙型肝炎病毒携带者，其与湿邪关系最为密切。湿热胶着不去，日久化毒则是导致肝癌的重要原因。另一方面，湿性重浊趋下污秽，故湿邪重者多表现为中、下焦的病变及秽浊污恶。如湿热癌毒积于肠间、胞宫，气滞血瘀，血败肉腐，可致下利污浊紫赤、腐肉黏冻，或带下五色、臭秽污垢。湿热癌毒郁于肌肤，可形成失荣、恶疮，溃后常脓水淋漓，肿泛如莲，久溃不敛，秽气熏蒸。

三、郁火毒蕴

《黄帝内经》曰"诸痛痒疮，皆属于心"。古人认为心主火，火性躁动，是发生疮疡的根本。后来，刘河间在此基础上进一步提出“疮疡者，火之属”，从而奠定了毒热内生学说。关于热（火）的生理，古人认为少火生气，壮火食气。人体内部的生理功能即气化作用，其来源是少火。若某种原因导致火势太盛，古人称为壮火。火性炎上，可导致热伤气，燔灼脏腑。这种火即为毒，火毒内蕴，血遇火热则凝，气血紊乱，堵塞经络，最终形成肿瘤。火的来源包括六淫侵犯人体化火，以及脏腑内生之火。古人特别重视情志化火的重要性，认为过怒生肝火、过喜生心火、过思伤脾而郁结火内生；过悲生肺火，过劳伤阴而生肾火。这些都是病从火化的基础。关于火毒内蕴导致肿瘤的说法，文献中有诸多记载。例如，清代祁坤《外科大成》中记载：“夫瘿瘤者，由五脏邪火浊气，瘀血痰滞，各有所感而成。”丁甘仁认为夭疽的产生“由情志抑郁，郁而生火，郁火挟血瘀凝结”。高锦庭在论舌疳时强调，肾阴不足，心火肝阳上亢，肝郁乘胃，胃火上升是其病因。临床上，癌瘤患者常见火毒内蕴之症，如邪热盛，表现为实热阳毒之象，说明癌瘤正在发展，属于病进之证。症见口渴，小便赤涩，大便干结，舌红或绛，舌燥或无苔，脉弦洪数。治疗应以清热解毒，滋阴降火为主。

肿瘤是一种慢性疾病，癌毒的产生也是一个渐进的过程。在癌毒形成之前，各种致病因素已导致脏腑功能失调，体内出现气滞血瘀、痰凝湿聚、毒热内生等一系列病理变化，若这种变化长期无法被机体清除，则可能转化为癌毒。癌毒一旦形成，将进一步损害脏腑功能，影响气血运行，导致脉络瘀阻，水湿凝聚，邪气滞留，从而产生新的火热邪毒。例如，胃癌患者在癌变前常伴有胃脘不适或疼痛，可能因肝郁气滞、湿热伤中或因肝胃不和所致。癌变后，癌毒引发湿、瘀、痰饮，导致疼痛加剧、呕吐痰涎、胃脘包块、便血、反胃等更为严重的症状。又如，肝癌患者有湿热蕴结肝脾的病史，湿热长期存在，导致气郁血滞，肝经瘀阻，形成癥块，进而化生癌毒。癌毒进一步损伤肝脏，加剧木横克土，致脾虚不运，水湿内停，出现鼓胀、黄疸等。再如，肺癌患者肺虚易感外邪，热毒痰瘀蕴肺，清肃失司，则出现咳嗽、气急、痰黄，咳血等症状。由此可见，癌毒与痰湿凝聚、气滞血瘀、毒热内生之间互为因果、互相促进、形成交互为病的共进关系，长期损耗人体正气。

第三节　扶正培本原则——恶性肿瘤治则学说

一、扶正培本是抗癌祛邪的前提

扶正培本的理论依据源于“因虚发病、因病致虚”的恶性肿瘤发病学说。素体内虚是癌病的本质病因，因此治疗的根本方法应基于扶正培本。在扶正的基础上，抗癌祛邪、治疗癌病并发症、应对放化疗等毒副反应，均需遵循这一原则。经过近50年临床实践，我多次在临床上取得预期成效，进一步验证了该学说是指导抗癌研究的正确方向。

（一）扶正培本是治疗癌病的前提

《黄帝内经》曰：“正气存内，邪不可干。”“邪之所凑，其气必虚。”肿瘤，尤其恶性肿瘤的发病主因在于“虚”，在肿瘤发病与治疗的全程，“虚”始终是主要因素和主要矛盾。扶正培本即为解决主要矛盾的首要任务。

从反证法来看，倘若不以扶正培本为前提，临床治疗效果往往欠佳，且患者极为痛苦，生活质量难以保障。在体“虚”的状况下，若令患者接受全力攻邪、过猛解毒、过分化瘀等治疗，疗效亦难达预期，反而会使患者身体更为虚弱。即便在初病阶段，如此单纯攻邪治疗亦会损伤患者正气。这犹如给装满冰块的玻璃杯突然倒入刚烧开的热水，虽为“寒者热之”，但玻璃杯极易被击碎，此乃寒热过激所致之果。因此，正确的认知应立足于“因虚发病、因病致虚”的恶性肿瘤发病学说。患者因虚才患癌，故而必须遵循扶正培本的核心治疗原则。

扶正类中药通过调节人体免疫机制，发挥抵抗致癌因素的作用。其药理学功效包括类干扰素作用、清除自由基以及调节人体微量元素等。现代科学研究和中医临床实践表明，扶正类中药在抗癌过程中具有核心作用，并进一步验证了恶性肿瘤发病学说“因虚发病、因病致虚”以及治疗原则“扶正培本”。

（二）扶正培本是治疗癌病并发症的前提

《肘后备急方·治卒心腹癥坚方》云：“凡癥坚之起，多以渐生，如有卒觉，便牢大自难治也。腹中癥有结积，便害饮食，转羸瘦。”癌病的并发症复杂多样，按病种分类不下百种，但总体上对后天之本“脾”的影响最为显著，导致饮食障碍，人体逐渐气血虚弱，最终“大骨枯槁”，同时伴随癌痛、失眠、精神恍惚、焦虑等症状。

《诸病源候论·积聚病诸候》说：“诸脏腑受邪，初未能为积聚，留滞不去，乃成积聚。”其“留滞不去”的主要原因就是“邪之所凑，其气必虚”，尤其是癌症患者，往往因长期“虚证”叠加而患癌，或局部脏器长时间处于“虚损”状态，导致不可逆的癌变。此时，人体正气虚弱，无力抗癌，同时伴随虚实夹杂的癌病并发症。

大量的临床实践证实，只有将扶正培本作为先决治疗原则，才能有效地治疗癌病并发症。例如，治疗癌痛时，运用扶正培本的思路组方，在扶正药的基础上配伍行气止痛、化瘀止痛、祛风止痛等的药物，就能起到显著的止痛效果。否则，单纯“见痛止痛”，不仅不能帮助患者止痛安神，还可能因患者体虚而进一步导致阴虚火旺等副作用。

（三）扶正培本是中西医结合过程中“减毒增效”的前提

多数癌病患者在接受放化疗等西医治疗时，因其身体虚弱，常伴有强烈的毒副反应，如化疗后的手脚麻木、皮肤瘙痒、纳差、呕吐等，这些症状通常会随化疗结束而逐渐减轻，然而，目前西医往往缺乏有效缓解毒副反应的方法，患者只能凭借自身力量去承受这些痛苦。化疗类似无差别对抗治疗，好的细胞与癌细胞皆在其攻击范围内；放疗亦是无差别的放射治疗，因其属火性，常会给患者虚弱的身体造成火毒。此时，火毒为实，素体为虚，虚实夹杂的病情愈发复杂，给治疗增加了难度，患者饱受强烈的毒副反应之苦。

中西医结合可有效实现“减毒”效果，且临床实践表明能大幅“增强”放化疗的预期疗效。实现这一效果的理论依据便是扶正培本原则。众多患者在放化疗前服用我自拟的扶正抗癌方，能显著降低此前出现的毒副反应，给患者身心带来希望，大幅提升患者抗癌治疗的信心。即便患者在放化疗后服用扶正抗癌方，依旧可加速消除西医治疗带来的毒副反应。

二、扶正培本是全病种与全病程的核心治疗原则

癌症的全病种涵盖各个病种的各个国际癌症分期阶段，以及中医全病程（前期、中期、晚期），扶正培本始终是核心的治疗原则。

根据2024年国家癌症中心数据，我国癌症的发病率和死亡率位居全球第一，发病率前十位的恶性肿瘤为肺癌、结直肠癌、甲状腺癌、肝癌、胃癌、乳腺癌、食管癌、子宫颈癌、前列腺癌，胰腺癌；死亡率前十位的恶性肿瘤为肺癌、肝癌、胃癌、结直肠癌、食管癌、胰腺癌、乳腺癌、脑瘤、子宫颈癌，白血病。其中，肺癌、肝癌、胃癌、结直肠癌、食管癌、胰腺癌这6种癌症占到中国癌症发病率及死亡率的一半以上。本人重点研究这些癌症近50年，归纳总结出了“因虚致病，因病致虚”的肿瘤发病学说，无论何种癌症，依中医理论研究发现，皆具素体虚弱、脏腑虚弱、气血虚弱的根本病因特征。采用扶正培本的治疗原则，方能有效地协助患者治疗癌症，减轻痛苦，战胜疾病。

尤其当癌症发展至晚期，患者已全然丧失手术或局部治疗的机会，且难以承受放疗、化疗、靶向及免疫治疗等手段治疗时，中医药便成为其唯一的治疗选择，这也正是中医药治疗肿瘤的优势所在。由于肿瘤负荷的逐渐加重，正气日益虚衰，此时治疗变得尤为棘手。过度攻伐会导致正气进一步衰弱，可能使病情恶化；而过度补益又会滋养肿瘤的发展，使病情难以控制。因此，此时需采用攻补兼施的策略，以扶正抗癌方为主，辅以活血化瘀药以疏通血道、防止癌细胞着床，以毒攻毒的虫类药以剔除肿瘤根蒂，软坚散结药以缩小瘤体、清热解毒药以解除毒热内生，从而使癌细胞逆转。通过这种理法方药的配合，能有效控制病情，逐步提升患者体质及免疫功能。经过较长时间的治疗，可使病情稳定、瘤体缩小、不再出现转移，最终达到临床治愈的目的。

在“因虚发病，因病致虚”的恶性肿瘤发病理论基础上，结合病程各阶段的主要因素制定相应治法，进而组方用药。如图2-2所示，扶正抗癌组方是一套综合治疗方案，治疗大法始终是以扶正抗癌为核心，同时也有针对具体问题采取细致的治疗方法。其所合方剂具有代表性，实际施治需因时、因地、因人制宜。

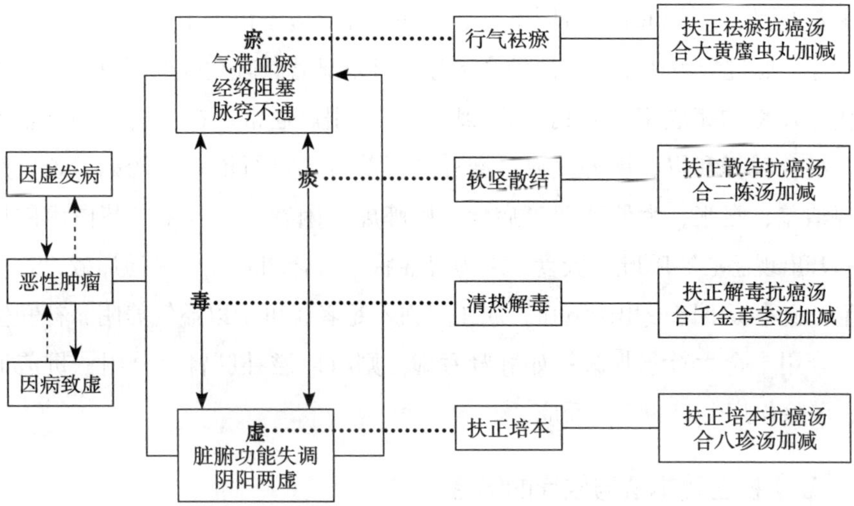

图 2-2 理法方药关系示意图

三、扶正培本的中西医结合原则

（一）扶正培本法与手术治疗的结合

术前应用扶正培本法，旨在改善患者虚证，提高手术的成功率，适用于有明显虚弱症状者，而不适合立即手术的患者。应根据患者气血阴阳虚弱的不同表现，在扶正抗癌方基础上，常合用香砂六君子汤、四君子汤、玉屏风散、八珍汤等经典方剂。手术的创伤、脏器的缺失或缺损均可导致脏腑功能减退，气血精液耗损，大便不通，排气减少，治当以健脾行气，合以香砂六君子汤加减；若脾失健运，不思饮食，腹胀，大便稀溏，则合并健脾益气法，合用四君子汤、参苓白术散、半夏泻心汤加减；术后卫表不固，虚汗淋漓，或动则汗出，头昏乏力，可合用玉屏风散、牡蛎散加减；术后气血不足，面色无华、心悸气短、失眠多梦、纳谷不香，合用八珍汤加减；术后阴液亏损，低热或手足心热、心烦口渴、大便秘结，可合用增液汤加减，以增强脏腑功能的恢复。

（二）扶正培本法与化疗的结合

患者在接受化疗时，普遍会出现较严重的不良反应，这是影响化疗疗效的主要原因之一。许多患者因不良反应和毒性反应不得不中止化疗，导致前功尽弃。通过中医扶正培本法配合治疗，可以显著减轻化疗的不良反应，提高化疗疗程的完成率，起到“减毒增效”作用。通常，在扶正抗癌方基础上，结合健脾和胃、调补气血，滋补肝肾等方剂进行治疗。例如，若化疗出现纳差、腹胀、大便稀溏等症状，属脾虚湿困者，可合用参苓白术散加减；若出现恶心、呕吐、厌食、乏力等症状，可合用旋覆代赭汤加减；若白细胞、血小板下降或出现贫血，属于气血不足者，可予以益气养阴，补髓生白，合用十全大补汤加减；如肝肾亏虚，则可以滋补肝肾，合用一贯煎加减，消除化疗引起的不良反应。

（三）扶正培本法与放疗的结合

放射治疗过程中，由于放射线属杀伤性物质，对人体的损害较大，常见全身反应包括神疲乏力、头痛眩晕、厌食、恶心，呕吐及白细胞下降等。局部反应因照射部位的不同而表现各异，常见症状有皮肤红斑，干裂或黏膜糜烂、毛发脱落、口腔、咽腔及消化道水肿、糜烂、溃疡或出血，以及放射性肺炎、肺纤维化、放射性食管炎、放射性直肠炎、放射性脊髓炎和关节僵硬等。这些反应通过中医扶正培本的配合治疗可以得到减轻或消除。放射射线属火热之毒，极易耗伤人体阴津，长期可耗伤元气，故临床以热毒伤阴、肝肾阴虚、气阴两虚最为多见。对于热毒伤阴者，采用扶正抗癌方合清营汤加减；对于肝肾阴虚者，配合知柏地黄汤加减；对于气阴两虚者，配合生脉散加减，以减轻及恢复放射治疗引起的损伤。

第四节　中医防复发抗转移——恶性肿瘤“治未病”学说

一、中医对肿瘤复发转移的认识

（一）正气不足，邪气有余

正气亏虚导致无法及时清除肿瘤的病理产物，使其长期滞留体内，这是肿瘤复发和转移的病理基础。反之，若正气得以恢复，能够祛邪外出，则癌毒难以产生；即便产生，也能予以清除，使痼邪消散于无形，从而有效预防癌症的发生。因此，正气亏虚与阴阳失调是浊邪化生癌毒，促使恶性肿瘤发生、复发和转移的内在条件，正如《医宗必读·积聚》所言：“积之成也，正气不足而后邪气踞之。”一旦罹患肿瘤，往往因病致虚，导致体内气血亏虚，阴阳失衡，脏腑功能失调，抗癌能力下降。由此可见，抗癌能力是人体正气的重要组成部分，其强弱不仅取决于正气的盛衰，还与癌毒的强弱密切有关。

患者正气不足，除因病后脾胃运化减弱，纳食减少，化源不足，或伴有出血，气随血脱等原因外，更多是被邪毒损伤的结果。邪毒伤正，导致正气日益虚损，正气不足，则邪毒愈加猖獗，形成正退邪进，邪进正衰的恶性循环。恶性肿瘤患者在患病后，随着病情的发展，常逐渐出现虚衰的症状，甚至有些患者以消瘦、贫血为首发症状而就诊。一般而言，初期多为气虚，渐至气阴两伤、气血两虚，最终气血阴阳俱虚、阴阳离决而亡。

（二）癌毒蔓延，特性所致

中医理论中“毒”的概念具有广泛的含义，其中癌毒是恶性肿瘤发生和发展过程中的关键因素。与常见的外感六淫及内伤七情等病因不同，癌毒属于一类特殊的致病因素，其形成机制可概括为“邪热蕴郁，郁结不化，灼烁脏腑，日久生毒而成肿块”。

癌毒具有以下特性：内生性、属阴性、隐缓性、实性、猛烈性、易致瘀滞、易于扩散、易耗正气，其中后三个特性在恶性肿瘤转移中尤为重要。癌毒因易耗气伤精，导致机体失其固摄之力，使癌毒可随血液及经脉、络道，近处侵袭邻近组织，远处播散至其他脏腑，在宿主体内形成瘀滞，着床生长，形成转移灶。因此，癌毒是导致转移的根本病因。

（三）气血瘀滞，促进转移

气血是维系人体生命的物质基础，气行于血中，血随气而流动，气滞则血瘀。癌症一旦发生，便会形成气滞血瘀、痰凝毒蕴、湿阻（当组织环境适宜时，癌毒易于着床生长）的状态。癌毒扩散时，会与瘀滞和痰凝相互结合，随血运至其他部位和脏腑，形成新的病灶。因此，瘀滞是癌毒扩散和转移的适宜土壤与环境，贯穿于肿瘤的整个病程，是肿瘤最为主要的病理变化。

（四）由表及里，循经转移

恶性肿瘤的转移存在一定规律。部分转移灶可能出现在原发灶之前，但绝大多数仍是先有原发灶，而后出现转移灶，或在明确诊断并接受治疗时发现转移灶，甚至治疗一段时间后才出现转移。例如，消化道胃肠肿瘤常转移至肝或肺，而体表肿瘤则易转移至骨髓及髓海（脑），如乳腺癌、黑色素瘤，易转移至骨或脑。其转移途径与《黄帝内经》所述相符：皮肤腠理—经络血脉—胃肠六腑—肝肺五脏—骨骼髓海（脑）。当转移至骨、脑时，病位最深（病入膏肓），多为晚期肿瘤，治疗最为艰难，预后极差。依据中医理论，心主血脉，肝藏血，脉络为血液循环的通路，肿瘤易转移的部位或许与该器官及组织的血供及血运相关。

（五）综合因素，诱癌转移

癌毒内生，其性剽悍，易伤正气，且易于扩散。然而，当机体免疫功能强盛时，可有效遏制癌毒的嚣张气焰，使其在原发部位难以扩散。而当过度疲劳、精神紧张、情志创伤、思虑过度、营养匮乏及外感时邪等因素导致机体免疫功能低下时，正气无法固摄，癌毒便会趁虚而入，引发扩散与转移。大量临床实践表明，癌症患者若能自我调节情绪，调整饮食结构，避免和克服外界因素干扰，保持机体阴阳平衡，持续增强抗癌能力，与癌症坚决抗争，便能使癌毒退却，停止生长，不再扩散。

二、中医防复发、抗转移的癌症防治对策

（一）扶正培本，提高抗癌能力

肿瘤存在“虚证”是扶正培本法应用的理论基础。狭义上，“虚证”指脏腑气血阴阳不足，如气虚、血虚、阴虚、阳虚等；广义而言，脏腑功能失调，气血阴阳失衡导致机体整体抗病能力下降，皆可归为“虚证”范畴。扶正培本法通过对肿瘤患者阴阳气血的扶助补益与调节，改变“虚证”状态，

从而达到防治肿瘤的目的。该方法不仅指应用补益强壮的方药，更强调调节人体阴阳平衡、气血、脏腑、经络功能的平衡稳定，以及增强机体抗癌能力。因而，中医的“补之、调之、和之、益之”等皆属扶正范畴。

“上工治未病”是《金匮要略》开篇提出的著名论断，充分体现了中医“既病防变”的预防思想。“上工”指技术高超的医生，“治未病”则是治疗尚未发生病变的脏腑。如《金匮要略》所言“见肝之病，知肝传脾，当先实脾。”这一论断从人体内部脏器相关的整体观念出发，具有重要的指导意义。人体是一个统一的整体，某脏腑患病可能影响其他脏腑。因此，在治疗时须兼顾整体，对暂未发生病变的脏腑进行适当治疗，以防疾病传变。扶持正气，提高机体抗癌能力，对防止肿瘤转移及长期生存意义重大。由于癌毒易伤正气，尤其中晚期，常致患者气血阴阳耗损，或五脏功能衰竭。若再以单纯攻伐之法治疗，会使本已虚弱的正气更虚，抗癌力更弱，为残存癌毒的复发和转移创造更有利条件。中国中医科学院广安门医院余桂清等教授提出，我国中西医结合治疗肿瘤的模式：诱导缓解—扶正治疗—巩固治疗—长期扶正治疗，这一模式对预防肿瘤复发和转移十分符合临床实际。其核心是强调治疗全过程中始终要保护人体正气，坚持长期扶正治疗以防转移。

扶正培本是中医防治肿瘤及转移的基本法则，既是中医的最大特色，也是其最大优势，在肿瘤防治中具有极其重要的作用。扶正培本类中药包括补气、养血、滋阴及助阳等类别，具有类似生物反应调节剂的作用，可诱导多种细胞因子释放，促使淋巴细胞转化，提高细胞免疫活性，使转移的癌细胞在运转中被杀灭。因此，保护和增强患者的免疫功能是防止肿瘤复发与转移的关键。多数具有抗癌作用的扶正中药通过增强免疫细胞和免疫因子的活性，调节机体内部平衡，发挥抗癌作用。例如，黄芪中提取的黄芪多糖（APS）和黄芪皂苷甲能增强巨噬细胞酶蛋白合成系统功能，促进溶酶体生成，同时能增强 NK 细胞活性。此外，枸杞、淫羊藿、女贞子、人参、白芍、冬虫夏草及中药复方六味地黄丸、八珍汤等均具有提高免疫、抗癌转移的功效。

（二）扶正培本，抑制癌毒扩散

肿瘤的转移与癌毒的侵袭程度密切有关。若能改变其侵袭性或降低其恶性程度，诱导其分化成熟为正常细胞或促进癌细胞凋亡，便可有效治疗肿瘤并防止其转移。例如，20世纪80年代初，上海第二医科大学（现上海交通大学医学院）王振义教授在世界上率先应用维甲酸诱导分化治疗早幼粒细胞白血病取得成功，充分证明癌细胞具有可逆性，其肿瘤的特性和毒性是可以改变和降低的。又如，20世纪90年代初，哈尔滨医科大学的张亭栋教授与上海血液学研究所陈竺院士合作研究，成功证明中药砒霜可诱导白血病细胞凋亡，用于治疗白血病。这两项治疗肿瘤的重大研究成果均已获得国际医学界的广泛认可。

综合运用“扶正培本”原则，不但能从根本上增强患者体质，提高其对癌症的抵抗力，还能与现代医疗技术相互配合，达到更全面和深入的治疗效果。扶正培本类中药可抑制癌毒扩散，能有效控制肿瘤的直接生长，如蒲公英、半枝莲等，以及活血药物如丹参、桃仁，既可直接作用于癌细胞，又能改善微环境，减少癌细胞的侵袭性，从而有效阻止病情进展。现代药理学研究表明，这类药物的抗肿瘤机制与抑制癌细胞的核酸代谢有关，可抑制癌细胞的蛋白质合成，阻碍癌细胞的有丝分裂，从而使肿瘤的形态和功能发生改变，如莪术、斑蝥、丹参、大黄、山慈菇、鸦胆子及复方方剂小柴胡汤等。

（三）扶正培本，阻断转移途径

癌细胞具有易脱落形成癌栓的特性，在手术、放疗或化疗后，残留的癌细胞随血液流动。在气血通畅的正常生理状态下，癌细胞不易着床生长。而在湿聚、痰凝、毒蕴的内虚环境中，癌细胞易于着床增殖，同时激活血小板凝集，将病灶包围，从而避开人体免疫系统的识别与攻击，最终形成转移。

活血化瘀类中药能够改善肿瘤血液高凝状态，抑制血小板聚集，减少癌栓形成，降低癌细胞与毛细血管内皮的黏附性，并促使转移灶内新生毛细血管退化，增强循环中的免疫识别功能，从而降低转移的风险。同时，燥湿类中药能缓解组织水肿，增强细胞间的凝聚力，减少癌细胞脱落进入血液循环的机会，并降低其对健康组织的侵袭性。固摄类中药具有包裹纤维结缔组织及抗扩散的作用。此外，软坚散结及清热解毒类中药可通过多种途径抑制和杀灭癌细胞，阻止新转移灶的形成。

综上所述，扶正培本的治疗策略不仅注重直接对抗癌细胞，更从深层次通过调整和优化人体内部环境，为患者构建一个不利于癌细胞生存和扩散的体系。这种综合治疗方法体现了中医“治未病”和整体观念的核心理念，为癌症治疗提供了新的视角，也为患者带来了更多的康复希望。

第五节　群策群力，宣普结合——恶性肿瘤预防学说

癌症是世界性难题。当前，公众对癌症的认知存在两个主要误区：一是谈癌色变，对癌症治疗缺乏信心；二是普遍流传着“癌症治不好，治好不是癌”的说法。如果有人声称癌症不仅可以治疗，还能预防，许多人会将其视为“天方夜谭”。然而，通过临床实践，我们可以肯定地得出此结论：癌症属于一类慢性病，不仅能治，还可预防。

1976 年，我在日常医疗工作中意识到肿瘤防治工作需要进行战略重点的转移，即从临床治疗转向全民预防。专科医生应从“坐堂待诊”的传统观念中解放出来，走出医院，深入社会、基层和农村。为此，我们在咸阳市城区建立了 16 个医疗社区三级肿瘤防治网点。经过 3 年的实践探索，这一举措取得显著成效；通过对 25 万咸阳纺织女工进行宫颈癌和乳腺癌普查，发现的早期原位癌患者经手术治疗后至今仍存活。此外，我们对高危人群及家庭进行追踪随访，发现早期癌症患者手术治疗后无一例复发，所有患者均能自理生活和工作。

1976 年，我受陕西省卫生技术学校（现西安医学院）聘请，前往陕西武功县薛固乡开展七八级新生的开门办学教学工作。此前两年，每逢秋收时节，因阴雨连绵，致使小麦、玉米、花生等农作物受灾发霉。世代以粮为生的群众，习惯节俭，不舍得丢弃这些霉变的粮食，只能粗加工后继续食用，如此两年下来，几乎每周都有患肝癌和胃癌的患者前来门诊求诊。那么，为何此地癌症发病率较高呢？我们对当地水质、群众饮食习惯和食物进行流行病学调查，结果发现主要原因与长期食用霉变食物有关。霉变食物中含黄曲霉素，是消化道肿瘤的主要致病因素。人和环境是对立统一的整体，人体的健康和疾病都与环境密切相关。食物是人体和环境联系的重要环节，人体通过摄取食物获取营养，与环境持续进行物质和能量交换，维持生命和健康。

同时，也会因摄取食物而带入对人体健康有害的物质，导致疾病，包括癌症的发生。

随着农业现代化发展，农药种类增多，用于蔬菜和瓜果的催化剂、膨大剂、生长素等，都含有一定量的致癌物。其中有十几种以砷（一种强致癌物质）为主要成分，除含砷农药具有致癌作用外，经动物实验证实，“六六六”“敌敌畏”“杀螨灵”等农药也有致癌作用。

吸烟对人体健康的危害已被大量医学研究证实。同时，吸烟与肿瘤发生的密切相关也为现代医学所认可。据统计，吸烟者的肿瘤发病率较不吸烟者高出 7 ~ 11 倍，尤其肺癌与吸烟关系更为密切。每日吸烟量越多、吸入越深、起始吸烟年龄越小、吸烟年限越长、香烟焦油含量越高，诱发肿瘤的危险性就越大。为己为人，请勿在公共场所吸烟，并尽量不在家中吸烟。85% 的烟致病由二手烟导致，因此控烟或戒烟是文明行为的体现，不应为一时之乐损害他人健康。

大气污染通过口鼻进入人体的致癌物，也是重点预防对象。雾霾即雾和霾，二者有很大区别。二氧化硫、氮氧化物以及可吸入颗粒物是雾霾的主要成分，前两者为气态污染物，最后一项颗粒物才是加剧雾霾天气污染的元凶。近年来，空气质量逐渐恶化，雾霾天气现象愈发频繁，人们在毫无防备时，它们侵入人体呼吸道和肺叶，引发呼吸系统、心血管系统、血液系统、生殖系统疾病，长期处于这种环境还会诱发肺癌等。

总之，癌症预防的基本原则包括：

第一条，合理饮食。病从口入，食物种类繁多且难以预料。但只要我们认真了解并熟知哪些食物有益健康，应常吃；哪些食物有害身体，应少吃。便有可能防止致癌物侵入体内。普及肿瘤防治知识是保障健康的首要条件。

第二条，定期体检。癌症的早期症状通常不明显，且一般症状如局部肿块、出血等并非癌症特有，其他疾病也可能出现。因此，及时检查，定期体检有助于发现早期癌症。

第三条，全民普查。例如，咸阳市针对女性纺织工人的宫颈癌脱落细胞学普查或甲胎蛋白（AFP）肝癌普查等。提高癌症治愈率的关键在于“三早”，其早期发现尤为重要。因此，需了解肿瘤的早期信号，一旦察觉异常即进行检查。有人建议 40 岁以上者每年查 1 次胃镜，60 岁以上者每年查两次。也有人提出60岁以上者每年查1次肠镜，缘由便在于此。唯有早期发现、早期诊断，方能早期治疗，进而实现肿瘤的治愈。

第四条，加强宣传。除宣传上述预防知识外，更需宣传癌症的治疗进展与成果，树立全民治疗癌症的信心。尤其是突出中医在治疗癌症方面的历史贡献与创新进展，使传统医学深入人心，从而更好地服务民众，保障人民身体健康。

（陈光伟　陈　勇）

第三章　学术经验概述

第一节　中西医结合之十步诊法

为规范恶性肿瘤的诊治，在长期循证医学临床实践中，我总结出中西医结合十步诊法，对诊断与治疗具有积极的指导作用。现以胃癌为例进行阐述。

一、定病

当患者身体不适前来就诊时，应根据主诉和临床表现，结合查体及临床医学检测手段，尽早明确诊断。同时，还需依靠中医理论及时确定疾病。

在综合性医院门诊诊断胃癌病例中，近一半已是晚期。究其原因，主要有以下两点：首先，胃癌初起缺乏特异性症状，常被误诊为慢性胃炎或其他良性胃病，且按这些诊断进行治疗时，症状往往能得到改善。其次，过度依赖影像学和胃镜检查结果，当这些检查为发现恶性病变时，便不再怀疑并排除恶性肿瘤，按一般良性病变进行治疗，直至患者出现梗阻、出血、穿孔或肿瘤转移等征象时，往往已错失治愈良机。这此情况下，中医诊断的优势得以凸显。癌症早期虚久而邪实已形成，痰、瘀、毒等病理反应已有征象，与非癌疾病有着明显的差异。因此，必须在中医学基础理论指导下，通过望、闻、问、切四诊合参，运用脏腑辨证等体系及时确定疾病。

二、定位

胃癌最常见于胃窦部（含胃窦小弯侧），其次为胃体部和贲门 / 胃食管结合部（GEJ），胃底相对少见。不同人群（如年龄、性别）、地区及时期存在差异。因此要明确病变癌变部位。胃癌多为腺癌，早期通常手术切除，中晚期则多采用放化疗结合中药治疗。

中医学则按照脏腑辨证体系、经络反应、天时、地理等多因素来确定病位。例如，中医十二时辰法中的足阳明胃经，其经气运行最旺盛的时辰为辰时，即上午7~9点，此时的病理反应则可为疾病定位提供参考。《素问·五脏生成》："脾之合肉也，其荣唇也。"这些均可作为确定病位的参考依据。

三、定性

病理学诊断是恶性肿瘤的确诊的金标准，也是肿瘤的定性诊断。组织病理学活检（biopsy）是获取病理诊断的核心方法，包括穿刺组织活检、内镜活检及手术切除活检等，其结果直接决定肿瘤的定性及后续治疗策略。

肿瘤不一定都是恶性的，一般分为良性肿瘤和恶性肿瘤，其中是否具有"转移性"是判断良恶性的本质标准。恶性肿瘤具有向多脏器及组织转移的特点。由于良恶性肿瘤的性质不同，它们对机体的损害程度及治疗方法也存在差异，这就要"因病施治"。然而，也有些良性肿瘤与恶性肿瘤之间并无绝对界限，其表现可能介乎两者之间，称为交界性肿瘤。这类肿瘤具有恶变倾向，在一定条件下可逐渐向恶性发展。此外，良、恶性也并非一成不变，有些良性肿瘤若未得到及时治疗，可能转变为恶性，称为恶性变，例如胃息肉可能恶变为腺癌。

肿瘤的诊断与治疗需严格遵循"病理先行、生物学导向"的原则。在临床实践中，应结合病理学确诊、影像学分期及分子特征，制订个体化治疗方案，并密切监测交界性肿瘤及良性病变的恶变风险，以实现早期干预与精准治疗。

四、定位与定性合参

明确了病变部位及病变的性质，为诊疗提供可靠的依据，临床上可结合患者个体化程度决定治疗方案。

恶性肿瘤采用单一手段进行治疗已被证明存在极大的局限性，但面对不同患者和不同类型的恶性肿瘤时，往往难以确定具体采用哪种方法。由于每个人的体质强弱不同，身体状况各异，所患肿瘤的部位、大小、分期、侵犯的器官及产生并发症也不尽相同，因此在确定治疗方案时，必须要区别对待，因人而异，因病而异，因时而异，不搞一刀切。尽管有时足够强度的化疗是必要的，但并不是适合每个人的。因此，我们需要根据患者的机体状况，肿瘤发生的部位，病理类型，侵犯范围（病期）和发展趋势，有计划地、合理地应用现有的治疗手段以期较大幅度地提高治愈率。这样，不仅能提高治愈率，还能改善患者的生活质量。

例如，诊断报告显示：胃小弯侧溃疡型中分化腺癌（3cm×4cm），癌组织侵犯浆膜，淋巴转移3/8，切缘阴性。通过完整的病理学诊断，再结合中医辨证得到的整体情况，就能够在众多症候中发现主要矛盾。例如，患者常年纳差、便溏，可知脾虚日久；胃脘疼痛，甚至延及背疼，主要因为转移较广，说明癌毒正盛，则解毒可作为阶段性目标；舌苔黄腻甚或舌光无苔，说明瘀毒化火，需清热解毒。

中西医结合在治疗肿瘤具有显著优势。在这一过程中，中医和西医各自发挥其独特的作用，形成互补效应。中国在中西医结合领域拥有高水平理论和技术，在肿瘤治疗方面展现出西方国家难以企及的优势。

五、定期

定期亦称分期，肿瘤的分期是通过对肿瘤解剖学范围及生物学行为的系统性评估，明确其在机体内的进展程度，是指导治疗决策和判断预后的核心依据。临床实践中，患者常询问“胃癌是早期还是晚期”，这一问题的科学回答需依赖规范化分期检查，目前国际通行的分期标准为美国癌症联合委员会（AJCC）TNM分期系统，其第8版（2017年发布）是胃癌分期的最新权威框架。T代表原发肿瘤（侵犯胃壁的深度）；N代表区域淋巴结转移情况；M代表远处转移程度。在上述参数中，区域淋巴结转移（N分期）对胃癌预后的影响尤为关键。大量临床研究及Meta分析表明，淋巴结转移数目是独立预后因子——转移淋巴结越多，肿瘤的局部侵袭性和系统性播散风险越高，患者术后复发率显著上升，5年生存率显著下降。

对肿瘤进行准确分期就像打仗摸清敌情一样重要，只有对肿瘤大小、范围以及患者身体状况有了清晰的掌握，才能制订合理的治疗方案。分期治疗的原则是恶性肿瘤临床治疗时值得遵循的，按照分期选择治疗方案更加符合肿瘤的生物学特点，更能避免肿瘤治疗时的盲目性和主观随意性，必须依据临床分期选择不同的治疗方案。

现代中医完全借鉴以上癌症分期原则，并在主要分期阶段总结了癌症的典型症状和治疗原则，以胃癌为例（表 3-1）：

表 3-1　中医分阶段治疗胃癌的原则分类表

早期	饮食如常，症状不显，积块显或不显，亦无转移，脉舌较常，因肿瘤为因虚发病，而此正虚邪实，治以扶正祛邪
中期	病情发展，肿块增大，耗精伤气，饮食日少，倦怠乏力，形体日瘦，此正虚邪盛，治以攻补兼施
晚期	发展后期，远处转移，积块如石，面黄肌瘦，削骨而立，恶病质显，此正气不支，治以扶正为主，提高抗癌能力

六、必先五脏

中医的人体观强调整体性、相生相克的关系，一脏患病必然影响其他脏腑。

以脾胃为例，其与肺、肝、肾的关系尤为密切。若脾虚则肾失所养，肾阳虚衰则脾失温煦，运化失职，可致泄泻、水肿等病证。土虚则木摇，脾气不足，则可致肝风内动。因此，胃痛、吐酸、嘈杂、呕吐、反胃、呃逆、腹痛、泄泻、痢疾、便秘等虽归属于脾胃，但与肝、肾等脏腑亦密切相关。此外，脾胃与其他系统疾病也有关系。例如，脾虚生痰、上犯于肺，可导致咳嗽；脾气虚弱、水湿停聚可导致水肿、鼓胀等。

诊断胃癌患者时，须考虑传肝的可能性，关于肝系疾病，需要着重考虑。在诊断过程中，应结合病位、病性和病期，进行综合分析，才能实现精准辨证。

七、各司其属

胃癌的治疗需从整体观念出发，在不断提高机体抗病能力的基础上，依据病情的早晚不同治疗方式，包括手术治疗、化学药物治疗、放射治疗、靶向治疗、免疫检查点抑制剂及中医中药治疗。

对于早中期（Ⅰ～ⅢA）的胃癌患者，应优先考虑外科手术以实现根治，即完全从解剖上彻底切除肿瘤。因此，这个阶段的胃癌，最佳的方法是行根治性外科手术。即使患者因体质原因存在手术风险，也尽可能在内科保驾护航下取早期手术治疗。

对于晚期（ⅢB～Ⅳ）胃癌患者，也称进展期胃癌，此时肿瘤已侵犯肝、胰腺甚至结肠等邻近脏器，或已有广泛的淋巴结或远处的转移，外科手术已无法实现根治。此时需发挥中医特色，采用保守治疗。中医在治疗晚期胃癌方面具有显著优势，可改善症状，提高生活质量，延长生存期，甚至可使部分患者实现带瘤长期生存。

中西医各司其职、各显其能，应根据疗效、现阶段最佳方案及患者经济负担选择最合适的治疗方式，充分体现以人为本的治疗宗旨。

八、治病求本

“正气”是决定肿瘤转归预后的关键因素，也是治疗肿瘤的根本所在。中医认为，恶性肿瘤的复发首先源于人体正气内虚，虚是根本，即所谓“正气存内，邪不可干”。机体因病而致虚，即“邪之所凑，其气必虚”。

肿瘤的发生、发展与机体的抗癌能力相互制约，互为消长。对多数患者而言，局部治疗往往难以达到根治的目的。因此，在肿瘤治疗中，不仅要注意消除肿瘤病灶，更要重视提升整个机体的抗癌能力。中医的整体观对肿瘤治疗具有重要的指导意义。

然而，许多人都认为肿瘤的根本在于“毒”，治疗时一味解毒，大肆攻伐毒邪会，反而进一步损害机体。更有甚者采用“以毒攻毒”的方法，使用有毒性的中药“以毒解毒”，甚至恨不得用尽天下毒物，以期杀尽癌毒，认为毒去才能身安。效果往往不理想，反而对人体造成更大伤害。由此可见，我们应反思对癌症的治疗策略，不能以“癌”为本，而应以人为本。本在于患病之人，只要有人就能治病；若人没了，又何谈治疗？

九、治未病

恶性肿瘤根据具有特定的生物学特性，一旦发生，便存在转移的可能性。即使经过手术、放疗、化疗、靶向及免疫治疗，仍有复发的风险。中医自古以来就强调“治未病”的理念和未病先防的思想，这对我们在治疗恶性肿瘤过程中具有积极的指导作用。

以胃癌为例，其容易出现局部浸润和远处转移。生长在胃部的肿瘤可能侵犯邻近器官，或通过淋巴系统和血液循环转移到远处。部分肿瘤突破胃的浆膜层，脱落的肿瘤细胞可能种植于腹腔、盆腔及卵巢等部位。因此，确诊胃癌后，必须明确分期并确定是否存在转移，这不仅与预后密切相关，更直接影响治疗方案的制订。如果分期未发现转移，则应依据中医“治未病”理论进行转移预防。对于术后或放化疗后的患者，为巩固疗效并预防复发和转移，中医中药在防复发抗转移方面有重要作用，有助于实现理想的治疗效果。

十、以观后效

中医学治疗恶性肿瘤与西医学放化疗一样，也有疗程的规定和量的要求。只要坚持治疗，并服用足够的剂量，即可实现从量变到质变的转化。不能期望仅通过 3 ~ 5 剂中药或单一的治疗方法就能够解决所有问题，这是不现实的。这一点必须引起高度重视！

对于恶性肿瘤的治疗，无论采取何种治疗手段，在方法实施后或疗程完成后，都需要进行效果评估。其目的是为下一步治疗提供科学依据。绝不能认为手术切除瘤体后便万事大吉，化疗完成疗程便高枕无忧，或放疗结束后便束之高阁。因此，必须建立一套复查机制，尤其是以中医复诊为主，以便了解患者的机体状况和瘤体变化程度。

综上所述，对于每一位前来就诊的患者，我们都能通过四诊合参，按照循证医学的证据，早期明确诊断，并进行综合分析，科学准确分期，提出合理的有效的治疗方案，这是达到预期效果的关键。对已确诊或已接受手术、放化疗、靶向、免疫治疗的患者，我们应在“减毒增效”同时，重点预防复发和抗转移，这是延长患者生命和提高生活质量的关键。只要把握住这两个关键，恶性肿瘤的有效治疗就大有希望。

第二节　扶正抗癌法

一、抗癌兵法

在中国传统文化中，几乎各学科都源于同一哲学体系，尤以医法与兵法最为相通，可以相互注解。以兵法对比抗癌医法，旨在期望患者重获抗癌勇气与决心。要在战略上轻视敌人，战术上重视敌人。首先，癌症是一种“常见病”，患癌并非世界末日，随着医学不断进步，谈癌色变的时代已过去；其次，它是一种“慢性病”，部分癌症患者确诊后的生存期较长，往往大于5年。中医古籍亦记载许多未经任何治疗的癌症患者也有着较长的生存期。战术上要重视癌症，在扶正培本的基础上，运用精确的中医药，消灭敌人、分化敌人、切断其粮草、攻击其要害。例如：

✓运用中医药，使其吸附于癌细胞表面，腐蚀围杀病灶，此为“包围战”，俗称“包饺子”；

✓运用五行学说，在防复发、抗转移的指导下，提前以中医药埋伏于其必经之路，削弱其致复发的环境，强化其易转移的脏器，此为“围点打援战”；

✓部分药物通过自身作用及协同作用，破坏癌细胞的血液循环，解除和改变瘤体局部营养供给，控制癌细胞增殖，此为“歼灭战”；

✓结合机体状况，通过药物调动、提高机体免疫细胞功能来吞噬癌细胞，此为“免疫战”；

✓通过药物性味，加局部用药，集中药力破坏病灶结构和生成，此为“干扰战”；

✓某些药物能调理气血，使气血运行正常，隔离癌细胞并排出体外，此为“驱逐战”；

✓更需结合患者实际情况，抓住主要矛盾，运用多种战法联合治疗，最终赢得抗癌“解放战争”！

抗癌兵法——“扶正抗癌法”，既能扶持本元、培补正气，又能协调脏腑、气血、阴阳平衡，最终使机体恢复至“阴平阳秘”的最佳状态，发挥最大抗癌功效。随着现代对肿瘤分子生物学研究的深入，扶正抗癌法的作用机制已被现代医学实验研究所证实，其临床效果显著，得到患者一致认可，以“以人为本”的个体化治疗理念已深入人心。

二、医门八法

《道德经》云：“道生一，一生二，二生三，三生万物。”同理，医门八法，于一法之中，蕴含八法，八法之中，囊括百法。

医门八法乃中国传统医学所总结的治疗各类疾病的基本方法体系，源自古代医家对临床实践经验的归纳与总结，后经清代医家程钟龄在其著作中加以系统化而广为人知。此八法涵盖了中医治疗疾病的诸方面，每种治法皆针对不同病机与病情，彰显了中医辨证施治的原则。医门八法包括汗、和、下、消、吐、清、温、补。在癌病治疗中，历代名医运用八法各有创见，如张景岳在《景岳全书·积聚》言："凡积聚之治，如经之云者，亦既尽矣。然欲总其要，不过四法，曰攻，曰消，曰散，曰补，四者而已。"

基于前人之基础，我归结了抗癌八法，两两相组，重在主次：其一，扶正培本；其二，软坚散结；其三，活血化瘀；其四，清热解毒。

（一）扶正培本

扶正培本是癌症治疗的根本原则与核心前提，这一理念不仅涵盖补法、温法和和法等传统治法，更是对现代癌症临床实践经验的深化与创新。

所谓"扶正"即"培本"，两者互为表里。培本重点在于培育"后天之本"——健脾益气，同时根据病情需要兼顾"先天之本"——补肾填精。常用中药有黄芪、灵芝、女贞子、白术等，旨在顾护人体正气，增强抗病能力。

补法是扶正培本思想下的核心治法之一，通过补益气血阴阳，纠正人体正气亏虚与脏腑功能失调。其目不仅在于改善虚弱证候，当机体因正气不足而无力祛邪时，更需借助补法扶助正气，并与其他治法相结合，以达扶正抗癌的综合治疗目标。

温法在抗癌治疗中同样具有重要地位。通过选用附子、干姜、肉桂等温热药物，发挥助阳散寒、温通经络之效，可提升机体整体机能，改善局部气血循环，从而营造不利于癌细胞生长的"内环境"。此外，温法尤重视调理脾胃。脾胃健运则气血化生有缘，机体抗病能力得以增强。需注意的是，温法必需严格遵循辨证施治原则，准确判断患者体质与病机，避免误用导致阳气过盛、阴液耗伤或助湿生热等不良反应。

（二）软坚散结

在中医典籍中，各类癌症常依据其临床表现被赋予以相应病名，如甲状腺癌称为“石瘿”，乳腺癌称为“乳岩”，肝癌归为“肝积”等。尽管病名各异，在治疗上均重视“软坚散结”这一核心原则。需强调的是，软坚散结需在“扶正培本”的基础上进行，方能发挥其最大的抗癌功效。常用中药如醋三棱、莪术、烫水蛭、浙贝母、生牡蛎等，可针对病灶发挥作用，改善局部微环境，抑制肿瘤生长，同时促进机体正气的恢复。

与软坚散结密切相关的是“消法”。消法是通过消食导滞、行气散结、化痰利水等作用，使气、血、痰、食、水等渐积形成的有形实邪渐消缓散的治法。其适用范围广泛，包括食积、痰凝、血瘀、水湿及疮疡痈肿等病症。消法不仅限于药物，也涵盖饮食调摄与情志疏导，强调身心同调、综合施治。在祛邪的同时尽可能降低机体的损伤。

（三）活血化瘀

癌症的形成与“瘀”密切相关。如《圣济总录》所言：“瘤之为义，留滞而不去也。”《诸病源候论·积聚病诸候》亦指出：“诸脏受邪，初未能为积聚，留滞不去，乃成积聚。”患者正气亏虚，血行不畅，瘀滞内生，是“活血化瘀”法所针对的核心病机。临证须进一步辨明致瘀之因，如痰湿、湿热、浊气阻滞等，方能精准施治。常用活血化瘀中药包括丹参、全蝎、三七等。

“和法”则不着眼于直接攻癌，而是通过调和脏腑、疏畅气机、平调寒热，以改善机体内环境，抑制肿瘤进展，促进机体自我修复。例如以柴胡疏肝散调和肝脾，疏解气滞；以半夏泻心汤平调寒热，缓解放化疗所致消化道反应。和法亦重视情志调节，助患者树立积极心态，增强抗癌信心。正如《伤寒明理论》所言：“伤寒邪气在表者，必渍形以为汗，邪气在里者，必荡涤以为利，其于不外不内，半表半里，既非发汗之所宜，又非吐下之所对，是当和解则可矣。”和法本为半表半里之证而设，癌症患者病程中若出现此类证候，亦可运用和解之法。

“下法”是以泻下、功逐之方，使胃肠中宿食、燥屎、实热、冷积、水饮等有行实邪从下而解的治疗方法。凡邪结肠胃，见大便不通、燥屎内结，热结旁流或痰水停聚等里实之证，皆可审证使用。癌症患者兼夹此类里热热结，亦可配合下法以祛邪通腑。

（四）清热解毒

癌症患者常表现为虚实夹杂、寒热错杂的复杂证候。例如，部分患者平素畏寒怕冷，但舌苔黄厚腻，此属寒热交错之象。尤其在化疗后，热毒内蕴，正气受损，身体耐受能力下降，此时清热解毒成为重要治法。常用中药有半枝莲、白花蛇舌草、藤梨根等，以清解内蕴之热毒。

汗法通过开启腠理、调和营卫、宣发肺气等途径，使侵犯体表的外感六淫之邪随汗而解。汗法不以出汗为最终目的，而是借助出汗这一生理过程，达到腠理开泄、营卫调和、肺气宣通、血脉畅通的效果，从而祛邪外出、调和正气。因此，汗法不仅用于外感表证，凡因腠理闭塞、营卫郁滞所致的寒热发热而无汗，或腠理疏松、汗出而寒热不解的病症，皆可应用。癌症患者正气亏虚、复感外邪时，亦可审证使用汗法，以祛邪扶正。

清法以清热泻火、解毒凉血为主要作用，适用于里热炽盛之证，如火热证、火证、热毒证以及虚热证等。由于里热有病在气分、营分、血分之异，亦有热毒壅盛或局限于某一脏腑之别，故清法相应分为清气分热、清营凉血、清热解毒、清脏腑热等不同治法。热邪易伤阴耗气，故清热方剂中常配伍益气生津之品。若温病后期阴伤热伏，或久病阴虚而余热未清，则需清法与滋阴并施，不可单用苦寒直折，以免伤正恋邪。晚期癌症患者，因久病痰瘀郁而化热，或毒热内生，亦可辨证运用清法治疗。

三、药剂心法

中药的传统剂型包括汤剂、丸剂、散剂、膏剂、丹剂、酒剂、茶剂和锭剂等；现代制剂则在此基础上发展出口服液、片剂、颗粒剂、滴丸、气雾剂和注射剂等。在广谱抗癌治疗中，汤剂与丸剂是两种关键剂型，汤剂起效迅速、丸剂作用缓和，二者联用可协同发挥抗癌作用。

（一）汤剂

汤剂系指以中药饮片或粗颗粒为原料，加水煎煮或沸水浸泡后，去渣取汁所得的液体制剂。其特点是吸收快、显效迅速，易直达病所，与丸剂的缓释作用形成鲜明对比。汤剂沿用数千年，因其组方灵活，契合中医辨证施治原则；同时制法简便，以水为溶媒，成本低廉且易于获取。

使用汤剂时需注意一下事项：

服药时间：应根据病位及病情而选择服药时机。病在上焦（如食管癌、肺癌），宜饭后服用，以延长药力作用时间，；病在下焦（如结直肠癌、膀胱癌），宜饭前服用，使药效迅速下达。清热解毒药、润肠泻下药及滋补类药宜空腹服用，以利吸收。空腹服药一般指早、晚饭前 1 小时或餐后 1 小时。部分药物需特殊服法，如助消化药可先进食少许再服药，以助药力发挥；攻下药则应“中病即止”，得便停服。

服药温度：一般汤剂宜温服。对于某些特殊治疗需求，则应遵医嘱调整腹法。

剂量与频数：汤剂通常将 2 次煎煮药液合并后，依临床需要分次服用。一般每次服用 150 ~ 200ml，部分病症可酌情调整，如发热患者服用清热解毒剂时，可适当增量以助药力；生津止渴类药液也可加量，并可代茶频饮。

（二）丸剂与粉剂

蜜丸是将药物细粉以蜂蜜为黏合剂制成的丸剂，而粉剂则为不添加辅料的纯药物粉沫。需注意，糖尿病者不宜服用蜜丸。

丸剂和粉剂在服用后能够较好地附着于胃肠黏膜，从而缓慢释放药性，发挥抗肿瘤复发与转移的缓释治疗效果，其药力作用持久而平稳，常与起效迅速的汤剂形成互补。临床常用于汤药服用后随即给予丸药或粉药，以此实现“速效与缓释相结合、猛攻与持久兼顾”的协同治疗效果。

（三）其他剂型

针对癌性疼痛等局部症状，外用膏剂常能快速起效，达到“即贴即止”的镇痛效果；中药灌肠疗法可根据病情需要选用汤剂或注射剂型配合实施。近年来，在国家政策支持下，中药配方颗粒得到大力发展，有效解决了传统汤剂煎煮繁琐的问题，为工作繁忙或煎药不便的患者提供了极大便利。

第三节　四施疗法

在长期对抗恶性肿瘤的临床实践中，我们总结提出“抗癌全疗程的四施疗法”，即辨证施治、辨证施食、辨证施护、辨证施调。该体系在控制肿瘤生长，促进瘤体缩小，改善患者体质、减轻临床症状及提高生活质量方面，显示出积极疗效。

一、辨证施治治肿瘤

中医诊疗的核心在于辨证施治。对于恶性肿瘤此类难治性疾病，能否通过辨证施治实现病情逆转？以下结合临床案例加以说明。

患者马某，男性，62 岁，2008 年 3 月因上腹部饱胀不适，纳差就诊，虽经多方治疗，仍食欲不振、腹胀、便溏。2008 年 6 月来诊时见：胃脘胀满，食少纳呆，症状上午轻，下午重；舌质淡红，舌体嫩有齿痕，苔白，脉沉无力。此顽固性纳差症状与胃癌表现相似，遂建议行胃镜检查。胃镜提示胃体部赘生物，病理明确诊断为胃体腺癌。因经济困难，患者拒绝手术，要求中医治疗。我们依据“十步诊法”进行系统辨证：

1. **定病**　诊断为胃癌。

2. **定位**　病位在脾胃。

3. **定性**　结合患者高龄、病程、症状特点及舌脉表现，辨证属气虚。

4. **定位与定性合参**　诊断为脾胃气虚证。患者年过六旬，机体衰老，中医认为六十则气大衰。病程数月则伤气，久泄便溏则伤脾胃，以胃脘胀满为主症，上午轻下午重为特点，即阳气较盛时则缓，下午阳气较衰时则甚，故为脾胃气虚之证。

5. **分期**　胃癌局部晚期（TNM 分期：T3N2M0，ⅢA 期）。

6. **必先五脏**　病机以脾胃气虚为主，兼夹湿阻。

7. **各司其属**　西医以手术，放化疗为主；中医以补益脾胃，化湿祛浊为法治疗。

8. **治病求本**　补益脾胃即属求本之治。

9. **治未病**　根据脏腑辨证，在补益脾胃同时，佐以滋养肝肾之品，即防肝乘肾侮，亦契合胃癌易肝转移之病理特点；另湿阻易夹瘀郁热，处方时兼顾化瘀清热。

10. **以观后效**　完整疗程后评估疗效。

据此确立治法：补脾益气、祛湿健胃、化瘀抗癌。方用扶正抗癌方加厚朴 12g，枳实 12g，薏苡仁 30g，白豆蔻 9g，莱菔子 12g，槟榔 12g，神曲 15g。

经 3 个月系统治疗，患者病情稳定：饮食增加，精神转佳，胃脘胀满基本消失。胃镜复查显示胃体病灶较前缩小 1/3。经多次复查病情稳定，至今患者仍存活。目前生活自理，可正常劳动。

二、辨证施食助药效

在肿瘤治疗过程中，除药物干预外，饮食调养亦具有重要辅助作用。辨证施食即依据患者病情及体质特点，将食物分为平补、温补、清补和温散四类，进行针对性膳食指导。

平补的食物：主要包括谷类、豆类、多数水果与蔬菜等。此类食物性质平和，或微偏温凉，为维持人体健康的基本膳食，适用于大多数人群及患者长期食用，一般不引起明显偏盛。

温补的食物：如牛肉、羊肉、乳类、荔枝、桂圆、韭菜等，性能偏热，具有温阳益气之功。适用于阳虚畏寒者，可助阳散寒，改善体质；阴虚内热者应慎用，以免助热生火，出现咽干、便秘等症状。

清补的食物：如莲藕、芹菜、百合、甲鱼、虾肉等，性偏寒凉，能滋阴清热、生津润燥。适用于阴虚内热或放疗后阴伤者，可缓解虚热、燥渴等症状；阳虚体弱或脾虚便溏者不宜多食，以免加重寒象。

温散的食物：如辣椒、胡椒、桂皮、生姜、大蒜、酒、茴香等，味辛性热，具有温通散寒、化湿行气之效。多作为调味品使用，或用于矫正食物寒性。阴虚火旺者忌用，常人亦不可过量，以免助热伤津。

临床中需根据患者体质寒热虚实，明确指导其宜食与忌食内容，确定个体化“食疗法”，以协同药物发挥治疗作用。

案例举隅：一例 42 岁女性乳腺癌患者，术后调养期间赴青岛连食海鲜，3 个月后复查见病情复发。另一例同类患者严格遵循辨症施食原则，治疗 3 个月后复查指标正常，现已无瘤生存 6 年。正如《素问·脏器法时论》所言："毒药攻邪、五谷为养、五果为助、五畜为益、五菜为充，气味合而服之，以补精益气。"说明以食佐药、食药配合，实为中医治疗的重要特色。

三、辨证施护促健康

辨证施护是以中医理论为指导，结合肿瘤患者的疾病阶段、病理特点、体质状态及临床症状等因素，实施个体化护理的重要方法。其目标在于提升患者生活质量，缓解治疗相关症状，增强治疗效果，促进身心整体康复。以下是癌症患者护理中的关键环节：

心理情志调护：肿瘤诊断常往往伴随显著的心理负担，患者易出现恐惧、焦虑或抑郁等情绪。应及时提供情感支持，鼓励患者表达内心感受，积极倾听并给予共情回应。必要时可引入专业心理干预，帮助患者建立积极心态，增强治疗信心与依从性。

癌痛综合管理：疼痛是影响肿瘤患者生活质量的主要问题之一。应在精准评估基础上，采取规范化、个体化的多模式镇痛策略，合理运用药物及中医外治法镇痛，并结合物理疗法、放松训练及情志疏导等非药物手段，最大限度缓解疼痛。

生活照护与协助：随着疾病进展或治疗副作用的影响，患者常出现体力下降、活动受限等情况。护理中需关注其基本生活需求，协助完成个人卫生、规律服药及环境安全维护等工作，营造适于康复的家庭环境。

适度功能活动：在患者体能允许范围内，鼓励参与适度的身体活动，如散步、太极拳或柔和的伸展训练等。有研究表明，规律运动有助于改善情绪状态、减轻癌因性疲劳，并增强机体功能。

治疗监测与副作用管理：密切观察病情变化，配合医疗团队完成治疗计划与复查安排。护理人员应熟悉常见治疗相关不良反应（如恶心呕吐、骨髓抑制、黏膜损伤等）的预防与处理措施，及时进行对症干预。

综上，癌症患者的护理是一个涵盖生理、心理与社会支持的综合过程，需要医疗团队、家庭成员与社会资源的协同参与，共同为患者提供全程、人性化的整体照护。

四、辨证施调保康复

辨证施调是以中医理论为基础，结合疾病证型与个体特点，实施针对性调理的方法。其核心在于通过药物、饮食、生活方式等多维度干预，协调机体状态，促进疾病康复。例如，①热证类病患：治以寒药药物，配合清凉膳食辅助清热，如梨汁、藕汁、仙葫芦汁、西果汁、绿豆汤等，共奏清热泻火之效。②肝胆型高血压患者：治以平肝潜阳类药物，饮食宜清淡，推荐植物油烹调，多选紫菜、黑木耳、芹菜、蜂蜜等具有平肝降压作用的食材。严格戒烟酒，忌食鱼、蟹、虾、猪头肉、羊肉等荤腥发物及辛辣刺激性食品。③胃肠道癌症患者：治以健脾和胃类中药，饮食宜选择富含纤维之品，如薏苡仁、花生、大枣、枸杞等，忌辛辣、油炸及冷寒凉食物，以防损伤脾胃。④肺癌患者：应注意防寒保暖，避免外感；顺应四时气候变化调整起居；保持情绪稳定，劳逸适度，以扶助正气、增强抗病能力。

综上所述，四施疗法以中医辨证为核心，将药物治疗、膳食调养、专科护理与系统调理有机结合，形成贯穿肿瘤全病程的协同干预体系。该体系注重整体调摄与个体化施治相统一，在缓解症状、改善体质、提高生活质量方面具有显著优势，体现了中医“整体观”与“辨证论治”在肿瘤康复中的指导地位。

第四节　中医药防治癌病的优势与特色

一、中医中药治疗癌症的优势

（一）预防为先的“治未病”理念

中医强调“上工治未病”，其内涵包括“未病先防”与“既病防变”。肿瘤被认为是人体内外环境失衡、脏腑功能失调基础上，因气血经络运行不畅，正气亏虚，邪毒内生，日久积聚而成。因此，在肿瘤尚未形成阶段，通过调理脏腑、平衡阴阳、扶助正气、祛除邪气、增强机体免疫功能，可有效降低肿瘤发生风险，实现“阴平阳秘，精神乃治”的防治理念。

（二）控制复发与转移

中医认为“正气存内，邪不可干”，肿瘤的复发转移本质上是“正虚邪恋”的结果。手术、放化疗后残留的微小肿瘤病灶属于“余毒未清”，加之治疗损伤气血，导致正气进一步亏虚，形成“正不抑邪”的状态。此时运用中医药扶正祛邪，既清除残余癌毒，又改善机体内环境，消除肿瘤再生土壤，从而降低复发与转移风险，形成“正胜邪退”的良性转归。

（三）协同放化疗，减毒增效

临床研究表明，中医药配合放化疗可显著减轻其毒副作用，并增强抗肿瘤效果。放化疗常导致消化功能紊乱，骨髓抑制及肝肾功能损伤等，迫使治疗中断或延期。西医多采用对症支持处理，而中医药则在整体调节基础上，通过健脾和胃、益气养血、滋补肝肾等方法，改善造血功能，促进食欲、恢复体力，保障治疗的连续性与耐受性。此外，部分中药还具有放射增敏与化疗增效作用，进一步提升综合疗效。

（四）整体调节与用药安全

中医药以辨证施治为核心，强调整体与个体化治疗，药性温和，作用持久，适合长期服用。在抑制肿瘤、改善症状的同时，兼顾机体功能状态恢复，具有不良反应少、治疗依从性好、经济负担轻等优势，尤其适用于高龄、体弱或晚期患者的长期维持治疗。

综上所述，中医药在肿瘤防治中具有多环节、多靶点的整合调节作用。其在预防肿瘤发生、控制复发转移、减轻放化疗毒性以及改善患者生活质量等方面均显示出独特价值。推动中西医有机结合，构建贯穿肿瘤全周期的防治体系，是实现“带瘤生存”与生活质量提升的重要路径。

二、中医药治疗肿瘤的特色和方法

（一）活血化瘀，抑制癌瘤增殖

肿瘤术后及放化疗后复发转移，常与微小癌栓随血行播散，着床生长相关。气滞血瘀证患者血液流变学异常，微循环障碍，血小板活化凝聚，为肿瘤细胞附着与逃逸免疫监视创造条件。活血化瘀类药物通过改善血流流滞状态、降低血液黏稠度、抑制血小板凝聚，破坏肿瘤着床微环境，从而抑制其增殖。常用药物包括三棱、莪术、丹参、三七、牛膝等。

（二）化痰祛浊，清除癌症巢穴

痰浊即使病理产物，亦为致病因素。如张景岳所言："痰在周身，致病莫测。"陈士铎所言："天下怪病，多生于痰。"痰浊与瘀血相互结合，就会形成大病。朱丹溪说："痰夹瘀血，遂成巢囊。"化痰祛浊类中药如天南星、半夏、山慈菇、贝母等，可清除痰浊结聚，瓦解肿瘤微结构，并具有一定直接抑制肿瘤细胞作用。

（三）软坚散结，破除肿瘤屏障

肿瘤增殖过程中形成物理与微环境屏障，阻碍药物渗透。软坚散结法可促使病灶核心软化消散，改善药物可及性。此类药物如海藻、牡蛎、夏枯草等，部分兼具直接抗肿瘤活性。

（四）虫药通络，搜邪攻毒

清代医家叶桂在《临证指南医案》中指出："初为气结在经，久则血伤入络。辄仗蠕动之物，松透病根。"癌毒属阴，一旦发病，血络先伤，从而引发血瘀、湿聚、痰凝、气滞、毒蕴等病理变化，相互交织形成恶变局部的邪气混杂之处，并且互为因果，形成恶性循环。叶桂还说："久病入络。"推崇仲景通络之法，"每取虫蚁迅速飞走诸灵，俾飞者升，走者降，血无凝着，气可宣通"，主张以虫类药"搜剔络中混处之邪"。全蝎、蜈蚣、土鳖虫、水蛭等虫类药性善走窜，可透达络脉，攻逐癌毒，兼具"以毒攻毒"之效，在破解癌毒深伏、痰瘀互结方面具有独特优势。

（五）清热解毒，诱导肿瘤逆转

清热解毒法属于祛邪范畴，其作用不仅限于抗炎抑菌，更可调节细胞分化，促进恶性表型逆转。现代研究显示，白花蛇舌草、半枝莲、夏枯草、蒲公英、马齿苋等药物可抑制肿瘤细胞增殖，并具有一定诱导再分化作用。

（六）收敛固涩，控制肿瘤扩散

肿瘤扩散与正气不固、摄纳失司密切相关。收敛固涩法通过益气固摄、收敛津气，调控肿瘤微环境，抑制浸润转移。常用药物包括白芍、五味子、龙骨、乌贼骨、牡蛎、海蛤壳等，配合黄芪、冬虫夏草、蛤蚧、山茱萸等扶正之品，共奏固摄防散之效。

（七）外敷拔毒，局部激活抗癌

中药外治通过经络感传与透皮吸收，使药物直达病所，发挥拔毒泄浊、散结止痛之功。临床观察表明，局部敷药可控制肿瘤生长，部分病例可见瘤体缩小。同时激活机体局部免疫应答，激发内在抗癌潜能。

（陈光伟　陈　勇）

第四章 临证经验

第一节 食管癌治疗经验

一、概述

食管恶性肿瘤多数起源于食管黏膜上皮组织，临床称为食管癌；起源于间叶组织者较为罕见，称为肉瘤。食管癌是全球范围内常见恶性肿瘤之一，在我国亦属于高发肿瘤，是导致癌症相关死亡的主要病种之一。

中医学将食管癌归属于“噎膈”范畴，亦称“膈噎”“噎塞”。其中，噎即噎塞，指吞咽时哽噎不顺；“膈”为格拒，指胸膈阻塞，饮食难下。如张璐《千金方衍义》所言：“噎之与膈，本同一气，膈证之始，靡不由噎而成。”《素问·阴阳别论》亦指出：“三阳结，谓之膈”，为本病的经典理论依据。

二、病因病机

根据《素问·通评虚实论》：“隔塞闭绝，上下不通，则暴忧之病也”、《济生方》：“饮食乖节”及《景岳全书》：“酒色过度”等论述，本病病因病机可归纳如下：

1. **情志内伤** 忧思伤脾，脾失健运则气结湿聚，凝而为痰；恼怒伤肝，肝失疏泄则气滞血瘀。痰瘀互结，阻滞食道，通降不利，日久津液枯竭，上下不得流通。

2. **饮食不节** 嗜酒过度或偏嗜辛辣燥热之品，易积热伤阴，津亏血燥，瘀热内停，阻于食管，发为噎膈。此外，饮食过热，进食过快，食物粗糙等不良习惯亦为重要诱因。

本病以气分郁结为先导，继则化火伤津，终致痰瘀互结，形成以“痰、瘀、郁、虚”为核心的核心病机。病位虽在食管，属胃气所主，然与肝、脾、肾功能密切相关。如《医宗必读·反胃噎塞》曰：“大抵气血亏损，复因悲思忧恚，则脾胃受伤，血液渐耗，郁气生痰，痰则塞而不通，气则上而不下，妨碍道路，饮食难进，噎塞所由成也。”强调正虚为发病之本，癌瘤实为全身病变的局部表现。

三、辨治要点

（一）病位辨析

食管癌好发于食管三个生理狭窄部位：上段（环状软骨后）、中段（支气管压迹处）及下段（食管-胃连接处）。临床以中下段居多，女性患者上段病变相对多见。明确病变部位有助于判断病情进展与预后。

（二）转移特点

食管癌以鳞状细胞癌为主，下段可发生腺癌。因其缺乏浆膜层，易直接浸润周围组织。淋巴转移为主要途径：上段多转移到颈部淋巴结链及锁骨上淋巴结；中段可转移到纵隔、肺门或膈下淋巴结引流区；下段常见膈下及腹腔淋巴结转移。血行转移较少，偶见肺转移、骨转移等。掌握转移规律对防治策略制定具有重要意义。

（三）虚实辨证

吞咽困难是本病的主症，一般呈渐进性加重。初期多以痰气交阻，虚实夹杂，尚可进食固体，在体为虚，其证为实；继则痰聚浊壅，食管梗阻加重，以仅能进食流质饮食；后期痰瘀互结，正气衰败，阴液枯竭，则流质亦难咽下，甚则汤水不入。

（四）痰瘀辨治

本病全程多见痰涎壅盛，痰凝程度与吞咽困难呈正相关。痰瘀互结、阻塞食管为核心病机，故化痰散结、行气化瘀成为缓解吞咽困难的关键治法。

四、治疗方略

（一）痰气交阻证

【证候】 吞咽困难，胸膈痞满，嗳气呃逆，呕吐痰涎，口干咽燥，舌质红，苔薄腻，脉弦滑。

【治法】 开郁化痰，降气润燥。

【方药】 消噎汤合旋覆代赭汤加减。

加减：若胸膈痞满较甚，加全瓜蒌、半夏、胆南星以宽胸化痰；口咽干燥甚者，加麦冬、天花粉、玄参以生津润燥；郁久化热，心中烦闷，大便干结者，加栀子、丹皮、生地黄以清热除烦，滋阴润燥。

（二）痰瘀互结证

【证候】 吞咽梗阻，饮食难下，或食入即吐，咳吐黏痰，胸膈疼痛，痛有定处，面色晦暗，肌肤甲错，大便干结，舌质紫黯，有瘀点或瘀斑，脉细涩。

【治法】 破结行瘀，滋阴养血。

【方药】 消噎汤合启膈散加减。

加减：瘀结较重者，加三棱、三七以增强破结行瘀之功；若胸膈痛甚者、加土鳖虫以搜络止痛；痰涎壅盛者，加半夏、胆南星以化痰降逆；阴伤口干、便结者，加沙参、麦冬、白芍、玄参以滋阴润燥；气虚乏力者，加党参、黄精以益气扶正。

（三）津亏热结证

【证候】 水饮可下，食物难进，吞咽困难伴痛，形体消瘦，皮肤枯燥，五心烦热，口苦咽干，大便干结，舌质红、干裂少津，脉细数。

【治法】 滋阴润燥，泄热散结。

【方药】 消噎汤合沙参麦冬汤加减。

加减：津亏重者，加生地黄、玄参、石斛以增液润燥；阴虚内热著者，加银柴胡、地骨皮以清虚热；肺胃热甚者，加栀子、黄连、黄芩以泻火存阴；肠燥便结者，加郁李仁、火麻仁润肠通便，热结甚者可酌加大黄；出血者，加生地榆、仙鹤草以凉血止血。

（四）脾肾阳虚证

【证候】 水饮不下，泛吐清涎，面色晄白，形重气短，面浮足肿，腹胀便溏，舌淡苔白，脉细弱。

【治法】 温补脾肾。

【方药】 消噎汤合右归丸加减。

加减：中气下陷者，合补中益气汤益气升阳；气血两虚者，合十全大补汤双补气血；呕吐频繁者，加竹茹、生姜以和胃止呕。

第二节　胃癌治疗经验

一、概述

胃癌是最常见的恶性肿瘤之一，是一种起源于胃黏膜上皮细胞的恶性肿瘤，常见症状包括上腹部不适、消化不良、体重减轻、厌食和呕血等。其发生与幽门螺杆菌感染、遗传因素、饮食习惯（如高盐、烟熏食物）及胃部慢性炎症相关。胃癌早期往往无明显症状，容易延误病情，错失治疗黄金期；中期主要临床特征为上腹痛、上腹包块、呕吐、便血、消瘦、贫血等；晚期腹膜及肝转移时可出现腹水，左锁骨上、腹膜后和腹腔淋巴结肿大。

中医古籍无胃癌的名称，根据其临床表现可归属于“膈证”“反胃”“癥积”等范畴。

二、病因病机

（一）饮食不当

饥饱失常，或劳倦过度，或忧愁思虑，或久病脾胃受伤，导致脾阳不足、中焦虚寒。如《素问·痹论》曰：“饮食自倍，肠胃乃伤。”《临证指南医案》曰：“夫反胃乃胃中无阳，不能容受食物，命门火衰，不能熏蒸脾土，以致饮食入胃，不能运化，而为朝食暮吐、暮食朝吐。”

（二）热结津伤

三阳热结，灼伤津液，水谷出入之道不得流通，胃脘干槁，故食下即吐而复出。《医宗金鉴》曰：“贲门干枯，则纳入水谷之道路狭隘……故魄门自应燥涩难行也。胸痛如刺，胃脘伤也。便如羊粪，津液枯也。吐沫呕血，血液不行，皆死证也。”

（三）气滞血瘀

情志不遂，肝气郁结，气滞血瘀，瘀血停着，胃脘疼痛胀满，或如针刺刀割。如《景岳全书发挥》曰：“膈者在胸膈胃口之间，或痰或瘀血或食积阻滞不通，食物入胃不得下达而呕出，渐至食下即吐而反胃矣。”

三、辨治思路

（一）辨病位

胃癌固然在胃，然而全胃生癌的概率不大，多独立发生于贲门胃底，或胃小弯、幽门、胃角、胃体等。中医证型验之临床，以肝气犯胃者居多。如胃脘胀痛，胸胁引痛，精神抑郁，喜太息及嗳气频作，性情急躁，脉象沉弦者，多以肝气郁结，横逆犯胃，即从肝胃进行辨证。

（二）辨卫气营血

胃癌应分辨在气在血，病位不同，深浅有异。一般病初在气，久病入血。在气以胀为主，或胀痛并作，或痛无定处，时痛时止，聚散无形。若久病入血伤络，则痛有定处，多呈刺痛，舌质紫黯，脉象沉弦。临床不但要辨清在气分，血分，还要辨其主次。辨清气血，分清主次轻重，便于用药。

（三）辨寒热错杂

胃癌其证为寒证者则疼痛拒按，喜暖则舒，遇寒则重，口不渴，苔白，脉象沉弦。属热证者则口干口苦，嘈杂反酸，舌红，苔黄。除此之外，临床中亦多见寒热错杂证候。上热下寒证：胃脘痞满，口干，口苦，大便稀溏，小便清长，四肢不温；上寒下热证：既有不思饮食，泛吐清水，痰涎较多，又有大便黏腻不爽，或时干时稀，小便短赤等，证中寒热互见。脉舌不相符者，多属寒热错杂证。当然还要仔细分辨孰轻孰重，以及兼湿、兼虚、兼气滞之情况。

（四）辨虚实夹杂

胃癌作痛，属实痛者痛而拒按，或按之痛剧，或食后痛甚，脉象沉实有力，病在初期。若胃痛绵绵，喜温喜按，痛而不胀，饥则易痛，脉象虚软，伴气短乏力懒言等，病多在中晚期而为虚痛。因胃癌由于瘤体浸润，在胃表现为实，在体表现为虚，往往伴随有不思饮食，神疲乏力，少气懒言，精神萎靡，为虚实错杂之象。

四、治疗方略

（一）肝气犯胃证

【证候】 胃脘胀满，时时隐痛，窜及两胁，呃逆嗳气，吞酸嘈杂，舌淡红或黯红，苔薄白或薄黄，脉沉或弦。

【治法】 疏肝理气，和胃降逆。

【方药】 扶正抗癌汤合柴胡疏肝散加减。

加减：胸闷苔腻恶心者，加藿香、砂仁；反酸者加乌贼骨、煅瓦楞子；胁痛甚或胃脘灼痛加金铃子、延胡索、木香、青皮。

（二）胃热伤阴证

【证候】 胃内灼热，口干欲饮，胃脘嘈杂，食后疼痛，大便干燥，食欲不振，舌红少苔或苔黄少津，脉弦数或细数。

【治法】 清热养阴，润燥和胃。

【方药】 扶正抗癌汤合清胃散加减。

加减：热毒内蕴加蒲公英、玄参、竹茹；热灼胃络出血加白及、仙鹤草、侧柏炭、生地榆。

（三）气滞血瘀证

【证候】 胃脘刺痛，心下痞硬，腹胀满不欲食，呕吐宿食或如赤豆汁，便血，肌肤甲错，舌质紫黯，脉沉细涩。

【治法】 活血化瘀，行气止痛。

【方药】 扶正抗癌汤合膈下逐瘀汤加减。

加减：腹中积块明显加三棱、土鳖虫；呕吐宿食加厚朴、竹茹、柿蒂、莱菔子、枳实；吐血、便血加白及、血余炭、仙鹤草、茜草。

（四）痰湿凝结证

【证候】 胸闷膈满，面黄虚胖，呕吐痰涎，腹胀便溏，舌淡红苔滑腻，脉滑。

【治法】 健脾燥湿，化痰散结。

【方药】 扶正抗癌汤合二陈汤加减。

加减：恶心欲呕者加代赭石、旋覆花、柿蒂；痰盛加白芥子、莱菔子；食滞加鸡内金、生山楂；气滞加厚朴、木香；内有郁热加黄芩、黄连、丹皮。

（五）脾胃虚寒证

【证候】 胃脘冷痛，喜温喜按，呕吐宿谷不化或泛吐清水，面色㿠白，肢冷神疲，便溏浮肿，苔白滑或白腐，脉沉无力。

【治法】 温中散寒，健脾和胃。

【方药】 扶正抗癌汤合附子理中汤加减。

加减：寒凝血瘀加桃仁、红花、干姜、桂枝；寒凝气滞加木香、乌药；水湿内停加泽泻、车前子。

（六）气血亏虚证

【证候】 全身乏力，心悸气短，头晕目眩，面色无华，脘腹肿块硬结，形体消瘦，虚烦不寐，自汗盗汗，舌淡苔白，脉细无力或虚大无力。

【治法】 补气养血，化瘀散结。

【方药】扶正抗癌汤合八珍汤加减。

加减：气滞加木香、郁金、大腹皮；贫血严重加丹参、阿胶。

第三节　原发性肝癌治疗经验

一、概述

原发性肝癌是指发生自肝细胞或肝内胆管细胞的恶性肿瘤。它区别于继发性肝癌（亦称转移性肝癌），是目前各种实体瘤中预后最差的恶性肿瘤，其自然生存期为2~6个月。原发性肝癌起病隐匿，早期缺乏典型症状，中晚期主要临床特征为肝区疼痛、肝大、黄疸、腹水、恶病质等，常可有多种并发症如出血、肝破裂、肝昏迷等，进展迅速，死亡率极高。

中医古代文献中无系统论述，但多种病症如“癥瘕”“积聚”“黄疸”“鼓胀”“胁痛”等都有类似于肝癌的描述，目前我们多以“肝积”称之。

二、病因病机

感受邪毒、肝气抑郁、饮食损伤是肝癌的主要病因，而正气亏虚、脏腑失调则是发病的内在条件。

（一）情志郁结

肝主疏泄，主藏血。《血证论》曰：“肝属木，木气冲和条达，不致遏郁，则血脉得畅。”若情志郁结，可使情志不得发泄而致肝气郁结，气滞则血瘀，瘀血内结，日久可变生积块。

（二）饮食不节

过食肥甘厚味，或饮酒无度，或饮食不洁（黄曲霉毒素、霉变食物、不洁之水）等，损伤脾胃，导致不能运化，水湿不运，则津液停聚，化湿生痰，若痰阻气滞，阻塞肝络，则可成肝积，湿浊内生，壅阻中焦，或日久化热，湿热蕴毒内结而发病。

（三）外邪侵袭

湿热、湿毒、疫疠（乙型、丙型肝炎病毒或肝寄生虫等）之邪侵袭人体，正虚不能祛邪外出，迁延留滞体内，气血运行受阻，湿热瘀毒结于肝内则成肝积。

（四）正气亏虚

禀赋薄弱，或后天失养，正气亏虚，不能抵御外邪侵袭；或他病日久，耗伤正气，致阴阳失调，气血运行不畅，复受外邪，邪毒留滞体内，瘀毒内结，而成肝积。故《医宗必读》曰："积之成也，正气不足，而后邪气踞之。"

三、辨治思路

（一）疏肝健脾应贯穿治疗始终

肝之成病，在其发展过程中，往往影响脾的功能，因肝主疏泄，性喜条达，肝郁而致脾之运化失司，故生湿聚痰，痰湿凝聚而导致气机不利，气行则血行，气滞则血瘀。临床常见到神疲乏力，纳差，腹胀，大便稀溏，舌淡，脉弦缓等脾胃虚弱之证，故健脾和胃成为肝癌治疗中的根本大法。《金匮要略》曰："见肝之病，知肝传脾，当先实脾。"这是我们治疗肝病应遵循的古训，验之临床，确系有效。

（二）调理气机是治疗的关键

肝主藏血，主疏泄，其疏泄功能有助于脾的运化，津液的输布。若肝气郁结则气机不畅，有碍于脾的运化，脾之不运化则水液不能正常输送，湿聚而为痰，痰郁而化热，热盛则生毒，热毒内结则病情日益恶化。痰毒内结，壅塞气机，气行则水行，气郁则水停。水液停留腹中则见腹块增大，腹部膨隆如鼓，胀满不适，纳呆不香，尿少而赤，舌红或紫黯，苔白厚或黄，脉弦涩或弦数，此时已到肝癌的中晚期，湿聚，水停，热壅，毒蕴，血瘀，治疗比较棘手，但不论辨证属哪型，均应考虑调理气机为主，因气行则水行湿化，气行则血行瘀化，要明察细辨，分清主次，妥当选药，方能奏效。

（三）谨防出血，慎重用药

晚期肝癌，机体功能显著衰弱，其病在肝，但波及脾、胃、胆、肾的功能，常出现虚中夹实、虚实夹杂的证候。由于本虚而标实，则肝脏体积明显增大，肝之包膜绷紧，引起胁下疼痛，加之肝癌多由乙肝转变而来，均有前期肝硬化，门静脉高压，脾大，静脉曲张的过程，亦是出血的主因。此时要以卧床为主，不便外出、颠簸，或有大幅度的动作，以免发生肝破裂及静脉破裂而引起大出血，同时在用药时，慎用破血逐瘀之品，以防诱发出血。

四、治疗方略

（一）脾虚肝郁证

【证候】 胁胀痛或胁下肿块，神疲乏力，形体消瘦，胸闷反酸，纳呆嗳气，腹胀腹泻，舌淡胖大，苔薄白，脉濡或弦。

【治法】 健脾化湿，疏肝活血。

【方药】 扶正抗癌汤合逍遥散加减。

加减：胁痛甚可加延胡索、香附、郁金、青皮；嗳气反酸加姜半夏、竹茹、生姜；胁下肿块坚硬加鳖甲、生牡蛎。

（二）气滞血瘀证

【证候】 胁下积块刺痛或胀痛，推之不移，拒按，甚或胁痛引背，入夜更甚，倦怠乏力，脘腹胀满，嗳气呕逆，纳呆食少，大便不调，或溏或结，舌质紫黯或有瘀斑，苔薄白或薄黄，脉弦、细或沉涩。

【治法】 疏肝理气，活血消积。

【方药】 扶正抗癌汤合膈下逐瘀汤加减。

加减：若疼痛较甚，加延胡索、徐长卿、郁金、乳香、没药；若气滞较甚，加木香、香附、青皮、枳壳，以助行气；腹胀甚加大腹皮、厚朴。

（三）湿热瘀毒证

【证候】 右胁下积块，胁肋刺痛，心烦易怒，身目俱黄如橘色，发热，口干口苦，食少厌油，恶心呕吐，腹部胀满，便秘溲赤，舌质红，苔黄腻，脉弦、滑或弦数。

【治法】 清热解毒，利湿退黄。

【方药】 扶正抗癌汤合茵陈蒿汤加减。

加减：腹胀如鼓、腹水足肿加猪苓、泽泻；恶心呕吐加姜半夏、竹茹、代赭石。

（四）肝肾阴虚证

【证候】 右胁下积块，胁肋隐痛，腹胀不适，纳差消瘦，神疲乏力，头晕肢软，耳鸣目眩，五心烦热，低热盗汗，恶心呕吐，甚则呕血、便血、皮下出血，小便短赤，舌红少苔，脉细数。

【治法】 滋阴柔肝，凉血软坚。

【方药】 扶正抗癌汤合一贯煎加减。

加减：吐血、便血者加仙鹤草、蒲黄炭、三七粉；神志异常者加石菖蒲、郁金；神错谵语、惊厥抽搐者可急用安宫牛黄丸、至宝丹。

（五）脾肾阳虚证

【证候】 神疲乏力，畏寒便溏，纳差，口不渴，右胁积块，胁肋隐痛，腹胀如鼓，腹水足肿，目黄，身黄，黄色晦暗，舌淡有齿印，苔白腻，脉濡缓或沉迟。

【治法】 健脾温肾，利水退黄。

【方药】 扶正抗癌汤合茵陈术附汤加减。

加减：如浮肿甚，加白茅根、泽泻；胁痛较剧，加郁金、川楝子；肿块巨大，加生牡蛎、鳖甲。

第四节　胆囊癌的治疗经验

一、概述

胆囊癌是指发生在胆囊部位的恶性肿瘤。它是胆道系统中较为常见的恶性肿瘤之一，恶性程度较高，在我国的发病率呈逐渐上升的趋势。我国的发病人群主要集中在中老年人群，女性患者略多于男性。

胆囊癌起病隐匿，早期通常没有明显的特异性症状，容易被忽视。当病情发展到中晚期，常见的临床特征包括右上腹疼痛、腹部肿块、黄疸、消瘦、乏力等。往往还会伴有多种并发症，如胆道感染、胆道梗阻、腹腔转移等，病情进展迅速，患者的生存预后较差。

在中医范畴，胆囊癌可归属于“胁痛”“黄疸”“积聚”等病症。

二、病因病机

（一）外邪侵袭

《灵枢·百病始生》有言：“夫百病之始生也，皆生于风雨寒暑，清湿喜怒。”外感湿热之邪，侵犯肝胆。湿热蕴结于肝胆，气血瘀滞不畅，久而久之，癌肿渐生。犹如夏日潮湿闷热，物品易发霉变质，湿热之邪在肝胆蕴积，渐生恶变。

（二）情志不舒

长期情志抑郁或恼怒，致肝气郁结。《素问·举痛论》曰：“怒则气上，喜则气缓，悲则气消，恐则气下……惊则气乱……思则气结。”肝胆疏泄失常，气血运行受阻，积久成癌。好比河道被堵塞，水流无法正常流动，长此以往，易生祸端。

（三）饮食失宜

饮食不节，嗜食肥甘厚腻、辛辣炙煿之品。《素问·痹论》有云：“饮食自倍，肠胃乃伤。”损伤脾胃，内生湿热，蕴结肝胆，化生癌毒。

饮食不规律导致胆囊结石、胆囊息肉、慢性胆囊炎等胆囊疾病的长期刺激，也会导致胆囊细胞的基因突变和异常增生，最终形成胆囊癌。

（四）久病体虚

久病或年老体衰，正气不足。经曰：“邪之所凑，其气必虚。”脏腑功能失调，气血亏虚，痰湿内生，瘀血凝滞，邪毒结聚于胆囊而成癌。如同房屋年久失修，各个部件皆出现问题，易引发重大损坏。

三、辨治思路

（一）辨黄疸之阴阳

黄疸是胆囊癌常见的症状之一，辨黄疸，必先辨其阴阳。

阳黄，多因湿热熏蒸所致。患者身目俱黄，其色鲜明如橘子色，伴有发热口渴、心中烦闷、恶心呕吐等症状。小便短少黄赤，大便秘结。察其舌苔，黄腻之象明显；诊其脉象，弦数有力。此乃湿热交蒸，脾胃被困，肝胆壅滞，致使胆汁外溢。正如《伤寒论》所云："伤寒七八日，身黄如橘子色，小便不利，腹微满者，茵陈蒿汤主之。"故治疗阳黄应以清热利湿、通腑泄热为要，可选用茵陈蒿汤加减。

阴黄，则由寒湿阻遏引发。黄疸色泽晦暗如烟熏，患者脘腹痞胀，神疲畏寒，肢冷乏力，且大便溏薄。舌淡苔腻，脉濡缓或沉迟。这是因为中阳不振，寒湿内生，脾阳受困，胆汁不循常道而外溢。正如《景岳全书》所言："阴黄证，则全非湿热，而总由气血之败，盖气不生血，所以血败，血不华色，所以色败。凡病黄疸而绝无阳证、阳脉者，便是阴黄。"对于阴黄的治疗，当以温中化湿、健脾和胃为宜，方用茵陈术附汤加减。

（二）从肝论治

胆囊癌的治疗，就脏腑辨证而言，须从肝论治。

肝主疏泄，调畅情志与气机。若情志不遂，肝气郁结，气机阻滞，可影响胆汁的正常排泄，进而为胆囊癌的发生埋下隐患，进一步发展为湿热蕴结、痰湿凝聚等证。正如《丹溪心法》所云："气血冲和，万病不生，一有怫郁，诸病生焉。故人身诸病，多生于郁。"此型胆囊癌的产生与肝失疏泄、气机不畅关系密切，治疗应以疏肝理气为主，恢复肝的疏泄功能，从而促进胆汁的正常排泄，达到治疗胆囊癌的目的。

再如，胆囊癌常见肝阴不足型。肝藏血，体阴而用阳。久病耗伤肝阴，或肝郁化火伤阴，可致肝阴不足。肝阴不足则不能滋养胆腑，影响胆汁的正常生成与排泄，进而促使胆囊癌的发生发展。正如《医宗必读》所云："东方之木，无虚不可补，补肾即所以补肝；北方之水，无实不可泻，泻肝即所以泻肾。"

（三）强调调理脾胃

脾胃为后天之本，气血生化之源。胆囊癌患者在患病过程中，脾胃功能往往受到影响。常见症状有食欲不振，胃脘胀满，恶心呕吐，大便溏薄等。辨证关键在于脾胃运化失常的表现。《素问·玉机真脏论》云："五脏者，皆禀气于胃，胃者，五脏之本也。"治疗过程中重视调理脾胃功能，促进气血化生。

四、治疗方略

（一）湿热蕴结证

【证候】 右上腹疼痛，可向右肩背部放射，发热，全身黄染，色如橘色，口苦咽干，恶心呕吐，纳呆，尿黄赤，大便干结，舌红，苔黄腻，脉弦滑数。

【治法】 清热利湿，利胆解毒。

【方药】 扶正抗癌汤合茵陈蒿汤加减。

加减：热毒甚者加金银花、连翘；黄疸重者加金钱草、虎杖；腹痛甚者加延胡索、川楝子。

（二）肝郁气滞证

【证候】 右上腹或胁肋胀痛，走窜不定，胸闷善太息，情志抑郁，纳差，舌苔薄白，脉弦。

【治法】 疏肝理气，利胆止痛。

【方药】 扶正抗癌汤合柴胡疏肝散加减。

加减：气郁化火者加牡丹皮、栀子；胁痛甚者加郁金、青皮；纳差者加神曲、麦芽。

（三）瘀血内阻证

【证候】 胁下刺痛，固定不移，夜间加重，面色晦暗，肌肤甲错，舌质紫黯或有瘀斑，脉涩。

【治法】 活血化瘀，软坚散结。

【方药】 扶正抗癌汤合失笑散加减。

加减：血瘀甚者加三棱、莪术；肿块坚硬者加鳖甲、牡蛎；疼痛甚者加乳香、没药。

（四）气血亏虚证

【证候】 形体消瘦，面色无华，神疲乏力，头晕目眩，心悸气短，自汗盗汗，舌淡，苔薄白，脉细弱。

【治法】 益气养血，扶正抗癌。

【方药】 扶正抗癌汤合归脾汤加减。

加减：血虚甚者加熟地、阿胶；气虚甚者加人参、黄芪；自汗盗汗者加浮小麦、麻黄根。

（五）肝肾阴虚证

【证候】 胁肋隐痛，腰膝酸软，头晕耳鸣，五心烦热，咽干口燥，舌红少苔，脉细数。

【治法】 滋补肝肾，养阴清热。

【方药】 扶正抗癌汤合一贯煎加减。

加减：阴虚火旺者加知母、黄柏；胁痛甚者加白芍、甘草；口干咽燥者加麦冬、沙参。

（六）脾肾阳虚证

【证候】 面色苍白，畏寒肢冷，神疲乏力，腹胀便溏，下肢浮肿，舌淡胖，苔白滑，脉沉细无力。

【治法】 温补脾肾，化气利水。

【方药】 扶正抗癌汤合真武汤加减。

加减：水肿甚者加猪苓、泽泻；阳虚甚者加肉桂、淫羊藿；腹胀甚者加厚朴、木香。

第五节　大肠癌治疗经验

一、概述

大肠癌包括结肠、直肠癌，是常见的恶性肿瘤。近年来，世界上多数国家大肠癌发病率呈上升趋势，可能与生活质量改善、饮食结构西化有关，我国大肠癌发病率上升趋势亦十分明显。

本病属中医“脏毒”“肠结”“锁肛痔”等范畴。中医文献中早有类似记载，如《外科大成》称：“锁肛痔，肛门内外如竹节锁紧，形如海蜇，里急后重，便粪细而带扁，时流臭水，此无治法。”《外科正宗·脏毒论》指出：“蕴毒结于脏腑，火热流注肛门，结而为肿，其患痛连小腹，肛门坠重，二便乖违，或泻或秘，肛门内蚀，串烂经络，污水流通大孔，无奈饮食不餐，作渴之甚，凡犯此未得见其有生。”

二、病因病机

大肠癌的形成多因正气内虚，复加饮食不节、情志不遂，使脾胃升降失调，气机不畅，痰浊内生，痰瘀交结，痹阻大肠，日久邪毒结聚而成瘤块。

（一）气机失调

在正常情况下，气在全身运行，无处不到。寒热温凉失调、情志抑郁，肝气郁结，以及痰饮、湿浊、瘀血、宿食等，均可影响气的正常运行，引起气机紊乱，气滞则血瘀，日久不解，瘀血长期蕴结不散，遂成肿块。

（二）饮食不节

醉饮无时，恣食肥腻，湿热毒邪内结，或久坐湿地，寒温失节，湿邪侵入肠道，停留滞久则化热、酿毒，湿毒凝聚肠道，热毒蕴结于脏腑，毒结日久不化而成肿块。

（三）正气虚弱

慢性肠道疾病，久治不愈，脾胃损伤，运化失司，肾亏正气虚弱，使火毒、湿邪、瘀血、气滞胶结不化，瘀血内阻，正虚又难以祛邪，久而久之胶结成肠道恶性肿瘤。

（四）多因夹杂

在临床上经常是几种因素相互交叉出现，相互联系，虚实夹杂。但其主要病机是湿热、火毒、瘀血为标，肺脾肝肾功能失调为本，二者互为因果，由虚而致积，因积而益虚，久则积渐大而体更虚，治疗难以速效。

三、辨治思路

（一）分清部位

大肠癌分左半结肠与右半结肠及直肠癌。发生癌症则要分清所在部位，对治疗将起到重要作用。左半结肠癌以大便习惯性改变为主，大便往往呈现稀便或便秘，或干稀交替出现，大便常带有黏液或脓血样便，稀水样便，次数较多；右半结肠癌则以腹痛，肿块，梗阻，贫血等为其特征，随着瘤体的增大或病情发展而呈不全梗阻及营养不良；直肠癌则为大便性状改变，脓血、黏液样便，次数增多或伴大便不尽，里急后重感。

（二）辨寒热虚实

大肠癌的生成是机体虚弱所导致，属本虚标实证。因脾主运化，使津液四布，供给机体营养，若脾失健运则湿浊内生，湿聚日久则化热，湿热下注大肠，损伤脉络而见大便为黏液脓血样便。随着病情发展，由于肠道气机阻滞则瘀毒内生，可见腹痛，脓血样便，次数增多，舌紫黯或有瘀斑，脉涩，中晚期则久病及脏，以虚为主。见形瘦，五心烦热，头晕目眩，口干，舌红少苔，脉细，为肝肾阴虚。若见面色苍白，肢冷，五更泄泻，舌淡体胖，脉迟弱，为脾肾阳虚。由于脓血便日久，瘤体发展，可见少气乏力，心悸不痳，面色苍白，舌质嫩，脉沉细，多为气血两虚证。辨清寒热虚实是指导临床用药，增强疗效的关键。

（三）辨粪便，谨慎用药

大肠属腑，与肺相表里，肾又司二便，因而辨证时应根据粪便性状选择用药。病之初，大便黏液脓血样，次数较多，以湿热下注为主，治疗以清除肠道污浊、瘀毒为主，往往选用白头翁、黄芩、黄连、黄柏、土茯苓、败酱草、秦皮、地榆、马齿苋之类。过早使用涩肠止泻类药物易关门留寇，使瘀毒壅结，大便次数和性状不但不能改善，反而加重。而到中晚期则黏液脓血样便减少，甚或兼有脾肾两虚之证，治以健脾补肾。若见五心烦热，口干渴，腰膝酸软则要滋补肾阴，选用青蒿、鳖甲、地骨皮、银柴胡、山药、熟地、山茱萸、女贞子等。若见四肢不温，大便溏稀，则以温补脾肾之阳，选用巴戟天、肉桂、干姜、吴茱萸之类，大便次数仍多者，可选用乌梅、五味子、五倍子、乌贼骨、补骨脂之类，方能收到理想效果。

四、治疗方略

（一）湿热下注

【证候】 腹泻，肛门灼热，里急后重，或黏液脓血便，烦热口渴，小便短黄，舌红，苔黄，脉滑数。

【治法】 清利湿热。

【方药】 扶正抗癌汤合葛根芩连汤或白头翁汤加减。

（二）脾虚湿毒证

【证候】 面色萎黄，食欲不振，体重减轻，腹痛或肛门酸痛，大便见脓血黏液，次数多，形细或扁，或里急后重，舌质淡，苔薄腻，脉滑数。

【治法】 健脾利湿解毒。

【方药】 扶正抗癌汤合参苓白术散加减。

（三）瘀毒内积证

【证候】 面色晦暗，腹胀腹痛，痛有定处，或向下放射，腹部可触及包块，大便困难，或下利紫黑脓血，大便细或扁，舌质紫或有瘀点，苔薄黄，脉弦或涩。

【治法】 化瘀攻积，解毒止痛。

【方药】 扶正抗癌汤合膈下逐瘀汤加减。

（四）肝肾阴虚证

【证候】 形体消瘦，五心烦热，头晕目眩，口苦咽干，腰酸腿软，便秘，舌质红少苔，脉细或细数。

【治法】 益肾柔肝，滋阴降火。

【方药】 扶正抗癌汤合知柏地黄汤加减。

加减：若虚热明显，加青蒿、鳖甲、地骨皮、白薇、银柴胡；兼有腹痛、腹内积块者，加鳖甲、乳香、没药、红藤、三棱等。

（五）脾肾阳虚证

【证候】 面色苍白，肢冷便溏，少气无力，腹痛，五更泻，舌淡胖苔白，脉细弱。

【治法】 温肾健脾，祛寒胜湿。

【方药】 扶正抗癌汤合四神丸加减。

加减：肾阳虚明显者，加淫羊藿、巴戟天、肉桂；大便无度者，加乌梅、五味子、五倍子、苦参。

（六）气血双亏证

【证候】 心悸气短，少气乏力，便溏，面色苍白，脱肛，四肢虚肿，形体消瘦，舌质淡或光嫩，苔白，脉沉细。

【治法】 补益气血。

【方药】 扶正抗癌汤合八珍汤加减。

第六节　肺癌治疗经验

一、概述

肺癌是中国乃至全球常见的恶性肿瘤之一，主要起源于支气管黏膜或肺泡上皮细胞病变，根据病理类型可分为小细胞肺癌和非小细胞肺癌两大类。其发病率和死亡率在我国许多地区仍然呈上升趋势，肺癌的发病率一般自40岁以后迅速上升，70岁达高峰，之后略有下降。

肺癌临床主要症状包括咳嗽（多为刺激性干咳）、咯血或痰中带血、胸背痛、胸闷气短，或发热等。早期患者多选择手术治疗，预后较好；中期可能需手术联合化疗等综合治疗；晚期多选择纯中医治疗。

肺癌类似于中医古典医籍中的“息贲”“肺痿”，亦可见于“咳嗽”“咳血”“胸痛”“痰饮”“短气”等描述中。

二、病因病机

（一）先天不足，正气亏损

包括先天禀赋和气血阴阳的盛衰。《景岳全书》中说：“故凡临证者，必须察父母先天之气……或以一强一弱而偏得一人之气者，是皆不可不察。”古代医家李中梓指出：“愚按积之成也，正气不足而后邪气踞之。”《杂病源流犀烛》指出：“邪积胸中，阻塞气道，气不宣通，为痰为食为血，皆得与正相搏，邪既胜，正不得而制之，遂结成形而有块。”若正气内虚或禀赋不足，则肺气亏虚，宣降失常，邪毒乘虚而入，肺气郁结，肺络不通，痰瘀互结而发病。

（二）邪气入侵，肺卫不固

包括秽浊邪毒侵袭。肺为娇脏，秽浊邪毒之气袭之，久之则肺损而为害。清代高秉均曾说：“癌瘤者，非阴阳之气所结肿，乃五脏瘀血浊气痰凝而成。”烟作为一种浊气，长期吸烟则灼伤肺金耗损正气，而易患肺疾，气机紊乱而血行郁滞，结而成积，或气郁化火蕴毒，炼液成痰，痰气交阻而成结块。

（三）饮食不节，饥饱失度

厚味偏嗜则伤及脾胃，脾胃伤则脾虚而土不生金，或脾虚而生湿聚痰，痰湿阻滞，伤及肺之宣发肃降或化火刑金，则祸及肺之气阴而发病。《诸病源候论》说："癥瘕者，皆由寒温不调，饮食不化，与脏气相搏结所生也。"劳逸调摄失度，起居无常，嗜烟好酒，劳心伤神，生活失其节度，则正气日损，而肺虚劳伤，则为肺癌的发病创造了条件。

上述诸邪多因素综合作用，则形成气（气滞）、血（血瘀）、痰（痰凝）、湿（湿聚）、火热（火热熏灼）、毒（毒踞）的胶结，成为肺癌发病的病理因素。

三、辨治思路

（一）辨病期

肺癌早期初发，大多以肺部症状而就诊，常见发热、咳嗽、胸闷、气短、痰中带血等症状，经胸片及 CT 便可作出初步诊断。而中晚期往往不以肺部症状而首发，而以转移灶或压迫放射症状为主证；有的患者尽管以肺部症状为主，而经检查后已发现不同程度的转移，亦属中晚期。所以在诊断时要全面考虑，详查细析。

（二）辨寒热虚实

肺癌在体为虚，在表为实，多以咳嗽、咳痰、痰中带血为多见。若咳嗽频作，咳痰清稀，四肢发凉，多为寒邪侵肺，肺失宣降而影响脾之运化，易导致肺脾气虚及痰气阻滞之证；若咳嗽痰稠，色黄不利，痰中带血，口燥咽干，多为毒热蕴结；若咳嗽，咳痰，同时胸痛而作，痛有定处不移，多为气滞血瘀。以上均表现为实，且虚中夹实。若咳痰量少，痰中带血，气短乏力，或咽干盗汗，舌红少苔，脉细数，多为气阴两虚，或肝肾阴亏，此时就要注意肺病可以涉心（反侮）及肾（母病及子），波及肝（金不制木），脾

(子盗母气),与五脏关系密切,应根据脏腑功能虚衰进行调治。因肺为气之主,肾为气之根,因而辨寒热虚实、脏腑亏虚亦是肺癌辨治的关键所在。

(三)以痰析证,辨证用药

咳痰是肺癌最常见之证,而痰量多,或清稀,色白多为肺脾两虚引起痰气阻滞证,治以化痰行气,宣肺止咳为法,用川贝、杏仁、桂枝、紫菀、款冬花之类;若咳痰量少,色黄而稠,不易咳出,为毒热壅肺证,治以清肺解毒,用川贝、杏仁、桂枝、黄芩、鱼腥草、丹皮、生石膏、生甘草之类;若无痰而咳,或少痰而嗽,口干咽燥,胸闷气短,为阴虚之证,常常有气阴两虚,或肺肾阴虚之证,治以润肺滋肾,药用百合、桂枝、川贝、杏仁、生地、玄参、麦冬、白芍、赤芍等,使母子同治,肺肾同补,以收良效。

四、治疗方略

(一)痰气阻滞证

【证候】 咳嗽阵作,咳而少痰或带血丝,胸闷或钝痛,咽干,舌红苔薄白或薄黄,脉细;或痰多(稀或黏稠,痰吐不爽),咽喉不利或有痰鸣,胸闷或钝痛,舌淡红苔白,脉滑。

【治法】 化痰行气,宣肺止咳。

【方药】 扶正抗癌汤合二陈汤加减。

加减:咳嗽显著者,加杏仁、川贝、知母、紫菀、款冬花;胸腹胀满者加苏子、炒莱菔子;咳血较多者,加仙鹤草、白及、棕榈炭;食欲不振者加焦三仙、鸡内金;若痰黄,咳痰不利者,加生黄芩、鱼腥草、蜂房、龙葵。

(二)气滞血瘀证

【证候】 胸闷痛或钝痛,咳嗽痰吐不爽或气短,舌黯苔白,脉弦或涩。

【治法】 理气化瘀,行血止痛。

【方药】 扶正抗癌汤合血府逐瘀汤加减。

加减:咳甚痰白清稀者加紫菀、款冬花;痰黄稠者加黄芩、鱼腥草、胆南星。

（三）气阴两虚证

【证候】 气短乏力，咳嗽声低，面色无华，胸闷自汗，口干不多饮，舌红，脉细弱。

【治法】 补益肺气。

【方药】 扶正抗癌汤合生脉散加减。

（四）肺肾阴虚证

【证候】 咳嗽少痰或痰中带血，口燥咽干，乏力盗汗，消瘦便干，舌红少苔，脉细；或兼腰膝酸软，潮热颧红，头晕目眩，舌红少苔，脉细或细数。

【治法】 润肺滋肾，育阴生津。

【方药】 扶正抗癌汤合百合固金汤加减。

加减：腰膝酸软、头晕目眩者加天冬、黄精、枸杞子、山茱萸以滋肾；心烦咽燥、颧红潮热者加知母、生地、丹皮、白薇、地骨皮以育阴清热；气短心悸者加西洋参、酸枣仁、柏子仁以益气养心；痰中带血者加白及、仙鹤草。

（五）毒热蕴结证

【证候】 发热不恶寒或微恶寒，咳嗽频作，痰黄或黏稠或痰中带血，胸痛乏力，口干渴，舌红苔薄黄或黄厚，脉数或滑数。

【治法】 清热解毒，调和营卫。

【方药】 扶正抗癌汤合黄连解毒汤加减。

加减：痰中带血者加侧柏叶、白及、仙鹤草；若低热缠绵，口燥咽干，咳嗽少痰，乏力，舌红少苔，脉细或细数者，加沙参、麦冬、天花粉、芦根。

（六）合并恶性胸腔积液

肺癌侵犯胸膜引起大量胸腔积液，多为较晚期之表现。常伴有胸闷、胸痛、气短、咳嗽，脉多弦或细，舌质多淡红，苔白滑。治疗可参考恶性胸腔积液治疗经验。

（七）合并上腔静脉综合征

上腔静脉综合征多由肿瘤压迫所致，预后较差，西医治疗主要是化疗和放疗，另有少部分患者可行手术治疗，但风险极高。如合并出现面颈与上胸部肿胀、颈静脉怒张、上肢水肿、呼吸困难、吞咽困难或声音嘶哑等症状，中医治疗多以软坚散结法合并攻逐水饮法，结合内病外治，中药外敷法进行治疗，在临床中均有一定疗效。

（八）肺癌骨转移

骨转移多为晚期表现，患者出现某处骨骼自发性疼痛及局限性疼痛，有时疼痛难忍。治疗上可选扶正抗癌汤加杜仲、金毛狗脊、补骨脂、骨碎补、延胡索、徐长卿、姜黄、全蝎、僵蚕等；外用可贴敷癌痛贴治疗。

第七节　宫颈癌的治疗经验

一、概述

宫颈癌是中国及全球女性中较为常见的妇科恶性肿瘤之一，主要发生在宫颈的上皮细胞，特别是宫颈阴道部或宫颈管内。根据组织学分类，宫颈癌主要包括鳞状细胞癌、腺癌和较少见的未分化癌。

宫颈癌的发展过程通常较长，从宫颈的癌前病变进展到浸润性癌可能需要数年至十年，这为疾病的预防提供了重要窗口期。因此，宫颈癌被视为一种可预防、可治疗的癌症，关键在于早期发现和干预。其临床特点是阴道不规则出血、阴道分泌物增多、疼痛等。

本病属中医妇科“崩漏”“带下”及“癥瘕”等范畴。

二、病因病机

（一）外邪侵袭

素体虚弱，感受外来寒湿之邪，脾阳不足，湿痰内阻，气血瘀滞，积块乃成。《灵枢·百病始生》说:“积之始生,得寒乃生。”西医学已经证实这种疾病的发病与人乳头状瘤病毒(HPV)感染密切相关,尤其是高危型HPV的持续感染,被认为是导致宫颈癌的主要原因。

(二)情志抑郁

脏腑失和,气机不畅,气滞血瘀,日积月累而成本病。因此而有“积之成也,或因暴怒喜悲思恐之气”的说法。

(三)饮食内伤

酒食不节,脾失健运,湿浊凝聚成痰,痰与气阻,血行不畅,脉络壅塞乃成此病。正如《卫生宝鉴》说:“凡人脾胃虚弱或饮食过度,或生冷过度不能克化,致成积聚结块。”

(四)多孕多产

孕次频繁,产次过多,房事不节,或人流引产使胞宫受损,气血亏耗,气行不畅,瘀血内停,是形成本病的主要原因。

三、辨治思路

(一)辨病期

本病辨治早期以肝郁气滞为多见,往往可见肝气郁结,情志不畅,病情变化多以情绪波动而轻重不一,中医则以疏肝理气,兼活血化瘀为治法,使气机畅,瘀血行。中期以健脾燥湿、祛瘀化痰为法治之,使脾气健运,湿去痰化、瘀散而病情得以控制。晚期患者机体气血亏耗,阴阳失衡,脏腑功能低下,并且病已由肝及脾伤肾,治当以滋补肝肾,调理脾胃为主,使肝气舒,脾运健,肾气固。

西医治疗在早期且解剖条件允许者可行宫颈锥切、全子宫/根治性子宫切除、盆腔淋巴结切除等,对晚期/复发/转移病例多选放疗加化疗放疗同步以及靶向与免疫治疗。

（二）辨虚实

病之初，邪实病浅，多本虚标实，虚中夹实。而发展到中晚期，且经过多种手段治疗使正气虚弱，气血亏损，脏腑功能低下，多以虚证为主，其治以扶正抗癌为其要法。

（三）辨寒热

此病寒热辨证当以带下及出血性质来判断。白带色白清稀，血色淡红而量中，并有四肢不温，腰背寒凉，大便稀溏，小便清长，舌淡，苔白，脉沉迟，为寒邪所致，治以温阳为先，同时给予抗癌。若白带色黄而稠，血色鲜红量多，兼有烦热口渴，便干，尿赤等症，多为热证，以清热解毒为其治法，同时予以抗癌。

（四）辨瘀毒

临床中往往见到赤白带下，兼有腹痛，痛有定处而不移，舌质紫黯有瘀斑，脉涩之证者，为气滞血瘀为患，治当以活血化瘀，扶正抗癌。若见赤黄带下，腹痛常作，兼烦热，口渴欲饮，舌红苔黄腻，脉滑数，此为热毒内蕴，治当以清热解毒，兼以抗癌。

四、治疗方略

（一）肝郁气滞证

【证候】 白带量多，偶带血丝，小腹胀痛，月经失调，情志郁闷，心烦易怒，胸胁胀闷不适，舌苔薄白，脉弦。

【治法】 疏肝解郁。

【方药】 扶正抗癌汤合逍遥散加减。

加减：气郁甚者加佛手、香附、郁金；肝郁化火，潮热颧红，加丹皮、栀子；血虚甚者加鸡血藤、何首乌；少腹胀或痛甚者加川楝子、延胡索、青皮；纳少腹胀者加炒麦芽、鸡内金、莱菔子、槟榔。

（二）湿热瘀毒证

【证候】 白带量多，色如米泔或浊黄，气味秽臭，下腹、腰骶酸胀疼痛，伴口干、口苦，大便秘结，小便黄赤，舌质红，苔黄或腻，脉滑数。

【治法】 清热解毒，活血化瘀。

【方药】 扶正抗癌汤合八正散加减。

加减：热毒甚者加蒲公英；口渴思饮者加天花粉、石斛；心烦难寐者加黄连、茯神；腰酸痛者加桑寄生、杜仲；小腹痛甚者加赤芍、乌药；阴道流血者加仙鹤草、茜草、白及。

（三）肝肾阴虚证

【证候】 白带量多，色黄或杂色，有腥臭味，阴道时呈不规则出血，头晕耳鸣，手足心热，颧红盗汗，腰背酸痛，下肢酸软无力，大便秘结，小便涩痛，舌质红绛苔少，脉细数。

【治法】 滋养肝肾。

【方药】 扶正抗癌汤合知柏地黄丸加减。

加减：下焦热毒甚者加半枝莲、白花蛇舌草；出血量多者加白茅根、茜草、仙鹤草；阴虚目糊干涩者加枸杞子、菊花；大便秘结者加火麻仁、郁李仁；少腹痛者加鳖甲、乳香、没药。

（四）脾肾阳虚证

【证候】 白带量多，带下伴有腥臭味，崩中漏下，精神疲惫，颜目浮肿，腰酸背痛，四肢不温，纳少乏味，大便溏薄，小便清长，舌淡胖，苔薄白，脉沉细无力。

【治法】 温肾健脾。

【方药】 扶正抗癌汤合桂附八味丸加减。

加减：崩漏不止者加血余炭、大蓟、小蓟；肾虚夜尿次数多者加补骨脂、益智仁、乌贼骨；泄泻不止者加乌梅、五倍子、苦参；腰酸冷痛者加杜仲、续断、狗脊、肉桂。

（五）心脾两虚证

【证候】阴道出血淋漓不尽，白带量多，质稀色白，心悸怔忡，气短无力，纳呆少食，失眠多梦，舌质淡，苔薄白，有齿痕，脉沉细。

【治法】补益心脾。

【方药】扶正抗癌汤合归脾汤加减。

（六）中气下陷证

【证候】赤白带下，肛门阴道少腹下坠，腰酸困，纳少神疲，二便不利，舌质淡红，苔薄白，脉沉细无力。

【治法】补中益气。

【方药】扶正抗癌汤合补中益气汤加减。

第八节　卵巢癌的治疗经验

一、概述

卵巢癌是女性生殖系统中常见的恶性肿瘤之一，其发病部位位于卵巢。在我国，卵巢癌年发病率居女性生殖系统肿瘤第 3 位（位于宫颈癌与子宫体癌之后），总体呈逐年上升趋势；病死率居女性生殖道恶性肿瘤首位，其中上皮性癌约占 80%、恶性生殖细胞肿瘤约占 10%、性索 - 间质肿瘤约占 5%。卵巢深居盆腔，早期常缺乏特异性症状；出现症状就医时，约 70% 患者已属晚期，这使得卵巢癌的治疗具有一定的挑战性。其临床症状可能表现为腹部肿块、腹胀、腹痛、阴道不规则出血等。

本病在中医妇科范畴中，可归属于“癥瘕”“积聚”等病症。

二、病因病机

（一）外邪侵袭

正气不足，易受外界寒湿之邪入侵。寒湿之邪具有凝滞、收引的特性，会致使气血运行不畅，痰湿凝滞，积而成块。如《金匮要略·水气病脉证并治》所云："血不利则为水。"气血不畅则水湿停聚，渐成卵巢癌之隐患。

（二）情志失调

长期的情绪压抑、焦虑或暴怒，导致脏腑气机紊乱。《素问·本病论》记载："人忧愁思虑即伤心，又或遇少阴司天，天数不及，太阴作接间至，即谓天虚也，此即人气天气同虚也。"情志不舒，气行不畅则血行瘀滞，尤其在女子，易累及胞宫。气血瘀滞于卵巢，渐成卵巢癌。就像《傅青主女科》所讲："夫肝属木，其中有火，舒则通畅，郁则不扬。"长期不良情绪致使肝郁气滞，增加了卵巢癌发生的风险。

（三）饮食不节

饮食无规律，嗜食肥甘厚味或生冷食物，损伤脾胃。《素问·痹论》曰："饮食自倍，肠胃乃伤。"脾胃失健运，湿浊内生，聚而成痰，阻碍气血运行，形成肿块。正如《医宗必读》所论："脾土虚湿，清者难升，浊者难降，留中滞膈，郁而成痰。"痰湿内阻于卵巢，久而致病。

（四）房劳多产

性生活不节制，多次生育或流产，损伤肾气和冲任二脉。《景岳全书·妇人规》云："妇人因情欲房室，以致经脉不调者，其病皆在肾经。"气血亏虚，瘀血内阻，诱发本病。好比《女科要略》所言："妇人经水不调，多因房室劳伤，忧思过度，损其冲任也。"多次生育或流产致使肾气亏损，冲任失调，气血瘀滞于卵巢，为卵巢癌的发生埋下祸根。

三、辨治思路

（一）辨病期

早期卵巢癌多以气滞血瘀为主，可行手术治疗，术后需要及时进行中医调理。中期发生转移者，可考虑手术结合化疗，部分患者化疗不敏感，则以中医治疗为主。晚期多已扩散转移，宜采用综合治疗，中医以扶正补虚、调理气血为主。

（二）防复发、抗转移

卵巢癌复发率高，主要与早期诊断受限、病理类型与分级、肿瘤扩散转移情况相关。其早期症状隐匿，确诊多中晚期，错过最佳治疗时机；浆液性癌等高度恶性病理类型预后差、易复发；广泛腹腔、淋巴结及远处转移时，治疗难度大、预后难控。基于此，防治需强化“防复发 - 抗转移”，贯穿“治未病”理念，降低复发风险、改善预后。

（三）辨虚实

病初以实证或虚实夹杂为主，后期因疾病消耗和治疗影响，多以虚证为主，治疗重在扶正祛邪。

（四）辨寒热

根据带下的性质、出血情况及全身症状判断寒热。带下清稀、出血色淡、肢冷畏寒为寒证；带下黄稠、出血鲜红、烦热口渴为热证。

（五）辨瘀毒

出现下腹刺痛、固定不移、舌有瘀斑等为瘀证；带下秽臭、烦热口渴、舌红苔黄为毒证。

四、治疗方略

（一）气滞血瘀证

【证候】 腹部肿块，按之坚硬，胀痛不适，月经不调，经行腹痛，经血量少色黯有块，情志抑郁，胸胁胀满，舌苔薄白，脉弦涩。

【治法】 行气活血，化瘀消癥。

【方药】 扶正抗癌汤合膈下逐瘀汤加减。

加减：气郁甚者加青皮、郁金；血瘀重者加三棱、莪术；腹痛甚者加延胡索、川楝子；肿块坚硬者加鳖甲、牡蛎。

（二）痰湿凝滞证

【证候】 腹部肿块，按之不坚，推之可移，带下量多，质黏稠，胸脘痞闷，身困肢重，舌苔白腻，脉滑。

【治法】 化痰除湿，软坚散结。

【方药】 扶正抗癌汤合二陈汤加减。

加减：痰湿重者加薏苡仁、泽泻；肿块较大者加海藻、昆布；胸闷呕恶者加姜半夏、竹茹。

（三）热毒炽盛证

【证候】 腹部肿块迅速增大，疼痛拒按，带下色黄或赤白相杂，气味秽臭，发热口渴，大便秘结，小便短赤，舌红，苔黄腻，脉弦数。

【治法】 清热解毒，凉血散结。

【方药】 扶正抗癌汤合黄连解毒汤加减。

加减：热毒甚者加黄芩、黄柏；口渴甚者加天花粉、知母；大便秘结者加大黄、芒硝。

（四）气血两虚证

【证候】 腹部肿块日久，日渐消瘦，面色无华，神疲乏力，头晕心悸，气短懒言，纳呆少食，舌质淡，苔薄白，脉细弱。

【治法】 益气养血，扶正抗癌。

【方药】 扶正抗癌汤合八珍汤加减。

加减：血虚甚者加阿胶、熟地；气虚甚者加黄芪、人参；纳差者加神曲、砂仁。

（五）肝肾阴虚证

【证候】 腹部肿块，阴道不规则出血，腰膝酸软，头晕耳鸣，手足心热，咽干口燥，舌红少苔，脉细数。

【治法】 滋补肝肾，软坚散结。

【方药】 扶正抗癌汤合六味地黄丸加减。

加减：阴虚火旺者加知母、黄柏；出血多者加仙鹤草、地榆炭；腰膝酸软甚者加杜仲、牛膝。

（六）脾肾阳虚证

【证候】 腹部肿块，形寒肢冷，面色苍白，神疲乏力，腰膝酸软，带下量多，质稀如水，大便溏薄，小便清长，舌淡胖，苔薄白，脉沉细无力。

【治法】 温补脾肾，利水消肿。

【方药】 扶正抗癌汤合真武汤加减。

加减：水肿甚者加猪苓、泽泻；阳虚甚者加淫羊藿、巴戟天；腹痛甚者加肉桂、小茴香。

第九节　乳腺癌治疗经验

一、概述

乳腺癌是起源于乳腺上皮细胞的恶性肿瘤，女性高发（占 99% 以上），男性少见（约占 1%），常被称为“粉红杀手”。在女性恶性肿瘤中发病率位居首位，全球数据显示，2018 年乳腺癌占女性癌症发病的 24.2%，其中 52.9% 发生在发展中国家。我国发病呈持续上升趋势，年新发约 30 万例，东部沿海及大城市上升更明显；发病年龄自 20 岁后逐渐升高，45 ~ 50 岁达高值。

病因未明，属多因素、多阶段疾病。与发病密切相关的高危因素包括：长期雌激素 / 孕激素暴露（如月经初潮＜12 岁、绝经＞55 岁、不孕、初产＞30 岁、哺乳时间短、绝经后雌激素替代治疗）；一级亲属患乳腺癌者风险约为普通人群的 2 ~ 3 倍；儿童期胸部放射线照射；营养过剩、肥胖、高脂饮食、饮酒等。

乳腺癌的早期症状可能包括无痛性乳房肿块、皮肤改变（如橘皮样外观）、乳头溢液、乳头回缩、同侧腋窝淋巴结肿大等。预防上，应避免不健康的生活方式，坚持低脂饮食，限制酒精摄入，保证充足睡眠，减少夜间光照暴露，并定期进行乳房自检及专业医疗检查。

乳腺癌属中医“乳岩”范畴，中医文献中的“石痈”也包括乳腺癌。

二、病因病机

（一）外邪侵袭

《诸病源候论》卷四十：“石痈之状，微强不甚大，不赤，微痛热，热自歇，是足阳明之脉，有下于乳者，其经虚，为风寒气客之，则血涩结成痈肿；而寒多热少者，则无大热，但结核如石，谓之乳石痈。”卷三十二：“石痈者，亦是寒气克于肌肉，折于血气，结聚所成。其肿结确实，至牢有根，核皮相亲，不甚热，微痛，热时自歇。此寒多热少，坚如石，故谓之石痈也。”外邪乘虚入内，结聚于乳络，阻塞经络，气血运行不畅，津液输布受阻，致瘀血内停，痰浊内生，日久生毒，终致瘀血、痰浊、邪毒相搏而成乳腺癌。

（二）情志内伤

肝主疏泄，调畅气机，七情失调，郁怒伤肝，则肝失疏泄，气机郁滞；气能行血、气能行津，气机郁滞会导致血行不畅而血瘀，即气滞血瘀，血瘀进而导致瘀血病理产物形成；气机郁滞还会导致气滞津停为痰，形成气滞、瘀血、痰浊相互搏结于乳络日久蕴毒的病理状态。思则气结，忧思伤脾，使脾气郁结，不能正常运化水液，水液内停形成痰浊，痰浊又可阻滞气的流通而形成气滞，影响血的运行而形成血瘀，血瘀进而导致瘀血产生，日久亦会形成气滞、瘀血、痰浊交阻于乳络进而生毒的病理状态。《外科正宗》曰：“忧郁伤肝，思虑伤脾，积想在心，所愿不得志者，致经络痞涩，聚结成核，初如豆大，渐若棋子，半年一年，二载三载，不疼不痒，渐渐而大，始生疼痛，痛则无解，日后肿如堆栗，或如覆碗，紫色气秽，渐渐溃烂，深者如岩穴，凸者若泛莲，疼痛连心，出血则臭，其时五脏俱衰，四大不救，名曰乳岩。”

（三）饮食失宜

经常过食肥甘厚味，加重脾胃运化负担，酿生痰浊，痰浊阻滞经络，影响气的流通而致气滞，影响血液运行而致血瘀，进而导致瘀血形成，痰浊、气滞、瘀血、相互搏结于乳络，日久产生邪毒而成本病。

（四）热毒蕴结

足阳明胃经过乳房，乳头属足厥阴肝经，因此肝气郁结，日久化火生毒，或嗜食辛辣肥甘厚味之品酿生胃肠热毒，均可使热毒壅盛搏结于乳而发病。

（五）阴寒内盛

阴寒内盛、阳气虚衰，寒凝血瘀，气机失调可引发乳岩。正如《疮疡经验全书》所云："乳岩乃阴极阳衰，血无阳安能散，致血渗于心经，即生此疾。"

（六）冲任失和

冲任二脉皆起于胞中，其功能与经孕产乳有关。冲任失调一者可致津血不足、肝失濡养，脾胃受损、痰浊内生，气滞痰凝；再者可致气血运行失常，气滞血瘀阻于乳络，日久成岩。

（七）脏腑失调

《诸病源候论》曰："积聚者，由阴阳不和，脏腑虚弱，受于风邪，搏于脏腑之气所为也。"脏腑亏损，功能失调，气血运行失常，或先天不足，脏腑虚损，均是导致癌瘤发生的重要因素。

总之，乳腺癌病位在乳腺，其发病与肝、脾、肾等脏腑功能失常，气血不足、冲任失调，气、血、津液运行受阻有关，其病机可概括为正虚邪实，在正气虚弱（气、血、阴、阳虚衰）和各种致病因素长期作用下，可致气滞、血瘀、痰浊、蕴毒搏结，病发于乳，形成乳腺癌。

三、辨治思路

（一）辨病期

乳腺癌其病在乳房体表，而早、中期以手术治疗为主，晚期因广泛浸润转移而不宜行手术治疗。本病初起，多以肝气郁结，热毒继结为主，当以疏肝理气，清热解毒，化瘀消肿，对于早期肿块未溃者，可配合外用贴剂治疗；疾病日久，气滞，痰凝导致痰瘀互结，当以化痰活血，软坚散结为主；病至后期，邪实正虚，以正虚为主，多见冲任不调，气血阴阳俱虚之证，当以调理冲任，补气养血治疗为主。

（二）辨气血

乳腺癌其病因多以肝气郁结而使气滞血瘀，化火生毒，与痰湿凝聚结于乳房而发病，治疗上当以疏肝理气为先，再配合以活血化瘀、软坚散结为治疗大法。

（三）明虚实

乳腺癌早期以本虚标实为主，中晚期是因病再致虚，则以虚为主，并且与肾、冲任二脉有关，冲任不调是导致本病的要因之一。治疗中当以扶正为主，兼顾祛邪，切不可一味地扶正，而导致邪气滞留体内，同时亦不可单纯祛邪，忽略扶正，导致机体虚衰，免疫力低下。

（四）防复发、抗转移

乳腺癌术后复发率较高，因其浸润方式与转移途径特殊，因此，及早重视复发与转移亦是治疗本病的有效方法之一。

四、治疗方略

（一）肝气郁结证

【证候】 早期乳腺癌或术后者，病灶肿块胀痛或健侧乳房肿痛，经期紊乱或经期乳房胀痛，情绪抑郁或急躁，胸闷太息，胁肋胀痛，遇精神刺激则症状加重，苔薄白，脉弦有力。

【治法】 疏肝解郁，化痰散结。

【方药】 消结止痛汤合柴胡疏肝散加减。

（二）热毒蕴结证

【证候】中晚期乳腺癌、复发转移性乳腺癌、放化疗者，乳房肿块、疼痛、红肿，甚则破溃翻花，血水外渗恶臭，溃难收口，或发热，小便黄赤，大便秘结，舌红或黯红，苔黄腻，脉滑数。

【治法】清热解毒，化瘀消肿。

【方药】消结止痛汤合黄连解毒汤加减。

（三）痰瘀互结证

【证候】乳房肿块，质硬或痛，皮色晦暗或紫，时而有痰，肢体酸沉，口唇爪甲紫黯，痛经或闭经、经色黯或有血块，舌淡黯或紫、有瘀点瘀斑，苔白滑或白腻，脉弦、滑或细涩。

【治法】化痰活血，软坚散结。

【方药】消结止痛汤合血府逐瘀汤加减。

（四）冲任不调证

【证候】乳房肿块胀痛，腰膝酸软，月经不调，烦劳体倦，五心烦热，头晕耳鸣健忘，口干咽燥，舌质红苔少，脉细或细数无力。

【治法】补益肝肾，调理冲任。

【方药】消结止痛汤加减。

加减：失眠者，加酸枣仁、柏子仁、夜交藤养心安神；盗汗者，加煅牡蛎、麻黄根、浮小麦收敛止汗。

（五）气血两虚证

【证候】头晕目眩，面色㿠白，神疲乏力，气短懒言，或肿块溃烂、血水淋漓，舌质淡或淡胖，苔白，脉虚弱。

【治法】益气养血，解毒散结。

【方药】扶正抗癌汤合十全大补汤加减。

加减：若气虚卫表不固，自汗、易感冒，宜重用黄芪，加麻黄根、浮小麦益气固表敛汗；脾虚湿盛泄泻或便溏者，加薏苡仁、炒扁豆健脾祛湿。

（六）气阴两虚证

【证候】 乳房肿块，质硬，伴食欲不振，少气懒言，头晕目眩，疲倦乏力，口咽干燥，五心烦热，潮热，盗汗，舌质淡或红，苔薄或少苔，脉弱或细数。

【治则】 益气养阴，解毒散结。

【方药】 扶正抗癌汤合沙参麦冬汤加减。

加减：潮热甚者，加秦艽、银柴胡、白薇清退虚热；自汗多者，加浮小麦、煅牡蛎、麻黄根固表敛汗。

第十节　甲状腺癌治疗经验

一、概述

甲状腺癌是发生于甲状腺滤泡上皮、滤泡细胞及甲状腺间质的恶性肿瘤的总称，以女性多见，发病率呈逐年增加的趋势。甲状腺癌的患病年龄不同于一般癌病，从儿童到老年人都可发病。

甲状腺癌属于中医学“瘿瘤”的范畴，与石瘿相似。历代中医名家已发现该病的发生与地区环境密切相关，并提出石瘿、气瘿、劳瘿、土瘿、忧瘿的五瘿分类。

二、病因病机

甲状腺癌病因病机多为情志抑郁，肝气郁结，痰湿瘀血凝滞。

（一）情志抑郁

情志不和则伤肝，肝气郁结，脏腑失和，气机不畅。气行则血行，气滞则血瘀，气血凝滞则成本病。

（二）饮食内伤

酒食不节，损伤脾胃，脾失健运，湿浊凝聚而成痰，痰与气阻，血行不畅，脉络壅塞，结于颈部而为此病。

三、辨治思路

（一）调畅气机为治疗之本

正如《诸病源候论·瘿候》曰："瘿者，由忧恚气结所生。"《圣济总录》又云："（瘿病）妇女多有之，缘忧恚有甚于男子也。"中医认为情志抑郁是导致本病发生的主要因素，情志内伤致肝郁气滞，因肝主疏泄，脾主运化，其功能失调而导致痰浊内生，进而气郁痰浊积久瘀滞而成毒，故气滞、痰浊、瘀毒等痼结于颈而成本病。

（二）治疗重在化痰散结

长期忿郁恼怒或忧思郁虑，致肝气郁结，气滞血瘀，肝旺侮土，脾失健运，湿痰内生，气滞血瘀与湿痰互结于颈部而成瘿瘤。因此本病治疗中应重点调畅肝脏气机，使肝气得舒，同时兼顾化痰，活血祛瘀。甲状腺癌早期多以气滞痰凝、瘀血内阻、毒热蕴结为主，但病久则耗伤气血，阴精受损，病常由实转虚，其中尤以气阴两虚证多见，晚期则耗伤气血而表现为气血亏虚，以致成为虚中有实、实中有虚之虚实夹杂证。多以心肾阴虚和肝肾阴虚为主，治疗中应结合患者的体质、疾病的早晚、病程的长短等因素综合考虑，综合用药治疗。本病病位虽在甲状腺，但与脾、肝、肾关系密切。病属虚实夹杂，早、中期皆以局部邪实表现为主，病久可由实转虚，晚期以全身虚损为主。治疗过程中多以扶正为主，局部抗癌为辅，使患者气血阴阳调和，治疗中最为重要的是调畅气机，化痰燥湿，软坚散结，此乃治疗本病的关键所在。

四、治疗方略

（一）痰凝气滞

【证候】 颈前瘿肿，质柔如胶，光滑圆润，随吞咽上下，胸闷胁胀，喜太息，病情的波动与情绪有关，舌质淡红，舌苔薄白或白腻，脉弦、滑。

【治法】 理气化痰，软坚散结。

【方药】扶正抗癌汤合消瘿汤加减。

加减：胸闷不舒加全瓜蒌、柴胡、香附；女性月经不调加当归、益母草；吞咽不利，纳差者加生山楂、炒麦芽。

（二）气滞血瘀证

【证候】颈前肿物坚硬如石，固定不移，胸闷气憋，呼吸、吞咽困难，颈部刺痛，入夜尤甚，舌质紫黯或有瘀斑，苔薄白，脉弦、涩。

【治法】理气化痰，祛瘀散结。

【方药】扶正抗癌汤合海藻玉壶汤加减。

加减：包块坚硬者，加用夏枯草、黄药子、三棱、穿山甲；气郁化火，症见心烦易怒、口干口苦者，加牡丹皮、山栀子、黄药子；瘀血不去，新血不生而致血虚，症见头晕目眩者，加鸡血藤、枸杞子、龙眼肉。

（三）毒热蕴结证

【证候】颈部肿块凹凸不平，发展迅速，灼热作痛，连及头颈，声音嘶哑，呼吸、吞咽不适，咳吐黄痰，大便干结，小便短赤，舌质绛，苔黄燥，脉弦数或滑数。

【治法】清热解毒，软坚散结。

【方药】扶正抗癌汤合黄连解毒汤加减。

加减：毒热炽盛，大便干结不通者，加白花蛇舌草、半枝莲、玄参、火麻仁、郁李仁、芒硝、生大黄；火毒伤阴，口干多饮、小便短赤者，加石斛、沙参、麦冬。

（四）心肾阴虚证

【证候】颈部肿块，伴有局部疼痛，心悸气短，全身乏力，自汗盗汗，精神萎靡，心烦不寐，腰膝酸软，舌质黯淡，苔薄，脉沉细。

【治法】养心益肾，化痰散结。

【方药】扶正抗癌汤合生脉散加减。

加减：气短、自汗者，加用煅牡蛎、麦冬、五味子；阴虚明显，口干口渴、苔少者，加玉竹、石斛、天花粉、芦根；疼痛剧烈者，加延胡索、青皮。

（五）肝肾阴虚证

【证候】颈部肿块坚硬，痛甚，形体消瘦，面色黧黑，头晕目眩，腰酸腿困，小便短赤，舌质红绛少津，脉细数。

【治法】滋养肝肾，软坚散结。

【方药】扶正抗癌汤合一贯煎加减。

加减：内热口干，舌绛少津者，加玄参、石斛、天花粉；若兼有潮热者，加银柴胡、地骨皮；若小便短少者，加猪苓、泽泻、淡竹叶。

（六）脾肾阳虚证

【证候】颈部肿块坚硬疼痛，脘闷纳呆，神疲怯寒，肢冷或下肢浮肿，小便短少，面色㿠白，舌质淡紫苔白，脉沉细或弱。

【治法】健脾温肾，软坚散结。

【方药】扶正抗癌汤合右归饮加减。

加减：形寒肢冷者，加用干姜、附子、肉桂；若阳虚水肿盛者，加白茅根、猪苓。

第十一节　肾癌的治疗经验

一、概述

肾癌占成人恶性肿瘤的3%～5%、肾恶性肿瘤的85%。引起肾癌的病因至今尚未明确，其发病与吸烟、肥胖、高血压、遗传因素有关。肾癌高发年龄为50～70岁。

肾癌发病较为隐匿，早期通常没有典型的特异性症状，容易被漏诊或误诊。当病情进展到中晚期，常见的临床表现包括腰痛、腹部肿块、血尿、消瘦、发热等。往往还会伴有多种并发症，如肾静脉血栓、肾积水、肺转移等，病情发展较快，患者的生存预后较差。

在中医范畴，肾癌可归属于“尿血”“腰痛”“癥瘕”等病症。

二、病因病机

（一）正气不足

人体正气亏虚是肾癌发病的内在根本。先天禀赋薄弱，元气匮乏，难以抵御外邪侵袭。后天若饮食无度，损伤脾胃，致气血化生乏源；或劳倦过极，耗损气血；或情志不舒，肝郁犯脾，碍脾胃运化；或久病缠绵，正气渐亏。正气虚则无力抗邪，邪气乘虚内侵，蕴结于肾，渐积日久，终致肾癌。例如，长期熬夜、过度操劳之人，易伤脾肾之气，致正气虚弱，邪毒遂能侵袭肾脏，诚如《素问·通评虚实论》所曰："精气夺则虚。"

（二）外邪侵袭

风、寒、暑、湿、燥、火等六淫之邪，或疠气侵袭人体。邪气入里，羁留不去，阻碍气血运行。寒湿之邪，易损肾阳；热毒之邪，易灼肾阴。久则化热成毒，热毒蕴结于肾，发为肾癌。

（三）房劳过度

《素问·痿论》曰："入房太甚，宗筋弛纵，发为筋痿，及为白淫。"过度的房事活动，损耗肾中精气。肾为封藏之本，主藏精，肾精亏虚，正气不足，邪毒易侵，从而引发肾癌。频繁行房事或手淫者，肾精大量耗散，肾脏失于滋养，恰如《景岳全书》所云："色欲过度者，多成劳损。"

（四）久病及肾

《素问·玉机真脏论》云："五脏相通，移皆有次，五脏有病，则各传其所胜。"其他脏腑的慢性疾病，经久难愈，病邪传变及肾。如肺病久咳，可致肺肾两虚；肝病日久，可致肝肾阴虚等。肾阴肾阳亏虚，正气衰弱，癌毒易生。

三、辨治思路

（一）辨小便

小便的情况在肾癌的辨证中具有重要意义。若小便短赤、频数、灼热刺痛，多为湿热下注，此时可选用清热利湿通淋之品，如车前子、滑石、栀子等。若小便清长、量多，或伴有遗尿、失禁，常为肾阳亏虚，气化不利，治疗多以温补肾阳为主，如肉桂、附子、淫羊藿等。若尿血明显，可能是热伤血络或瘀血内阻，前者可用凉血止血之药，如小蓟、白茅根；后者则需活血化瘀，如丹参、赤芍等。

（二）辨病期

早期肾癌，肿块较小，症状较轻，多以邪实为主，如热毒、血瘀、痰湿等。治疗首选手术，方剂侧重于祛邪，清热解毒用金银花、连翘；活血化瘀选桃仁、红花；化痰祛湿用半夏、茯苓。中期正邪相争，病情逐渐加重，需攻补兼施，在祛邪的同时，适当加入扶正之品，如黄芪、党参。晚期肾癌，患者身体虚弱，正气大亏，应以扶正为主，增强机体抵抗力，常用熟地、山药、当归等补养气血、滋补肾阴肾阳。

（三）辨寒热

肾癌患者若表现为畏寒肢冷、喜暖、口淡不渴、舌苔白腻等，多为寒证。寒证又有实寒和虚寒之分，实寒多因寒邪凝滞，治宜温里散寒，用干姜、肉桂；虚寒多为阳气不足，当温补阳气，如附子、杜仲。若患者出现发热、口渴、舌红苔黄等，则为热证。热证有实热和虚热之分，实热常为热毒炽盛，需清热解毒，如黄连、黄芩；虚热多为阴虚内热，应滋阴清热，如知母、黄柏。

（四）防复发抗转移

肾癌术后或放、化疗后，预防复发和转移至关重要。注重调理患者的整体体质，增强正气，提高机体的免疫力。常用的方法包括健脾益气、补肾填精；同时，针对可能残留的病邪，适当使用活血化瘀、软坚散结的药物，如鳖甲、三棱等。定期复查，根据患者的脉象、舌苔等变化及时调整治疗方案。

四、治疗方略

（一）脾肾两虚证

【证候】 面色苍白，神疲乏力，腰部肿块隐痛，腰膝酸软，畏寒肢冷，食少纳呆，腹胀便溏，夜尿增多，舌淡胖有齿痕，苔白滑，脉沉细无力。

【治法】 健脾补肾，温阳益气。

【方药】 扶正抗癌汤合金匮肾气丸加减。

加减：疼痛甚者加延胡索、没药；肿块坚硬者加鳖甲、穿山甲。

（二）湿热蕴结证

【证候】 腰痛，尿血，尿频尿急尿痛，发热，口苦，纳呆，舌红，苔黄腻，脉滑数。

【治法】 清热利湿，解毒通淋。

【方药】 扶正抗癌汤合八正散加减。

加减：热毒甚者加蒲公英、金银花；尿血重者加小蓟、白茅根。

（三）肾阴亏虚证

【证候】 腰部酸痛，头晕耳鸣，五心烦热，口干咽燥，舌红少苔，脉细数。

【治法】 滋阴补肾，降火解毒。

【方药】 扶正抗癌汤合知柏地黄丸加减。

加减：阴虚火旺者加地骨皮、牡丹皮；尿血者加旱莲草、茜草。

（四）气血两虚证

【证候】 面色无华，神疲乏力，心悸气短，自汗盗汗，头晕目眩，舌淡，苔薄白，脉细弱。

【治法】 益气养血，扶正抗癌。

【方药】扶正抗癌汤合八珍汤加减。

加减：血虚甚者加阿胶、熟地；气虚甚者加黄芪、人参。

（五）热毒炽盛证

【证候】高热，腰痛剧烈，尿血鲜红，口渴欲饮，便秘溲赤，舌红绛，苔黄燥，脉洪数。

【治法】清热解毒，凉血止血。

【方药】扶正抗癌汤合清瘟败毒饮加减。

加减：出血甚者加仙鹤草、三七粉；高热不退者加羚羊角粉、生石膏。

第十二节　恶性淋巴瘤治疗经验

一、概述

淋巴瘤（lymphoma）起源于淋巴结和淋巴组织，其发生大多与免疫应答过程中淋巴细胞增殖分化产生的某种免疫细胞恶变有关，是血液系统的恶性肿瘤。按组织病理学改变，淋巴瘤可分为霍奇金淋巴瘤（Hodgkin lymphoma，HL）和非霍奇金淋巴瘤（non-Hodgkin lymphoma，NHL）两大类。淋巴瘤发病率为血液肿瘤之首，我国淋巴瘤发病率为6.41/10万，男女发病率相似，HL占所有淋巴瘤的8%～11%。HL发病年龄呈双峰，第一个发病高峰年龄在15～30岁，第二个高峰在55岁以上。一般认为感染及免疫因素起重要作用，理化因素及遗传因素等也有不可忽视的作用，其中病毒学说颇受重视。

本病属中医“瘰疬”“痰核”“恶核”“石疽”“失荣”及“癥瘕”等病范畴。

二、病因病机

（一）禀赋不足

先天禀赋薄弱，或后天失养，以致元阴元阳不足。元阳不足，虚寒内生，寒性凝滞，血脉痹阻，或阳气虚弱，鼓脉无力，血液运行缓慢而瘀滞；

阴液（精血）不足，百脉失养，血液瘀滞，或阴虚生内热，热邪煎熬血液成瘀，便导致经脉血瘀。

（二）脏腑虚损

脏腑功能失调可使气血阴阳诸虚不足。虚则气行不畅，可引起血脉瘀阻的病理变化。“元气既虚，必不达于血管，血管无气，必停留为瘀”“气虚不足以推血，则血必有瘀”“血虚不足以滑气，则气必有聚”“阴虚血必滞”“阳虚血必凝”等记述就是古典医籍描述虚损导致血瘀的病机变化。血瘀又可使诸虚不足进一步加重，使疾病恶化。

（三）内伤七情

喜、怒、忧、思、悲、恐、惊七情变化是机体对精神活动的正常应答，突然、强烈或长期持久的七情刺激，超过正常机体所能够调节的范围，就会使机体气血逆乱、脏腑失调，变生疾病。过喜可伤心，心气不足，推血运行无力，可导致血脉瘀阻；郁怒伤肝，肝失调达，可造成肝郁气滞，血脉阻滞；思伤脾，脾失健运，痰湿内生，郁结经脉；忧伤肺，肺失清肃，痰湿不化，结于经脉；恐伤肾，肾气（肾阳）不足，阳虚水泛，水湿内停，或肾阴不足，虚热内生，煎熬津液（血液）成瘀，形成瘀血内阻。

（四）饮食不节

平素恣食膏粱厚味、醇酒炙热之物，脾胃损伤，运化失司，水湿代谢紊乱，湿热（湿毒）内生；或食寒凉生冷，或食滞内停，寒湿内生，蕴积脏腑、经脉；或误食有毒药物，或接触有毒物质均可导致脾胃损伤，气血逆乱，痰湿、毒物郁积体内，流窜脏腑、经脉。脾失健运，水湿停聚，湿停酿痰，壅阻气血，导致痰瘀结聚。脾虚日久，气血生化乏源，以致气血亏虚，气不化精，内不能调和五脏六腑，外不能洒陈营卫经脉，渐至表里俱虚，外邪或毒物易从口鼻或肌肤侵入，引发本病。

（五）外感六淫

若脏腑虚弱，无力抗邪，六淫邪气乘虚而入，或外邪亢盛，直入脏腑，可变生疾病。寒邪入侵，凝滞血脉，血液循行缓慢，瘀滞脏腑，阻塞经脉，或热毒入侵，煎熬血液成瘀；湿邪入侵，聚而不散，久之转化为痰湿，流窜经脉、肌肤之间，可形成本病。

三、辨治思路

（一）辨病因

淋巴瘤因禀赋不足，脏腑失调而患，其虚中有实。由七情、饮食、外感诱发则病多初发，病浅而实病致虚。其病变过程以痰、瘀、湿、毒相互交织，合而致病，应当明了。

（二）辨气血

本病初期多为七情所伤，导致肝郁气滞，肝气横逆犯脾土，加之饮食、六淫使脾运不健，生湿聚痰，痰湿凝聚，则发此病，此多在气分；其痰核触之可动，质地较软。病久则损伤脏腑，使瘀血内阻气不行，瘀久生毒，毒瘀互结而病在血分，其痰核增大，坚硬如石，触之不动，压之疼痛。

（三）辨寒热

本病病机主要是由痰瘀、湿、毒而致，本虚标实。如痰核肿大，不痛不痒，皮色不变，或面色㿠白，形寒肢冷，小便清长，大便溏稀，舌淡，苔白，脉沉为寒证，治以温化寒痰。若痰核色红，触之热感，坚硬而痛，大便干结，小便短赤，舌红，苔少，脉弦数为热证，治以清热化瘀为主。

（四）明治法

病初在扶正之中当以理气化痰、软坚散结为主。中晚期则以扶正为主。禀赋不足，脏腑功能低下，佐以软坚散结，以增强机体免疫功能而抗御病邪外出，否则病变则蔓延全身，不断恶化。本病初期以痰为主，后期以痰瘀为主，应以健脾祛瘀化痰为主治疗。

四、治疗方略

（一）寒痰凝滞证

【证候】 颈项、耳下或腋下等处肿核，不痛不痒，皮色如常，坚硬如石，或见内脏痰核、瘕积，并见面色无华，形寒肢冷，神疲乏力，呕恶纳呆，头晕目眩，舌质淡或淡黯，苔薄白，脉细弱。

【治法】 温阳益肾，散寒通滞。

【方药】 扶正抗癌汤合阳和汤加减。

（二）气郁痰结证

【证候】 颈项、耳下或腋下、腹股沟等处肿核，不痛不痒，皮色不变，坚硬如石，或见内脏痰核、瘕积，并见烦躁易怒，胸腹闷胀，或有胸胁满闷，食欲不振，大便不调，舌质黯红，舌苔白腻或黄腻，脉弦或弦数。

【治法】 疏肝解郁，化痰散结。

【方药】 扶正抗癌汤合消瘰丸加减。

加减：大便干结者，加大黄、玄明粉等；面赤易怒者，加牡丹皮、栀子、黄芩等；腹胀嗳气者，选加木香、砂仁、乌药等；痰湿互阻者，选加浙贝母、半夏、瓜蒌等；血瘀者，选加桃仁、红花、丹参、赤芍等。

（三）痰热阻肺证

【证候】 颈项、耳下、腋下等多处肿核，不痛不痒，皮色正常，坚硬如石，或见内脏痰核、瘕积，并见烦躁易怒，胸胁疼痛，胸闷气短，咳嗽气逆，心悸喘息，头晕乏力，舌质黯红，舌苔黄腻，脉弦数。

【治法】 清肝泻肺，解郁散结。

【方药】 扶正抗癌汤合泻白散加减。

加减：痰瘀互阻者，加浙贝母、黄芩、瓜蒌、川芎、红花、桃仁等；胸胁满闷者，加半夏、枳壳、香附、郁金等；气逆咳嗽剧烈者，加旋覆花、款冬花、杏仁等；热毒壅盛，痰热结滞，发热烦躁，口干欲饮，苔黄脉数者，加金银花、连翘、板蓝根等。

（四）痰瘀互结证

【证候】 颈项、耳下、腋下、腹股沟等处肿核，或见内脏瘕积，时而疼痛，食欲不振，形体消瘦，腹大如鼓，午后潮热，大便秘结，或有黑便，舌质黯或有瘀斑，舌苔黄腻，脉细涩。

【治法】 活血化痰，软坚散结。

【方药】 扶正抗癌汤合膈下逐瘀汤加减。

加减：腹痛者，加白芍、乌药、青皮、陈皮等；腹胀者，加木香、大腹皮、枳实等。午后低热者，加青蒿、鳖甲、地骨皮、银柴胡等；出血者，加仙鹤草、茜草、三七等；胁下瘕积坚硬不移者，加三棱、莪术、地龙、水蛭等。

（五）气血两虚证

【证候】 颈项、耳下、腋下、腹股沟等处肿核，或见内脏瘕积，面色无华，语声低微，倦怠自汗，心悸气短，头目眩晕，失眠多梦，舌体胖大，舌质淡红，舌苔薄白，脉细弱或细数。

【治法】 益气补血，化瘀散结。

【方药】 扶正抗癌汤合八珍汤加减。

加减：热毒壅盛者，加虎杖、白花蛇舌草、半枝莲、龙葵等；颈项痰核者，加半夏、胆南星、浙贝母、玄参等。

（六）肝肾亏虚证

【证候】 形体消瘦，消谷善饥，潮热汗出，五心烦热，口干咽燥，腰膝酸软，头晕耳鸣，两胁疼痛，遗精或月经不调，兼见颈项、内脏多处肿核，舌质红绛，舌苔少或无苔，脉细数。

【治法】 滋补肝肾，软坚散结。

【方药】 扶正抗癌汤合大补阴丸加减。

加减：盗汗甚者，加牡蛎、浮小麦、麻黄根等；血瘀者，选加桃仁、红花、丹参、赤芍等；内脏瘕块，选加鳖甲、牡蛎、桃仁、红花等。

第十三节 癌性发热治疗经验

一、概述

癌性发热是恶性肿瘤患者常见的并发症之一，是机体对肿瘤及肿瘤细胞释放致热因子的防御反应，或对肿瘤坏死的反应。一般表现为非持续性低热，体温通常在 37.5～38.5℃范围内，且不伴随或仅伴有轻度的白细胞总数及中性粒细胞的改变。这种发热是由于肿瘤细胞活动产生的致热原直接作用于体温调节中枢或通过免疫反应间接引起，而非由细菌或病毒感染所致。由于其发病机制复杂，热程或短或长，尤其热程长的患者，除了忍受身体上的痛苦，还对其心理有很大影响。造成患者出现焦虑、烦躁等负性情绪，严重影响其生存质量，也给临床治疗和护理带来诸多困难。

二、病因病机

因癌毒内踞，耗伤机体阴阳气血，致阴血亏虚、阳失潜藏而发热，属于“阴虚发热”；其次，病久损伤脾胃，造成正气不足而阻滞停聚，发为“气虚郁热”；再者，患者得病之后精神抑郁，肝气不舒，气郁日久化火，引发“气郁发热”。此外，肿瘤坏死组织蕴积化毒，或湿毒、痰瘀与癌毒胶结，均可壅遏气机、灼伤津液，导致发热。

三、辨治思路

对于癌性发热的辨证多以内伤发热为多见，但也有癌症患者复感外邪而引起的发热，感染与非感染引起的发热。辨证时：

1. **明确发热的性质** 在患癌症的同时复感外邪而引起的发热，起病快，病程短，而伴有外感之证，辨证较易，治当以先祛除外邪为主，再转入抗癌治疗。单纯由癌症引起的发热，起病慢，病程长，常伴有隐痛。

2. **分辨发热类型** 兼有外感发热者，体温常高于 38℃，而且具有持续性，经用外感的解表退热药可使体温下降或正常。若为癌毒代谢产物蓄积体内，化为“浊毒”被机体吸收，或合并外感邪毒、内生湿热所致的感染性发热，多见有明显的感染灶，体温波动在38℃以上，血常规显示白细胞和中性粒细胞增高，应用抗生素结合清热祛湿解毒中药（如金银花、连翘、蒲公英）可控制体温。若为纯癌性发热，多因癌毒内郁、正气亏虚、阴阳失调所致，体温波动幅度较大，时间不一，但多在下午及晚上发热，体温波动在37.6～39℃之间，单纯使用解热镇痛药或抗生素效果不佳，需以扶正抗癌、调理阴阳为主，如阴虚者用滋阴药，气虚者用益气药，辨证论治才能控制热势。

3. **辨证施治得当** 首先要明确诊断，排除外感及感染性发热。施治时要考虑癌症引起的机体损伤，多为正气不足，阴阳失调，考虑实热、湿毒、痰瘀等因素。体温控制后可进入抗癌治疗，以防发热再现。与此同时，因癌症发热是由癌症造成机体耗气伤血而引起，应根据发热特点、时间、温度高低和伴随症状而辨证施治。

四、治疗方略

（一）实热内积证

【证候】 时觉身热心烦，口干而渴，大便秘结，舌红，苔黄，脉弦数无力。

【治法】 清热解毒，扶正抗癌。

【方药】 扶正抗癌汤合黄连解毒汤加减。

（二）阴虚内热证

【证候】 午后或夜间潮热或手足心热，两颧发红，心烦盗汗，失眠多梦，口干咽燥，大便干，尿少黄，脉细数。

【治法】 养阴清热，扶正抗癌。

【方药】 扶正抗癌汤合沙参麦冬汤加减。

（三）湿毒蕴结证

【证候】 身重烦热，脘腹胀满，纳食不香，口苦而黏，或低热，溲赤，苔黄腻，脉濡数。

【治法】扶正抗癌，清热化湿解毒。

【方药】扶正抗癌汤合连朴饮加减。

（四）气虚发热证

【证候】热势或高或低，头晕乏力，动则自汗，气短懒言，舌淡，苔白，脉弱。

【治法】扶正抗癌，益气健脾，甘温除热。

【方药】扶正抗癌汤合补中益气汤加减。

（五）瘀血内结证

【证候】下午夜时发热，口咽干燥，痛有定处或腹中结块，甚则肌肤甲错，面色萎黄或黯黑或紫斑，脉细涩。

【治法】扶正抗癌，活血祛瘀。

【方药】扶正抗癌汤合血府逐瘀汤加减。

第十四节　癌性疼痛治疗经验

一、概述

癌性疼痛（简称癌痛）是指由肿瘤本身以及抗肿瘤治疗过程产生的疼痛。是肿瘤患者最为畏惧的症状，也是肿瘤医师治疗最棘手的问题。疼痛明显降低患者的生存质量，间接造成生存率的下降。

二、病因病机

癌性疼痛是癌症结聚体内，流注骨骼经络，使脏腑运行气血的功能低下，气行血行，气停血停，气滞则血瘀，从而出现气滞血瘀的状态。通则不痛，不通则痛。故临床常见气滞与血瘀两大类型，往往气滞与血瘀并存，相互作用，互为因果，相互影响。治疗上两者兼顾不得偏废。

三、辨治思路

（一）明确疼痛原因

1. 肿瘤直接引起的疼痛，如肿瘤侵犯纵隔或胸腔可引起胸痛，发生远处转移如骨转移可引起局部骨骼的疼痛，发生腹膜后淋巴结转移可引起腹痛，发生肝转移引起肝区疼痛等。临床中 70% 的疼痛由肿瘤直接引起。

2. 肿瘤间接引起疼痛，如肺癌引起的阻塞性肺炎出现的胸痛以及副肿瘤综合征引起的疼痛等，此类疼痛占 10%。

3. 由肿瘤的诊断和治疗引起，如胸部放射可引起局部肺组织和纵隔的放射性损伤而产生疼痛，术后疼痛，以及某些化疗药物引起的周围神经炎所造成的疼痛，创伤性检查所造成的疼痛。约占疼痛发生原因的 20%。

4. 和肿瘤无关的疼痛，如患者对疼痛特别敏感，或焦虑、失望、恐惧造成疼痛阈值降低而产生的疼痛。

（二）明确疼痛性质

癌症引起疼痛多为钝痛、胀痛、刺痛、电击样疼痛，一般多为持续性，也有间断性，轻重不一，不同部位和脏器表现各异。钝痛、胀痛多为气滞，刺痛、电击样疼痛多为血瘀。疼痛部位烧灼，时轻时重，喜按为虚证，拒按伴疼痛较剧者多为实证。

（三）查清疼痛部位

以癌症所发生的组织、器官、脏器来确定部位。但有的癌症患者原发部位随肿瘤生长表现出胀痛，转移到其他部位则出现不同部位的疼痛，或肿瘤压迫神经引起沿神经支配部位的疼痛。因而查清疼痛部位对了解病情和治疗起到积极的帮助作用。脏器与经络相连，将不同脏器经络所系路径出现的疼痛结合起来进行辨治。

（四）紧密结合现代医学检查

肿瘤的诊断依据病理证实，不同部位出现不同性质的疼痛要结合现代医学检查，如 B 超、CT、MRI、PET/CT 检查来明确诊断，对指导临床治疗至关重要。

四、治疗方略

（一）气滞证

【证候】 胀痛为主，攻窜不定，或时痛时止，反复作痛，遇情志不畅而疼痛加重，舌淡，苔白，脉弦。

【治法】 行气化瘀，扶正抗癌。

【方药】 扶正抗癌汤合柴胡疏肝散加减。

（二）血瘀证

【证候】 疼痛较剧，经久不愈，痛有定处，触痛或拒按，舌质紫黯，脉涩。

【治法】 扶正抗癌，活血化瘀。

【方药】 扶正抗癌汤合失笑散加减。

总之，我们采用内服中药扶正抗癌汤时，不论中医分哪一证型均加用具有麻醉止痛的破血逐瘀药全蝎、僵蚕、穿山甲、土鳖虫、延胡索、徐长卿、姜黄、制乳香、制没药等。同时外用癌痛贴，往往收到理想效果。

第十五节　恶性胸腔积液治疗经验

一、概述

恶性胸腔积液，是指胸膜原发恶性肿瘤或其他部位的恶性肿瘤转移至胸膜引起的胸腔积液，包括肺癌、乳腺癌、血液系统肿瘤、胃肠道肿瘤、妇科恶性肿瘤以及恶性胸膜间皮瘤等。恶性胸腔积液是晚期肿瘤的常见并发症，通常增长较快，且持续存在，治疗效果差，预后不良。以中老年人多见，主要临床表现包括呼吸困难、胸部钝痛、咳痰带血丝和消瘦等症状，胸腔积液多呈血性、量大、增长迅速。

此症在临床治疗中属棘手问题，西医一般采用利尿剂、抽取积液、给予化疗药物灌注治疗等手段，往往控制效果不佳，且更甚者导致胸腔积液产生更多、更快；同时使机体丢失大量营养物质，如蛋白质、电解质等。常规西医疗法往往导致患者的一般情况更差，病情恶化，全身脏器衰竭。因此，有效地控制消除癌性胸腔积液对延长、拯救患者生命有着极其重要的现实意义。

癌性胸腔积液属中医学“悬饮”范畴，而中医治疗“悬饮”历史悠久，疗效独特安全。《金匮要略》云:“病痰饮者，当以温药和之。”临床常以温阳益气、泻肺逐饮为主要治疗方法。

二、病因病机

对恶性胸腔积液，中医认为由于肿瘤种种原因，使水液代谢紊乱导致。如《素问·经脉别论》曰:“饮入于胃，游溢精气，上输于脾，脾气散精，上归于肺，通调水道，下输膀胱，水精四布，五经并行，合于四时五脏阴阳，揆度以为常也。”阐明了水液在体内的输布过程，水液入胃后，精气充盈，浮游涌溢，上输于脾，通过脾气运化布散水精的作用，上输到肺，通过肺的宣发肃降作用，使水道通畅，部分水液下输膀胱，排出体外，部分水精回布于周身皮毛，通灌于五脏经脉，并根据季节的变化和机体的需要进行适当的调节，从而保持机体水液的正常运行。这个过程与脾、肺、膀胱功能有着密切的关系。

三、辨治思路

癌性胸腔积液常见于肺癌胸膜转移、纵隔肿瘤、胸膜间皮瘤，主要以水停胸胁证为主。癌性胸腔积液主要是癌细胞的侵犯及转移而引起，在辨证时:

1. 明确胸腔积液的来源　由恶性肿瘤还是由其他疾病引起的，如肺癌、纵隔肿瘤、胸膜间皮瘤。

2. 辨清性质　癌性胸腔积液初发，其具有渗出液的特点，肉眼看不到血性，而到中晚期则以血性为主。

3. 借助现代医学检查，以了解和掌握胸腔积液的程度和发展。

4. 在用药时一般以淡渗利水药为主，不能驱除水液则配以宣肺化饮、攻逐水湿的药物，以宣通气机，使之通畅流利，气行则水行，气滞则水瘀，从而达到治疗的目的。

四、治疗方略

（一）内服方

1. **水停胸胁证**

【证候】 胸胁胀满，咳喘加剧，转侧及呼吸均牵引作痛，不得平卧，血色泡沫痰，量多，胸闷气短，苔白，脉弦紧。

【治法】 攻逐水饮。

【方药】 扶正抗癌汤合十枣汤加减。

2. **脾肾阳虚证**

【证候】 水肿、痰多、神疲畏寒、呼吸浅促、气喘、心悸、嗜睡，舌淡胖水滑，苔厚腻或黑苔。

【治法】 温脾补肾，以化水饮。

【方药】 扶正抗癌汤合金匮肾气丸加减。

加减：水湿偏盛，足肿，小便不利，四肢沉重疼痛者，加薏苡仁、猪苓、泽兰利水除湿；久病唇舌发绀，加泽兰、川牛膝、益母草化瘀行水。

3. **肺脾气虚证**

【证候】 气短明显，平卧受限，腹胀便干，或便溏，咳嗽频多、痰白易出，肢体肿硬，舌质淡胖，苔白腻，脉细缓或细濡无力。

【治法】 健脾补肺，和解宣利。

【方药】 扶正抗癌汤合柴枳半夏汤加减。

（二）外用方

胸腔积液外用方：生黄芪、牵牛子、车前子、猪苓、桂枝、莪术、薏苡仁、葶苈子、水蛭等。上药共为细末，用食醋调成糊状，用温开水擦洗胸部，将调好的药糊涂抹在胸骨柄上至第2肋处，两边至肋部，外敷双侧纱布，用胶布固定，每日更换2次，1周为1个疗程，经皮透入，使毛孔开张，汗液外泄。

第十六节　癌性腹水治疗经验

一、概述

癌性腹水是指由恶性肿瘤直接或间接引起的腹腔内异常积聚的液体。这种情况通常发生在癌症晚期，尤其是当癌症已经扩散转移到腹膜，导致其通透性增加，血管渗漏，淋巴循环受阻，以及引起炎症反应。所有这些因素都能促使大量液体积聚在腹腔。癌性腹水中有时可以检测到癌细胞，这是癌症诊断和评估的一部分。

癌性腹水属中医“鼓胀”范畴，以腹大如鼓，皮色苍黄，甚至腹部青筋暴露为特征。

二、病因病机

（一）情志郁结，气失调畅

由于肝郁气滞，使血液运行不畅，肝之脉络为瘀血所郁积。肝失疏泄，胃不运化，致水湿停留。水湿与瘀血相蕴结，日久不化，肝脾同病，逐渐影响及肾，气化功能失常不能从小便排泄，而见腹胀如故。

（二）饮食不节，损伤脾胃

脾虚则运化失职，湿之浊气蕴聚于中，以致清浊相混，脾胃气壅，肝失条达，气血郁滞，水浊逐渐增多，加之肾气不化，开阖不利，水不得泄，遂成鼓胀。

（三）慢性肝炎日久，积聚迁延

由于气郁与痰瘀凝结，久则气机壅滞更甚，可引起水湿停聚，日久而成本病。湿热蕴蒸，久则肝脾俱伤，气血凝滞，脉络瘀阻，渐成腹水。所以《医门法律》认为：“癥瘕、积块、痞块，即是胀病之根。”

三、辨治思路

（一）重视原发病治疗

癌性腹水是由癌症发展到一定阶段出现的并发症，在辨治过程中必须明确原发病的种类，对引起腹水的发展趋势要了解明确，在不同阶段采取相应的治疗措施方能收效。在治疗原发病的同时，兼治腹水，不能放弃原发病的治疗而单一强调腹水的治疗。

（二）辨腹水性质

癌性腹水大多为血性腹水，先以胀为主，随着水量的增加而感到胀满，尿少，腹部随之鼓胀起来，同时血性腹水造成红细胞、蛋白的大量丢失，造成贫血和全身水肿。

（三）辨寒热虚实

癌性腹水系重证，对其治理一定要掌握其特点是由癌而发，故以虚为主，或虚中夹实。可分为实胀、虚胀两类。初期，尽管腹水刚生，但经原发灶的治疗，机体脏腑功能已耗伤很大，正气已虚，是本虚标实的现象，必须先给予扶正、养肝、健脾，再投入行气、消积、逐水破瘀之药，以消其胀，切不可单纯攻伐，机体难以支撑而腹水越来越多，很难奏效。

（四）监控病情发展

在治疗中要密切观察腹围，以掌握水量来预测癌症的发展趋势，可利用现代医学检查手段，B 超、CT 来监测腹水量，以便选择用药。

四、治疗方略

（一）内服方

1. 气滞湿阻证

【证候】 腹胀按之不坚，胁下胀满或疼痛，饮食减少，食后作胀，嗳气不爽，小便短少，舌苔白腻，脉弦。

【治法】扶正抗癌，疏肝理气，化湿除满。

【方药】扶正抗癌汤合柴胡疏肝散或平胃散加减。

加减：小便不利者，加车前子、猪苓、泽泻等利尿；腹胀甚者加木香、槟榔以破气。

2. 热郁血瘀证

【证候】腹大坚满，胁腹疼痛，面色萎黄，甚则黯黑，或目黄肤黄，唇紫，烦热口渴，小便短赤，大便秘结或溏垢不爽，舌质紫斑，苔黄腻，脉弦数。

【治法】扶正抗癌，清热利水，活血化瘀。

【方药】扶正抗癌汤合茵陈蒿汤及化瘀汤加减。

3. 脾肾阳虚证

【证候】腹部胀满，入暮较甚，脘闷纳呆，神疲怯寒，肢冷或下肢浮肿，小便量少，面色苍黄或㿠白，舌质淡紫，脉沉细而弦。

【治法】健脾益肾，化气行水。

【方药】扶正抗癌汤合附子理中汤或五苓散加减。

加减：若下肢浮肿，小便短少者，可加入济生肾气丸以滋阴助阳，化气行水。

4. 肝肾阴虚证

【证候】腹大坚满，甚则青筋暴露，形体消瘦，面色黧黑，唇紫，口燥，心烦，小便短赤，舌红绛少津，脉弦细数。

【治法】滋养肝肾，凉血化瘀。

【方药】扶正抗癌汤合一贯煎或膈下逐瘀汤加减。

加减：若内热口渴，舌绛少津，加玄参、石斛；若兼有潮热，加银柴胡、地骨皮、鳖甲。

（二）外用方

腹水外用方：生黄芪、牵牛子、车前子、猪苓、桂枝、莪术、大腹皮、薏苡仁、土鳖虫等。上药共为细末，用食醋调成糊状，用温开水擦洗腹部，在耻骨联合上缘至剑突下，从脐中心向两侧水平量取 4～6cm 处，横向覆盖脐水平线两侧区域，以覆盖腹腔主要积液分布部位为宜，外涂药糊，用纱布包裹，胶布固定，每日更换 1 次，1 周为 1 个疗程，经皮透入，使毛孔开泄，水液外泄，尿量增加。

第十七节　癌性出血治疗经验

一、概述

血是营养人体的重要物质，在正常情况下，周流不息地循环于血脉之中，灌溉五脏六腑、四肢百骸。一旦因某种原因造成血液离经妄行，或血行不畅，瘀蓄内停，或血虚不足，则可造成各种不同的出血证。

出血证病情复杂，除有虚实寒热，缓急轻重之别外，与气的关系也很密切，“气为血之帅，气行则血行”“气塞而行迟则涩滞，气热而行驶则血沸腾”。同时，逐瘀过猛易于伤正，止血过急，易致留瘀。因此，治疗出血证必须去除致病原因，分清标本缓急，做到急则治标，缓则治本，或标本兼顾，切勿一味着眼于止血，所以有“见血休治血”及“止血不忘祛瘀，祛瘀不忘扶正”的说法。

肿瘤在自然发展中，可因肿瘤组织坏死，溃烂导致局部小量出血，也可因癌瘤组织侵犯周围大血管造成严重的大出血。常见肿瘤引起的出血：

一是肿瘤本身引起的出血。如胃癌、结肠癌、直肠癌等消化道肿瘤引起的呕血或黑便（大便潜血试验阳性）；宫颈癌早期性交出血，晚期阴道不规则出血；鼻咽癌的脓血鼻涕；乳腺导管乳头溢血；肾癌无痛性血尿；肺癌的痰中带血；肝癌的破裂出血等均属肿瘤本身的出血。

二是肿瘤组织侵犯周围大血管引起大出血。如晚期扁桃体癌侵犯颈部大血管引起的大出血；食管癌侵犯大动脉引起的大出血。这些动脉血管侵犯大出血，来势迅猛，呈喷射状，出血量大，若不及时治疗，命在旦夕。

三是肿瘤继发病引起的出血。如肝癌引起的门静脉高压症，导致食管胃底静脉曲张破裂出血均属此类。

四是肿瘤侵犯造血器官引起的出血。如白血病所致的各种出血等。

需注意的是，出血不是肿瘤特异症状，其他病亦可引起出血，不能轻易以单纯指征作为诊断依据，应当鉴别。

癌性出血属中医的血证范畴，大多由火盛和气虚所致。《景岳全书》说："动者多由于火，火盛则逼血妄行，损者多由于气，气伤则血无以存。"气为血帅，血随气行，或火旺而气逆血溢。临证所见癌性出血以热为多，次为气虚。

二、病因病机

（一）血热妄行

外感热邪或过食辛燥之品，使热邪蕴结体内波及脏腑，血络受损，迫血妄行而出血。

（二）热毒内蕴

热为阳邪，易动易升，郁结脏腑而化为毒。热毒熏蒸，损伤脉络，血不循经而溢脉外。

（三）气不摄血

劳倦内伤，损伤脾胃而脾不统血。情志过极，损伤肝脾，肝不藏血，病久不愈，损伤气血，气不摄血，均为出血主要原因。

三、辨治思路

（一）辨寒热虚实

首先要辨清阴阳，气血盛衰，属热属寒之分。尽管出血多为内热伤脉络，迫血妄行，气机逆乱，血不循经，而统摄无力。但均和癌症侵犯组织器官有关。癌细胞的特性为善动易行，使癌组织质脆易破溃出血。有的癌组织本身就是溃疡型，在癌细胞向周围浸润的同时，损伤周围组织器官而出血。

癌组织在生长过程中，随着瘤体的不断增大，组织代谢加强，病理产物增多，其中分泌物以血为多。在辨证施治时，要根据表现辨清虚实，实证为本虚标实，本为阴虚、气虚，标为不同脏器的出血。辨清部位，不同脏器的出血，症状不一，表现不同，因癌症导致的出血，往往夹瘀，病初血色鲜红，而到后期血色晦暗，辨治时当审证求因，方能收效，对癌症侵犯大血管而引起的大出血，要及时抢救，中西医结合进行治疗。

（二）辨证用药

癌症止血法主治因癌症引起血液离经妄行而出现的吐血、咳血、便血、尿血、崩中带血等各种出血证。但出血证病情复杂，以原因分，有血热妄行、气不摄血、肝阳上亢、瘀血阻滞、冲任虚损等不同；以部位分，有上窍出血，下窍出血的区别；以缓急分，则又有突然大出血及慢性出血。

所以癌症止血的运用，应随证而异。一般来说，热迫血溢，宜凉血止血，加凉血止血药如侧柏叶、小蓟、槐花、地榆，配以清热泻火药，如黄芩、栀子、大黄；瘀血阻滞出血，宜祛瘀止血，加祛瘀止血药三七、蒲黄、茜草、花蕊石，配伍活血药归尾、赤芍、川芎、乳香、没药、延胡索、五灵脂，与行气药香附、木香、乌药、川楝子等；气不摄血宜益气摄血，处方以补气药黄芪、党参、白术及止血药仙鹤草、白及、棕榈炭、艾叶，再配以固涩药乌贼骨、煅龙骨、牡蛎、灶心土，及温阳药或养血药肉桂、干姜、当归、阿胶等。肝阳上亢出血，宜平肝止血，处以平肝柔肝药代赭石、生龙骨、牡蛎、石决明、龟甲、白芍等，清热泻火药黄芩、栀子、青黛，配止血药白茅根、小蓟、藕节、三七等；冲任虚损出血宜补养冲任兼以止血，处以补血养冲任药当归、白芍、熟地、阿胶、鹿角胶与止血药艾叶、仙鹤草、棕榈炭等。“吐血必降气，下血必升举”，所以上窍出血，应辅以牛膝、代赭石之类药物以降逆。下窍出血，应辅以焦芥穗、黑升麻之类药物以升举。

（三）辨标本缓急

对于癌性出血量少者，应治疗原发肿瘤病，血随之可减少甚至消失，但侵犯大血管的大出血，必须按照“急则治标”的原则，立即进行抢救措施，挽救生命。针对小量出血者，如肺癌患者痰中带血，用扶正抗癌汤作为基础方辨证化裁，加用白及、仙鹤草、棕榈炭、炒蒲黄、侧柏叶等。对大量出血者，结合西医学抢救，给予“独参汤”加生大黄研末灌胃，或云南白药灌胃等。

四、治疗方略

（一）血热妄行证

【证候】 血色鲜红，口干咽燥，痰中带血，鼻燥出血，胃灼呕血，肠热下血，溲赤夹血，舌质红，苔黄，脉滑数。

【治法】 清热凉血。

【方药】 扶正抗癌汤合知柏地黄汤加减。

（二）热毒内蕴证

【证候】 血色鲜红，口臭口苦，舌苔黄腻，脉弦数。

【治法】 清热解毒，凉血止血。

【方药】 扶正抗癌汤合黄连解毒汤加减。

（三）气不摄血证

【证候】 少气懒言，面色苍白，舌质淡，苔白，脉软无力。

【治法】 益气健脾。

【方药】 扶正抗癌汤合补中益气汤或归脾汤。

第十八节　恶性肿瘤放化疗毒副反应治疗经验

一、概述

在恶性肿瘤的综合治疗体系中，放射治疗与化学治疗作为手术的重要辅助治疗手段。然而，患者在放化疗过程中普遍面临不同程度的治疗相关毒性反应，这些不良反应不仅影响治疗依从性，更直接关系到治疗方案的完成度及远期预后。基于本人近 50 年的临床实践，联合中医药治疗通过其独特的减毒增效作用机制，能够显著改善患者对放化疗的耐受性，增强抗肿瘤效应，实现减毒增效的目的。

二、中医药对放化疗毒副反应的作用机理

通过调节机体阴阳平衡实现“扶正固本”与“祛邪抗癌”的辩证统一，根据肿瘤不同发展阶段的病机特点，针对“邪正相争”的具体态势，采取差异化治疗策略，在积极祛除病邪（肿瘤病灶）的同时，注重激发和增强机体内在的抗肿瘤免疫能力的理论框架之上，其中减毒效应主要体现在对放化疗常见毒副反应的多系统调控，具体包括消化系统、造血系统、心血管系统、免疫系统、肝肾功能等方面的毒性反应减轻或控制，而增效效应包含增敏和扶正两个相互关联的层面，增敏是指运用中药能使电离辐射或化疗药物的生物效应增强，在保持相同治疗剂量的情况下增强细胞杀伤效应，或通过降低治疗剂量达到同等疗效，扶正则是通过调节机体免疫功能、改善营养状态及内环境稳态，提高机体对治疗的耐受性和反应性，且减毒增效效应具有显著的协同作用机制，通过减轻放化疗毒副反应，不仅可以改善患者的生活质量，更能保护机体免疫功能，维持有效的抗肿瘤免疫监视，保证治疗方案的依从性和完成度，增强机体自身的肿瘤杀伤能力，同时增效效应通过提高治疗效率，允许降低放化疗剂量而不影响疗效，改善机体内环境，增强组织修复能力，维持阴阳平衡的治疗状态，减少治疗相关并发症的发生等途径间接减轻毒副反应，因此中医药在恶性肿瘤综合治疗中的减毒增效作用具有重要的临床意义，能够优化治疗策略，实现疗效最大化与毒性最小化的平衡，改善治疗结局，提高治疗完成率，降低治疗中断风险，提升生活质量，有效缓解治疗相关症状，改善患者身心状态，并根据患者具体病机特点，制订针对性的减毒增效方案实现个体化治疗。

三、常见放化疗毒副反应症候群及辨证施治

（一）造血系统反应

【证候】 主要表现为白细胞下降，血小板减少及贫血等，严重时可引起感染等并发症，属气血两虚，造血系统是否正常为放化疗能否顺利进行的重要条件之一。

【治法】 益气补血。

【方药】 扶正抗癌汤合归脾汤加减。

（二）消化道反应

【证候】 大多数患者在放化疗过程中出现食欲不振、腹胀腹泻，严重时出现血性腹泻等症状，直接影响到患者的营养、精神，使一般情况不容乐观，阻碍了治疗进程，使疗效降低。此为脾气虚弱、胃气上逆而致。

【治法】 健脾益气，和胃降逆。

【方药】 扶正抗癌汤合健脾汤加减。

（三）癌性疲劳

【证候】 在放化疗过程中或用药后出现全身乏力，四肢困倦，腰膝酸痛，精神不振，心慌气短，失眠多梦等，多为肝脾两虚，心肾不交。

【治法】 柔肝健脾，交通心肾。

【方药】 扶正抗癌汤合四君子汤加减。

（四）炎症反应

【证候】 有些患者在治疗期间出现发热、疼痛、口干舌燥、黏膜充血水肿，甚至出现溃疡。治疗期可见便血、放射性肺炎等。这些症候的出现主要是由于放疗造成患者体内热毒壅盛，进而化火灼津，伤阴耗气。

【治法】 清热解毒，生津润燥。

【方药】 扶正抗癌汤合黄连解毒汤加减。

中药治疗放化疗毒副反应是提高整体效果的关键，但放疗与化疗因治疗手段不同，患者个体差异不同而出现的毒副反应轻重程度不同。因此在治疗时因人而异，因病施治，随证加减，方能收到理想效果。

四、中药减毒增效的现代药理学研究

近年来不少学者从中草药中寻找理想的低毒高效放射增敏剂，并进行了许多有益的探索，现代药理学研究进展如下：

（一）放射增敏剂研究进展

1. **防己甲素（粉防己碱）** 通过抑制缺氧诱导因子-1α（HIF-1α）和调节细胞周期（G2/M期阻滞），显著增强乏氧细胞的放射敏感性，尤其对食管癌、肺癌等实体瘤效果显著。

2. **川芎嗪（四甲基吡嗪）** 通过改善肿瘤微循环（增加微血管通透性、降低血液黏稠度），减少乏氧细胞比例，与放疗联用可提升肿瘤局部氧合，增强放疗效果。

3. **马蔺子甲素（irisquinone，Iq-7611）** 是从中药马蔺子中提取的醌类化合物，具有明确的放射增敏和化学增敏双重作用。其作用机制是通过抑制DNA损伤修复（如下调BRCA1/2表达）、诱导肿瘤细胞凋亡（激活caspase-3通路），并选择性作用于乏氧细胞（IC_{50}值显著低于常氧细胞）。优势为低毒性（临床剂量下对正常组织损伤小），且能增强免疫功能（促进Th1细胞因子分泌）和造血保护（提升骨髓CFU-GM集落形成）。中国Ⅱ期临床试验显示，联合放疗可提高局部晚期鼻咽癌患者的完全缓解率（CR）15%～20%。

（二）化疗增敏的钙通道阻滞剂相关中药

经典方剂（如芍药甘草汤、小柴胡汤等）中的活性成分（如芍药苷、柴胡皂苷）可能通过调节电压依赖性钙通道（VDCC）或储存操纵性钙通道（SOCC），影响肿瘤细胞内钙稳态，从而增强化疗药物（如顺铂、紫杉醇）的细胞毒性。这类方剂还通过调控NF-κB通路（抑制炎症因子）、上调p53表达（促进凋亡）等多靶点作用，间接提升化疗敏感性。

（三）其他重要增敏中药

1. **丹参酮ⅡA** 通过抑制HIF-1α/VEGF信号轴，改善肿瘤乏氧微环境，增强放疗对乳腺癌、胶质瘤的疗效。

2. **黄芪多糖** 调节巨噬细胞M1/M2极化，增强放疗后的免疫监视功能，减少肿瘤复发。

第十九节　乳腺增生治疗经验

一、概述

乳腺增生多发于30～40岁女性，属于中医学的“乳癖”“乳疠”“乳核”等病证范畴。早在《中藏经》中就已有了“乳癖”病名的记载。乳腺增生是多发生于女性乳房的一种非炎症性疾病，其形成与气滞、痰凝、血瘀相关，按乳房的各部位脏腑所属以及发生于乳房不同象限的病变情况，与肝、脾、肾相息。

西医学研究发现乳腺增生与内分泌失调有关，即卵巢分泌的雌激素升高，孕酮相对减少。雌激素不仅能刺激乳腺上皮增生，也能导致乳腺管扩张，形成囊肿，因此是内分泌不平衡的表现，而内分泌失调多与不良精神心理的反复刺激有关。临床观察到乳腺增生患者反复受到精神因素、劳累、工作紧张、心理压力的刺激，与前所述论点相一致。由于不良精神因素经常作用于大脑皮层，致其下丘脑的调节发生紊乱，下丘脑分泌过量的促性腺激素释放激素，作用于脑、垂体，使卵泡刺激素和黄体生成素分泌增多，导致血浆雌二醇水平升高和孕激素浓度相对减少，打破体内激素平衡，这是促使乳腺腺泡及腺管增生发病的一个重要因素。

二、病因病机

（一）情志内伤

情志不畅，郁久伤肝，致气机郁滞，蕴结于乳房胃络，经脉阻塞不通，轻则不通则痛，重则肝郁气血周流失度，气滞、痰瘀、血瘀结聚成块而形成乳腺增生。

（二）饮食因素

恣食生冷、肥甘，损伤脾胃，脾运失健则生湿聚痰。痰湿之邪性黏滞，易阻气机，痰气互结，经络阻塞则为乳癖。

（三）劳倦内伤

房劳、劳力过度，耗伤元气；肾为藏精之脏，赖后天脾胃所养，劳伤日久，脾胃乃伤，久则肾益虚，无以灌养冲任，冲任失调而生乳癖。

（四）经络不和

肝肾两经与乳房关系最为密切，其次是冲任两脉。肝郁气滞、情志内伤在乳癖的发病过程中具有重要影响。平素情志抑郁，气滞不舒，气血周流失度，蕴结于乳房胃络，乳络经脉阻塞不通，不通则引起乳房疼痛；肝气横逆犯胃，脾失健运，痰浊内生，气滞血瘀夹痰结聚为核，循经留聚乳中，故乳中结块。肾为五脏之本，肾气化生天癸，天癸激发冲任，冲任下起胞宫，上联乳房，冲任之气血，上行为乳，下行为经。若肾气不足，冲任失调，气血凝滞，积瘀聚于乳房、胞宫，或乳房疼痛而结块，或月事紊乱失调。

三、辨治思路

（一）疏肝理气解郁

肝主疏泄，其性刚强，喜调达而恶抑郁，凡精神情志之调节功能，与肝密切相关。正如《疡科心得集》载："乳癖，良由肝气不舒郁积而成。"若多愁善感，多疑多虑或悲愤忧思，则导致七情内伤，形成肝气郁结，治疗乳腺增生当先以疏肝理气解郁为主。

（二）养血柔肝健脾

肝主藏血，有贮藏和调节血量的作用。女性经、孕、产、乳的生理表现，易致"气有余而血不足"，肝失疏泄，则气滞血瘀，阻于乳房而发乳腺增生。肝木乘脾，脾失健运，湿阻生痰，痰湿内蕴，气机不畅，血液凝聚，结于乳房，而见乳腺有结块。

（三）滋补肝肾，调理冲任

若肝脾两伤，痰气交阻，瘀滞乳房，阻塞乳络，不通则痛。故肝气不疏，脾气失运，肾气不固，致冲任失调、气血不和是发病之主要机理。《圣济总录》云：“妇人以冲任为本，若失于调理，冲任不和，或风邪所客，则气壅不散，结聚乳间，或硬或肿，疼痛有核。”肾气不足，冲任失调，因此乳房胀痛、包块变化与月经周期有关是本病特点。

（四）活血化瘀止痛

乳腺增生是七情内伤而致肝郁气滞，故乳房胀痛为其首症；痰凝、血瘀加之肝失疏泄，气血失和，阻塞乳络，结于乳房而成块为其主要体征；如明代余清鸿言：“若治乳从一气字着笔，无论虚实新久，温凉攻补，各方之中，挟理气疏络之品，使其乳络疏通，气为血之帅，阴生阳长，气旺流通，血亦随之而生，自然壅者易通，郁者亦达，结者亦散，坚者亦软。”

四、治疗方略

1. **中药内服**　自拟消结止痛汤加减。

【用法用量】每日 1 剂，煎至 400ml，早晚分服。忌生气，劳累。

2. **中药外贴**　消结止痛膏加减。

【用法用量】贴敷于乳房有肿块或疼痛之部位，每日更换一贴。

【按语】

中医书籍中虽无乳腺增生名的记载，但从该病的主症为疼痛和肿块来看，则属“乳核”“乳癖”范畴，多由思虑伤脾或恼怒伤肝郁结而成。经络学说认为乳房属阳明经脉所过，故乳房属胃，乳头色青属肝，为厥阴之气所累。因思虑伤脾，脾气亏损，恼怒伤肝，肝气横逆或惊恐伤肾，肾气耗伤所致。我们临床发现恼怒、忧思、惊恐则乳痛加剧。由于阳明经多气多血，乳房是多血和乳汁流注的器官，易气滞血瘀，遂成隐核积于乳房，冲任之脉起于胞中，多与生殖器官有关。以上说明机体阴阳气血失调，均可罹患本病。这是我自创消结止痛汤与消结止痛膏的理论依据。消结止痛汤是以疏肝理气、调理冲任、软坚散结为主旨研究的复方剂型。临床证实对于乳腺增生有明显的疗效，在改善症状的同时，亦能使肿块缩小或消失。

若乳腺增生患者经过药物治疗，肿块无明显消退，或在观察过程中，局部病灶可疑恶变，应进行活组织检查。如有中、重度不典型增生，同时有对侧乳腺癌或有乳腺癌家族史等高危因素者，要重点关注，提前预防。

第二十节 慢性萎缩性胃炎治疗经验

一、概述

慢性萎缩性胃炎，是一种常见慢性病，1978 年世界卫生组织（WHO）专家会议将慢性萎缩性胃炎（CAG）列为胃癌的“癌前疾病 / 癌前状态”，尤其是伴有肠上皮化生或不典型增生者，癌变可能性更大。其发病缓慢，病势缠绵，迁延难愈，治疗棘手，萎缩性胃炎属于中医学中“胃脘痛”“腹胀”“痞满”的范畴。

慢性萎缩性胃炎以胃脘部胀满（痞满）或隐痛为主要临床表现，部分患者可仅表现为胀满感而无明显疼痛。内镜下典型表现为胃黏膜色泽变淡、皱襞变平或消失（黏膜皱襞平滑）、黏膜变薄，透见黏膜下血管纹；病理组织学特征为胃固有腺体（尤其是胃体部的壁细胞和胃窦部的主细胞）数量显著减少甚至消失，伴或不伴肠上皮化生（intestinal metaplasia，IM）及上皮内瘤变（intraepithelial neoplasia，IN），炎症细胞浸润可累及黏膜全层甚至浅表黏膜下层。部分病例因局部黏膜损伤后的修复过程占优势，可出现黏膜增生性改变（如增生性息肉）；若病变持续进展，胃黏膜长期处于炎症 - 修复失衡状态，部分腺体可发生异型增生（dysplasia），进而增加胃癌（尤其是肠型胃癌）发生风险。当萎缩区域胃黏膜形态与小肠黏膜相似（表现为杯状细胞、吸收上皮等特征性结构），此即肠化生；由于固有腺体（尤其是分泌盐酸的壁细胞和分泌胃蛋白酶原的主细胞）大量破坏，胃酸（盐酸）、胃蛋白酶原及内因子（维生素 B_1、维生素 B_2 吸收必需因子）的分泌功能显著减弱，可导致消化不良（如腹胀、早饱）、营养吸收障碍（如缺铁性贫血、维生素 B_{12} 缺乏性巨幼细胞性贫血）等临床表现。

二、病因病机

（一）寒邪客胃

外感寒邪，内客于胃，寒主收引，致胃气不和而痛。《素问·举痛论》说：“寒气客于肠胃之间，膜原之下，血不得散，小络急引，故痛。”

（二）饮食伤胃

饮食不节，或过饥过饱，致胃失和降。《素问·痹论》指出：“饮食自倍，肠胃乃伤。”

（三）情志失调

忧思恼怒，则气郁而伤肝，肝为刚脏，性喜调达而主疏泄，肝木失于疏泄，横逆犯胃，致气机阻滞，因而发生疼痛。如《沈氏尊生书·胃痛》所说：“胃痛，邪干胃脘病也。……唯肝气相乘为尤甚，以木性暴且正克也。”

（四）脾胃虚弱

脾胃为仓廪之官，主受纳和运化水谷，若饥饱失常，或劳倦过度，或久病脾胃受伤等，均能引起脾阳不足，中焦虚寒，或胃阴受损，失濡养而发生疼痛。

三、辨治思路

（一）识痛性，辨寒热虚实

慢性萎缩性胃炎临床中多以胃脘痛，胸脘痞满，恶心，呕吐，纳差，嘈杂，嗳气，或吐酸，或吐清水，大便溏稀或秘结等症状为主，此时辨证可依症辨证。如根据疼痛性质辨证，痛缓而有休止，得温痛减而喜按，遇寒则痛增者，多为寒证；胃脘灼痛，痛势急迫，烦躁易怒者，多为热证；痛有定处而拒按者，多为瘀血之证；胃脘胀痛，痛引连胁者多为肝气犯胃之证；痛急而拒按者多为实证；痛缓而有休止，痛而喜按，病情缠绵难愈者多为虚证。

（二）明胃腑，以通为用

慢性萎缩性胃炎治疗上当以理气和胃止痛为主。坚持“以通为用”之治疗原则。如胃寒者，散寒即所以通；属食停者，消食即所以通；属气滞者，理气即所以通；属热者，泄热即所以通；属血瘀者，化瘀即所以通；属于阴虚者，益胃养阴即所以通；属阳弱者，温运脾阳即所以通，以通为用治疗，方可收效。

（三）防大于治，提早逆转

慢性萎缩性胃炎，病起初期常出现黏膜变薄，皱襞消失，胃酸缺乏；中期则出现胃黏膜肠化或不典型增生；晚期则气滞血瘀，胃黏膜被瘀毒所裹，失去营养，不能正常腐熟水谷，进而发生癌变。治疗当在活血化瘀基础上给予促进胃动力药，如大山楂、乌梅等，既能酸甘养阴，又能增加胃酸，提高胃功能，再配以半枝莲、白花蛇舌草等清热解毒之药，使肠化增生逆转，黏膜恢复正常。

四、治疗方略

（一）寒邪客胃证

【证候】 胃痛暴作，恶寒喜暖，脘腹得温痛减，遇寒加重，口不渴，喜热饮，苔薄白，脉弦紧。

【治法】 散寒止痛。

【方药】 舒胃汤合良附丸加减。

（二）饮食停滞证

【证候】 胃痛，脘腹胀满，嗳腐吞酸，或吐不消化食物，吐食后痛减，或大便不爽，苔厚腻，脉滑。

【治法】 消食导滞。

【方药】 舒胃汤合保和丸加减。

（三）肝胃不和证

【证候】 胃脘胀满疼痛，食后尤甚，痛及胁肋，嗳气频作，矢气得舒，或有恶心呕吐，苔薄白，脉弦缓。

【治法】 疏肝解郁，调和胃气。

【方药】 舒胃汤合逍遥散加减。

（四）胃阴虚证

【证候】 胃脘隐痛，食欲减退，口燥咽干，烦热似饥，喜食食物，大便干燥，舌红少津无苔，脉细数。

【治法】 酸甘化阴，甘凉养胃。

【方药】 舒胃汤合益胃汤加减。

（五）胃气虚弱证

【证候】 胃脘隐痛，食欲减退，食后饱胀，神疲乏力，手足不温，舌质淡，苔薄白，脉沉细。

【治法】 补益胃气。

【方药】 舒胃汤合六君子汤加减。

（六）胃热证

【证候】 胃脘灼痛，吞酸嘈杂，渴喜冷饮，消谷善饥，口臭，牙龈肿痛，糜烂出血，苔黄，舌红少津，脉滑数。

【治法】 清泻胃火。

【方药】 舒胃汤合清胃散加减。

加减：出血者，加用白及、仙鹤草；胃黏膜活检有肠上皮化生者加用半枝莲、白花蛇舌草等。

【按语】

慢性萎缩性胃炎是被公认的癌前疾病，其病程长，导致治疗比较棘手，且疗程亦长。由于饮食劳倦，七情内伤，损伤脾胃或致肝气郁结，形成肝气横逆犯胃，久之则气滞血瘀；脾喜燥恶湿，以升为顺，而胃主受纳，喜湿恶燥，以降为顺，此一升一降，一运一纳，维持机体营养和功能。脾失健运，必然生湿聚痰，痰瘀互结，气机不畅，壅积胃内，使胃黏膜萎缩，功能下降，胃酸匮乏，久而久之，小肠黏膜代替了胃黏膜而肠化，并出现了细胞增生，最终发展成胃癌。因而，对慢性萎缩性胃炎的治疗一定要从改变胃黏膜的形态着手，增强胃动力，使之功能恢复，症状也随之改善，对预防胃癌将起到积极的作用。

第二十一节　溃疡性结肠炎治疗经验

一、概述

溃疡性结肠炎，是一种慢性非特异性炎症性肠病，病变主要限于直肠、结肠黏膜及黏膜下层，以直肠和乙状结肠受累为主，常始自左半结肠，可向结肠近端乃至全结肠，以连续方式逐渐进展。临床主要表现为腹痛、腹泻、黏液脓血便和里急后重。本病病程长，病情轻重不一，反复发作，缠绵难愈，严重影响人们的健康和生活质量，被认为是一种癌前疾病。

本病属中医“久泻、久痢、休息痢、冷痢、下痢、血痢、痟痢、痟湿痢、滞下、肠风下血、脏毒”等范畴。

二、病因病机

（一）感受外邪

六淫之邪，能使人发生泄泻，但其中以寒湿暑热等因素引起的较为多见。脾脏喜燥而恶湿，湿邪最能引起泄泻。《杂病源流犀烛·泄泻源流》曰：“湿盛则飧泄，乃独由于湿耳。不知风寒热虚，虽皆能为病，苟脾强无湿，四者均不得而干之，何自成泄？是泄虽有风寒热虚之不同，要未有不原于湿者也。”指出寒邪或暑热之邪，往往与湿邪相兼，直接影响脾胃，使脾胃功能障碍，大肠传导功能紊乱，清浊混杂而下，见腹泻、腹痛、黏液脓血便、里急后重等。

（二）饮食不节

饮食过量，宿食内停；或过食肥甘，呆胃滞脾；或多食生冷，误食不洁之物，损伤脾胃，传导失职，升降失调，而发生泄泻。如《景岳全书·泄泻》曰："若饮食失节，起居不时，以致脾于胃受伤，则水反为湿，谷反为滞，精华之气不能输化，乃致合污下降而泻痢作矣。"

（三）情志失调

平时脾胃素虚，复因情志影响，忧思恼怒，精神紧张，以致肝气郁结，横逆乘脾，运化失常，而成泄泻。正如《景岳全书·泄泻》曰："凡遇怒气便作泄泻者，必先以怒时挟食，致伤脾胃，故但有所犯，即随触而发，此肝脾二脏之病也。盖以肝木克土，脾气受伤而然。"

（四）脾胃虚弱、脾肾阳虚

若其人禀赋素虚，先天脾胃娇嫩，肌肉不充，虽正常饮食亦不能运化，化为湿浊留滞中焦，下流大肠而发病。肾阳与脾阳密切相关，命门之火能帮助脾胃腐熟水谷，助肠胃消化吸收。《景岳全书》："凡里急后重者，病在广肠最下之处，而其病本则不在广肠，而在脾肾。""以脾肾本弱，则随犯随病。"

三、辨治思路

（一）辨寒、热、虚、实

溃疡性结肠炎以腹痛、腹泻、黏液脓血便和里急后重为主要特征，在辨证时，首先应区别寒、热、虚、实。临床中，大便清稀，完谷不化，腹喜热者多属寒证；大便色黄褐而臭，便血者为热证；泄下腹痛，痛势急迫拒按，泻后痛减，多属实证；腹痛不甚，喜温喜按，神疲肢冷，多属虚证。根据临床症状，辨清寒热虚实，精准用药。

（二）健脾祛湿为关键

我们认为溃疡性结肠炎发病在于脾虚湿盛，不论寒热虚实诸证，均可出现湿之兼证，如寒证的寒湿困脾；热证的湿热内蕴；实证的水湿内停；虚证的脾不运湿。因而治疗时应结合病情，湿去脾健则病自愈。

（三）辨病期以施用药

溃疡性结肠炎初发多以大肠湿热为多，此时应以“六腑以通为用”为治则，泄其肠道湿热污浊之物，使肠道清利，理气与活血之药同用，因气利则里急自除，活血则下坠自解，不可早用收涩。后期则以脾肾亏虚为多，当以健脾益肾、固肠止泻为法，并重用祛湿之品而效佳。

（四）偏重清利湿热药

慢性溃疡性结肠炎常出现黏液脓血样便，这是由于湿热内结大肠，肠黏膜受损，出现充血、水肿；热邪内蒸则热迫血溢，溃烂之肠黏膜血液外渗。治疗时则用清利湿热之品，如白头翁、黄芩、黄连、黄柏、败酱草、土茯苓之类，同时配以止血之白及、棕榈炭、仙鹤草、侧柏炭等，方能收效。

四、治疗方略

（一）内治法

1. 大肠湿热

【证候】 腹痛、腹泻、肛门灼热、里急后重、黏液脓血便、烦热口渴、小便短黄、舌红、苔黄、脉濡数或滑数。

【治法】 清热利湿。

【方药】 舒肠汤合白头翁汤加减。

2. 脾胃气虚

【证候】 大便时溏时泻、水谷不化、饮食减少、面色萎黄、乏力懒言、嗳气、舌淡红、苔白、脉细。

【治法】 健脾燥湿止泻。

【方药】 舒肠汤合参苓白术散加减。

3. 肝郁脾虚

【证候】 胸胁胀满、嗳气食少、情志诱发、大便先硬后溏、舌淡红、苔白、脉弦。

【治法】 疏肝健脾。

【方药】舒肠汤合痛泻要方加减。

4. **脾肾阳虚**

【证候】泄泻多在黎明之前，腹部作痛，肠鸣即泄，遇寒加重，形寒肢冷，腰膝酸软，舌淡白、苔白、脉沉细。

【治法】温肾健脾，涩肠止泻。

【方药】舒肠汤合四神丸。

（二）中药灌肠法

采用中医中药灌肠治疗溃疡性结肠炎，副作用小，疗效显著，临床积累了大量经验，组方以清热解毒、健脾固本、消肿止痛、化腐生肌为法则，常用以下方法：

1. **热毒壅滞型**　苦参、地榆炭、败酱草、白及等，具有清热解毒、凉血止血、敛疮生肌之效，适用于溃疡性结肠炎属热毒壅滞肠道、黏膜糜烂出血者。

2. **湿热型**　白头翁、黄连、黄柏、蒲公英、败酱草、地榆炭等，可清热燥湿、解毒止痢，适用于肠道湿热壅盛、腹痛腹泻、便带黏液脓血者。

3. **血瘀型**　槐花、白及、三七、血竭、云南白药等，能活血化瘀、止血生肌，适用于病程日久、瘀血阻滞肠道、黏膜溃疡难愈、便血反复者。

4. **脾肾两虚型**　黄芪、茯苓、白术、补骨脂、五倍子等，可健脾益肾、固涩止泻，适用于病久脾肾亏虚、腹泻迁延、便质稀溏或五更泄泻者。

【按语】

慢性溃疡性结肠炎的发病原因中医责之于脾，涉及肝肾。脾虚失运，水停于组织，与血互结，则肠黏膜充血、水肿，清阳不升，津液糟粕随大肠合污而下则肠鸣，大便异常；脾虚气滞则下坠腹胀；脾不统血，血瘀肠道，不通则痛；统血失职，血溢肠外出现黏膜渗血或出血点，大便脓血；脾运失职，肠膜失养则糜烂溃疡；长期腹泻，吸收障碍则血虚；脾胃虚弱则食少纳差，乏力，可见脾虚乃其重要原因。故我拟舒肠汤以健脾益气，固肠止泻，燥湿止血，消肿生肌，使脾阳复，气机运，纳化正常，气血得生，统血有权，经临床观察疗效显著。

（陈光伟　陈　勇）

第五章　经　验　方

第一节　扶正抗癌汤

【组成】黄芪，灵芝，女贞子，莪术，水蛭，藤梨根，生牡蛎，丹参。

【功效】益气养血，软坚散结，活血化瘀。

【主治】

1. 食管癌、胃癌、结直肠癌、肝癌、肺癌、乳腺癌、宫颈癌、卵巢癌、恶性淋巴瘤等恶性肿瘤的治疗；

2. 术后，放化疗后防复发、抗转移的治疗；

3. 对放化疗有减毒增效作用，提高放化疗完成率。

【方解】

黄芪、灵芝、女贞子三药合用为扶正之君药，三药味甘，均入脾、肾经，肾为先天之本，生命之根，脾为后天之本，生化之源，能补脾胃之中气，能益肝肾之精气。对于恶性肿瘤术后、放化疗后，因病而致虚者有很好的治疗作用。现代研究证实此三药能提高机体免疫，增强机体抗病能力，能激活巨噬细胞并提高其吞噬活性，改善宿主的免疫抑制状态，保护骨髓造血功能，升高白细胞，调节脏腑功能，减轻放化疗毒副反应，提高机体耐受性，增加胞内环腺苷酸（cAMP）含量，抑制癌细胞分裂繁殖，甚至使其转为正常细胞，相当于术后、放化疗后使用干扰素、胸腺肽、转移因子等药物的作用。

莪术有破血行气、消积散结之功；水蛭有破血逐瘀之效，二药配伍能行气破血，逐瘀散结，共为臣药。莪术：苦、辛，温，入肝、脾二经。有破血行气、消积散结之效。水蛭：咸、苦，平，有小毒，入肝经。有破血逐瘀之效。《神农本草经》："水蛭，味咸，平。主逐恶血瘀血月闭，破血瘕积聚，无子，利水道。"经现代研究莪术具有抗肿瘤的作用，能有效抑制肿瘤生长；水蛭尤其对顽血死血有化解作用，因此二药能软化瘤灶，缩小瘤体，并能追逐杀伤残留癌细胞和癌栓，血道、淋巴道的癌细胞，使其不能着床。

藤梨根酸涩，能清热解毒，生牡蛎咸涩，能收敛固涩，均属凉性之药，二药配伍能软坚散结，清热解毒，收敛固涩，为佐药。藤梨根，酸、涩，凉。有清热解毒消肿之功效。生牡蛎：咸、涩，凉，入肝、肾二经。有收敛固涩、清热益阴、敛阴潜阳、软坚化痰之效。恶性肿瘤转移为"传舍"，癌细胞扩散，二药能散而收之，并有很强的抗癌作用，能预防复发、浸润和转移。

丹参为血分之药，为使药。丹参：苦、微寒，入心、肝、肾、脾四经。有活血调血、祛瘀止痛、凉血消肿、养血安神、补血益气之效。因肿瘤发病的病理机制为"因虚发病，因病致虚"，因此扶正当贯穿于肿瘤治疗的整个过程。正所谓"善治病者，当先补虚，使气血壮，积自消也"。恶性肿瘤发病后往往损伤脏腑，易致气血亏虚，加之术后、放化疗后气血更虚，因而用丹参养血补血，调血活血，能恢复脏腑功能，纠正贫血，有一味丹参胜四物之说。

纵观全方，符合恶性肿瘤发病理念和病机理论，组方严谨，用药得当，既能扶正而不滞邪，又能祛邪而不伤正，标本兼顾，在体以扶正治虚，在标以祛邪扶正，攻伐局部与整体扶正相结合，补中有泻，敛中有散，活中有收，并注重气血的关系，因气在血中，气行则血行，气滞则血瘀，使气血调和，机体阴阳得以平衡，尤其在提高机体免疫力功能的同时，能应用具有抗癌作用的药物以达到防复发、抗转移的治疗目的。

【临床应用】

根据肿瘤患者临床症状，以本方为基础方，随证加减。若脾虚肝郁者加陈皮、香附、郁金、柴胡、白术、茯苓；肿块显著者则加土鳖虫、三棱、苏木、泽兰；气滞血瘀者则加当归、赤芍、桃仁、红花、三七；湿热壅盛者加滑石、泽泻、薏苡仁、黄芩、黄连、黄柏；肝肾阴虚者加鳖甲、龟甲、生地、山茱萸、枸杞子；脾肾阳虚证则加肉桂、干姜、小茴香、吴茱萸；若腹胀者加大腹皮、莱菔子、槟榔；纳差者加山楂、鸡内金、炒麦芽、神曲；黄疸者加茵陈、金钱草、海金沙；呃逆者加竹茹、代赭石、旋覆花、半夏；腹水者加猪苓、泽泻、二丑；疼痛者加徐长卿、延胡索、姜黄；低热者，加青蒿、鳖甲、丹皮、生地、知母。

每日1剂，煎至400ml，早晚分服，连服3个月后进行复查，病情稳定、无复发转移者，改口服扶正抗癌丸。

第二节　扶正抗癌丸

【组成】 人参，丹参，冬虫夏草，石见穿，通关藤，夏枯草，猫爪草，郁金，浙贝母。

【功效】 益气养血，活血化瘀，软坚散结。

【主治】

1. 食管癌、胃癌、结直肠癌、肝癌、肺癌、乳腺癌、宫颈癌、卵巢癌、恶性淋巴瘤等恶性肿瘤及其转移灶和并发症的治疗；

2. 可治疗肺结节、乳腺结节、乳腺增生、甲状腺结节等癌前病变和疾病；

3. 可治疗慢性萎缩性胃炎、反流性食管炎、肾囊肿、脂肪肝等疑难杂症。

【方解】

人参、丹参、冬虫夏草共为君药，彰显了基于“因虚发病，因病致虚”的癌病发病学说而遣药组方的中医辨证论治思想。《神农本草经》列人参为上品，称其“主补五脏，安精神，定魂魄，止惊悸，除邪气，明目开心益智”。人参性甘微苦，微温，归肺、脾经，大补元气，补脾益肺，生津，安神。在本方中，人参作为君药，旨在增强患者体质，提高机体免疫力，对抗和预防肿瘤治疗过程中可能出现的气血两虚，确保治疗得以顺利进行。《本草纲目》记载丹参：味苦，微寒，无毒。入心、心包络二经（即手少阴、厥阴经）。破宿血，生新血，安生胎，落死胎，止血崩带下，调妇人经脉不匀。丹参活血化瘀，凉血消痈，能改善肿瘤组织局部的微循环，促进药物渗透，减少肿瘤周围的瘀血状态，有利于抑制肿瘤发展。《本草从新》中提到冬虫夏草：“保肺益肾，止血化痰，已劳嗽。”冬虫夏草性平，味甘，入肺、肾二经，具有补肺肾、止血化痰之效。它能增强机体免疫功能，调节内分泌，对化疗后免疫功能下降有显著治疗作用，具有非常明显的抗肿瘤活性。

石见穿、通关藤共为臣药，起到防复发、抗转移的抗癌作用。石见穿在《本草拾遗》首次提及，其性苦、辛，寒，归肝、脾经，有清热解毒、活血止痛、消肿散结之效。现代研究表明，石见穿含有多种生物碱和黄酮类化合物，具有直接的抗肿瘤作用，能抑制肿瘤细胞的增殖，促进凋亡，且有助于减轻化疗药物的肝肾毒性。《本草图经》载通关藤："主风毒肿痛，通利九窍。"通关藤味苦、辛，性平，归肝、肾经，有活血通络、解毒消肿之功。在方中，与石见穿相辅相成，不仅增强抗肿瘤效果，还能够疏通经络，促进药物在体内的吸收与分布，对防止癌细胞扩散和复发有着积极作用。

夏枯草、猫爪草、郁金、浙贝母合用以增强软坚散结的功效，尤其对于已发生的淋巴转移和远端转移，具有缩小病灶、阻断转移的关键作用。夏枯草从"郁"治，猫爪草从"火"治，郁金从"瘀"治，浙贝母从"痰"治，对于肺结节、乳腺结节、甲状腺结节同样具有治疗和防变功效。《本草衍义》云："夏枯草，治瘰疬、鼠瘘、瘿瘤、散结气。"其性味苦、辛、寒，归肝、胆经，能清肝火、散郁结。夏枯草在方中主要针对肝经郁热引起的肿块，对于乳腺癌、甲状腺肿瘤等具有良好的辅助治疗作用。猫爪草《中华本草》记载："猫爪草，性温，味甘、辛，归肝、肺经，功能散结消肿。"猫爪草富含小檗碱等多种活性成分，具有良好的免疫调节和抗炎作用，能有效抑制肿瘤细胞增殖，对淋巴瘤等恶性肿瘤具有特殊疗效。郁金性寒，味辛、苦，归心、肝、胆经，能行气解郁、活血止痛。在此方中，郁金不仅有助于缓解因肿瘤压迫或治疗引起的疼痛，还能促进情志顺畅，改善患者心理状态，提高治疗依从性。浙贝母《本草正义》谓："浙贝，开郁散结，清热化痰。"浙贝母性微寒，味苦，归肺、心经，擅长清热化痰、散结消肿。在治疗呼吸系统肿瘤时，浙贝母能够协同其他药物，减轻炎症反应，抑制肿瘤发展，提高呼吸道通畅度。

此方历经多年临床实践，集扶正与祛邪于一体，通过人参、丹参、冬虫夏草等补益元气、增强体质，奠定治疗基础；石见穿、通关藤等直接作用于肿瘤，配合夏枯草、猫爪草、郁金、浙贝母等药，增强软坚散结、活血化瘀之力，有效针对恶性肿瘤及治疗后可能出现的并发症。

【临床应用】

根据肿瘤患者临床症状及体征，配合扶正抗癌汤服用，连续服用3月，进行复查，若病情稳定，无复发转移，可连续服用1~3年。用法及用量：每次2丸，每日2次，早晚服用。对消化道肿瘤，盛10ml温开水将2丸化为糊状，1次服下，日2次，此药可贴附食管、胃黏膜，缓慢持久释放药力。

第三节 癌 痛 贴

【组成】铁棒锤，马钱子，洋金花，冰片，干蟾皮，徐长卿，延胡索，三七。

【功效】活血化瘀，解毒散结，通络消肿，麻醉止痛。

【主治】各种癌症引起的疼痛及转移病灶引起的疼痛。

【方解】

铁棒锤、洋金花共为君药。铁棒锤：苦、辛温、有大毒，归肺、肝经。祛风止痛，散瘀止血，消肿拔毒。此药具有较强的止痛作用，治疗癌性疼痛，创伤性疼痛，关节腰腿痛。止痛总有效率实验证明为92.7%，临床观察无成瘾性，适用于长期止痛。洋金花，辛温有毒，归肝、肺经。平喘止咳，麻醉止痛。方用于对中枢神经系统镇痛、止痛，具有麻醉作用。对中、重度疼痛具有较强的镇痛作用。

马钱子、三七、干蟾皮共为臣药。马钱子：苦，寒，有大毒，归肝、脾经。通络散结，消肿止痛。方中用于对中枢神经系统镇痛，具有抗肿瘤，活血通络，散结止痛之作用。三七：甘、苦、温，归肝、胃经。化瘀止血，活血止痛。方中用于对中枢神经系统镇痛、镇静。增强免疫功能，抗纤维化，抗肿瘤之瘀血疼痛。干蟾皮：辛、凉、微毒，利水消肿。抗癌止痛，方中用于解毒消肿，抗癌杀癌，尤其是中晚期肿瘤、妇科肿瘤及癌性疼痛。

佐以徐长卿、延胡索。徐长卿：辛温，归肝、胃经。祛风通络，止痛止痒，解毒消肿。方用于镇静止痛，通络解毒，对各类疼痛具有较强的止痛作用。延胡索：辛、苦、温，归心、肝、脾经。活血散瘀，理气止痛。方中用于全身各部气滞血瘀之痛。专治人身上下，四肢百骸之诸痛。

冰片：辛、苦、微寒。归心、脾、肺经。开窍醒神，清热止痛，载药入经，作为使药。

本方用于透皮渗入，开泄腠理，药物沿经络入腠理，到达病所以止痛。选用我的家乡——太白山道地药材铁棒锤，配用古代华佗用于麻醉止痛的洋金花，这两药配合能作用于大脑中枢神经系统而具有很强的镇痛作用，尤其对长期重度疼痛具有缓解和止痛之效。马钱子、三七、干蟾皮具有较强的抗肿瘤作用，并能活血化瘀、通络止痛，随冰片通过皮肤渗入，运用活血化瘀之力，沿经络，随气载药而达病所，起到止痛作用。徐长卿、延胡索是全身上下之较强止痛中药，两药相辅相成。本方组成具有麻醉止痛、活血止痛、化瘀止痛、通络止痛、理气止痛、散结止痛之功效。

【临床应用】

每次一贴，将局部皮肤用温水擦干，将药贴于患处，12 小时更换 1 次。

第四节　消　噎　汤

【组成】黄药子，山豆根，半夏，地龙，蜈蚣，水蛭，莪术，神曲。

【功效】解毒化痰，软坚散结，通幽消肿。

【主治】食管癌。

【方解】

山豆根、黄药子以清热解毒消肿为主，为君药。黄药子：苦、平，味苦、平，有小毒。入肺、肝二经。有消瘿化瘤、清热解毒、凉血止血之效。可用于瘿瘤瘰疬、喉痹等。山豆根：味苦，寒。入心、肺、大肠三经。有清热解毒、消肿止痛之效。可用于喉痈、喉痹、喉风、痈肿等。《本草求真》曰："山豆根，功专泻心保肺，及降阴经火逆，解咽喉肿痛第一要药。"

蜈蚣、水蛭、莪术、地龙共为臣药。蜈蚣：味辛，温，有毒。入肝、心二经。有息风止痉、解毒散结、通经活络之效。可用于经络脏腑中风，小儿慢惊风，脐风，破伤风，疔疮，瘰疬，头风，瘀血头痛，风湿寒痹等。水蛭：咸、苦、平，有小毒。入肝经。有逐瘀消癥、破血通经之效。常用于治疗蓄血、癥瘕、经闭、跌打损伤等证。莪术：味苦、辛、温。入肝、脾二经。有破血行气、消积散结之效，可用治石瘕、积聚、闭经、痛经、心腹痛、食积腹满、痰凝气滞瘰疬等。地龙能通络破瘀以助蜈蚣、水蛭、莪术增强散结通幽之力，兼清热化痰辅君药解毒，还可调和方中温燥之性，契合食管癌痰瘀热毒互结病机。

半夏：味辛、苦、温，有毒。入脾、胃二经。有燥湿化痰、降逆止呕、消痞散结之效，可用治风寒咳嗽、痰湿咳嗽、痰喘闭肺、肺脾气虚、外感呕吐、伤食呕吐、胃热呕吐、妊娠呕吐、痰饮内阻呕吐、脾胃虚寒呕吐、胸脘痞闷、痰气交阻、瘿瘤痰核等。

神曲：甘、辛，温。入脾、胃二经。主治：外感伤食、伤食吐泻、消积止痢、脾虚胀满、下气消痰、产后回乳等。神曲为消食开胃之药，“有胃气则生，无胃气则死”，顾护胃气其意在此。

山豆根、黄药子为君药，配合蜈蚣、水蛭、莪术、地龙以软坚散结，佐以半夏豁痰通关，神曲解逆和胃，共奏益气散结、解毒化瘀、涤痰通管之功效。

【临床应用】

用于食管癌患者，用以改善患者呕吐顽涎，进食哽噎，不思饮食等症状。

第五节　消结止痛汤

【组成】柴胡，郁金，香附，木香，当归，白芍，天冬，橘核，淫羊藿，青皮，全蝎，土贝母，山慈菇，夏枯草。

【功效】疏肝解郁，散结止痛。

【主治】

1. 乳腺增生症，属肝气郁结、冲任失调者；
2. 乳腺癌肝郁气滞、痰瘀互结证见乳腺肿块、胀满疼痛者。

【方解】

柴胡与郁金、香附、木香，此四味共领疏肝解郁之大旗。柴胡：味苦，凉。入心包络、肝、胆、三焦经。有和解少阳、疏肝和胃、升阳举陷、疏肝解郁、清泄相火之功效。《滇南本草》记载柴胡：“除肝家邪热、痨热，行肝经逆结之气，止左胁肝气疼痛。”郁金：辛、苦，寒。入心、肺、肝三经。有行气解郁、活血破瘀、凉血清心止血、利胆退黄之功效。《本草正》曰：“单用治结聚气滞。”香附：味辛、微苦、微甘，平。入肝、三焦二经。有疏肝解郁、调经止痛、温化寒湿等功效。《本草求真》曰：“香附之气平而不寒，香而能窜，其味多辛能散，微苦能降，微甘能和。”木香：味辛、苦，温。入肺、肝、脾、胃四经。有行气止痛、温中和胃之功效。此四味为君药，相互配伍共奏疏肝理气之效，使肝气条达而得以疏泄。

土贝母、山慈菇、夏枯草、天冬共为臣药，发挥软坚散结、滋阴清热之功效。土贝母：味苦。归肺、脾经。散结、消肿、解毒。可用于乳痈、瘰疬等。山慈菇：味甘、微辛，寒。入肝、脾、肺三经。有解毒消肿、散结化痰之效。《本草正义》："山慈菇……能散坚消结，化痰解毒，其力破峻。"夏枯草：味苦、辛，寒。入肝、胆、脾三经。有清肝泻火、清热散结之效。《本草通玄》曰："夏枯草，补养厥阴血脉，又能疏通结气。"《本草从新》曰："治……乳痈、乳岩。"天冬：味甘、苦，寒。入肺、肾二经。有清肺降火、滋阴润燥、滋补肺肾、清热除淋等功效。

当归、白芍、淫羊藿三味为佐药，相互配伍以增强养血柔肝、理气止痛、化痰散结之功效。当归：味辛、甘，温。入心、肝、脾、肺四经。有养血和血、活血止痛、养血调经之功效。《本草正》："当归，其味甘而重，故专能补血，其气轻而辛，又能行血，补中有动，行中有补，诚血中之气药，亦血中之圣药也。"白芍：味苦、酸，微寒。入肝、脾二经。有养血柔肝、敛阴止汗、缓中止痛、平抑肝阳之功效。淫羊藿：味辛、甘、温，无毒。入肝、肾二经。有补肾助阳、强筋健骨、祛风除湿、洗疮杀虫、消瘰杀虫等功效。

青皮、橘核、全蝎三药为使药，引药入肝经，共协解郁止痛。青皮：味苦、辛、微酸，温。入肝、胆、胃、脾四经。有疏肝破气、消积散结、化痰消瘿之功效。橘核：味苦、平，无毒。入肝、肾二经。功效为理气散寒，用于乳痈初起。全蝎：辛、咸，平，有毒。辛散走窜，能搜风止痉、通络止痛，作为使药，引领诸药深入经络，强化止痛效果，尤其是针对疼痛剧烈的情况。

纵观本方，配伍特点有四：①疏肝理气解郁；②养血柔肝；③滋补肝肾，调理冲任；④软坚散结而止痛。为治疗乳腺增生症和乳腺癌的代表方。

【临床应用】

根据患者症状，以本方随症加减，胀满为主者，可增加柴胡、香附、郁金、木香之用量，去青皮；疼痛为主者，重用青皮、全蝎；肿块较明显者，重用荔枝核、橘核、三棱、莪术、土贝母、山慈菇、夏枯草等药。

第六节　消结止痛膏

【组成】 当归，全蝎，蜈蚣，僵蚕，地龙，穿山甲，乳香，没药。

【功效】 理气活血，软坚散结，通络止痛。

【主治】

1. 乳腺增生症，属肝气郁结、冲任失调、痰瘀阻滞证见乳房胀痛或及包块者；

2. 乳腺癌痰瘀互结证见包块未破溃者。

【方解】

本方以其独特的理气活血、软坚散结与通络止痛之功，展现了中医药在调治乳腺相关疾病方面的独特魅力。它不仅能够调和气血，促进机体气血畅通，还能有效缓解由肝气郁结、冲任不调及痰瘀阻滞所引起的乳房不适，尤其针对乳房胀痛及包块等症状，展现出其在乳腺增生症及特定乳腺癌症状管理上的潜力。

当归具有养血柔肝、活血止痛之功效，为君药。全蝎通络止痛，攻毒散结，蜈蚣通经止痛，攻毒散结，两者相互配伍为臣药，以发挥通络止痛、攻毒散结之功效。佐以僵蚕、地龙、穿山甲，其通络止痛、攻毒散结力更强，此五味均为虫药，取其走窜之性。配合乳香、没药，而此两药为使药，为宣通脏腑、疏通经络之要药。

纵观本方，重用虫类药物，旨在体现其祛瘀止痛散结之效。现代科学研究进一步验证了该方的科学性与有效性。当归的活血成分、全蝎与蜈蚣中的生物活性肽，以及乳香与没药的抗炎、抗肿瘤作用，共同构成了对乳腺疾病治疗的有力支持，展现了传统与现代医学智慧的完美融合。

【临床应用】

将患处用温水擦洗干净，保持干燥，每日一贴，每天更换一贴。

【安全与注意】

1. 特别提醒孕妇忌用，以防对胎儿造成不良影响。

2. 对配方成分过敏者应禁用，以免引发不良反应。

3. 皮肤破损或高度敏感体质者需谨慎使用，一旦出现不适，立即停药并咨询专业医师。

4. 强调外用原则，严防误食。

第七节　舒　肠　汤

【组成】乌梅，苦参，乌贼骨，五倍子，炒白术，茯苓，陈皮，法半夏，白及，莱菔子。

【功效】燥湿健脾，涩肠止泻，行气通腑。

【主治】慢性结肠炎，慢性非特异性溃疡性结肠炎。

【方解】

方中乌梅、苦参、乌贼骨、五倍子四药合用，能酸甘养阴，燥湿健脾，固肠止泻，为君药。乌梅：味酸，能收敛固涩，养阴生津，对腹泻有很好的收敛作用。苦参：苦寒，清热燥湿，增强肠道抗炎能力。乌贼骨（海螵蛸）：咸涩，能收敛止血，制酸止痛，对胃肠溃疡有良好疗效。五倍子：酸涩平，收涩止泻，敛肺降火，增强肠道收敛功能。

配炒白术、茯苓、陈皮、法半夏以增强健脾和胃之功，为臣药。炒白术、茯苓：健脾利湿，加强脾胃运化功能。陈皮、法半夏：理气和中，燥湿化痰，帮助消化，减轻腹胀。

莱菔子为佐药，行气消食，化痰除痞，有助于肠道气机畅通。

白及为使药，不仅收敛止血，还能促进受损肠黏膜的修复，是方中的调和之药。

本方的配伍体现了中医辨证施治的原则，通过多味药材的协同作用，旨在调整脾胃功能，燥湿止泻，同时促进肠道健康恢复。体现了中医治疗肠道疾病的特色，即通过整体调理和局部治疗相结合的方式，既解决表面症状，又注重根本治疗，促进机体自我恢复能力。

【临床应用】

本方诸药共用能迅速减少大便次数，使大便成形，同时能清除肠中污浊，改变大肠成分，重用白及能改善肠黏膜形态，减少出血；莱菔子行气宽肠，使大便气机通畅，对慢性结肠炎之大便溏稀，不成形，日行3～4次，夹有黏液等症状改善明显；乌贼骨配白及，对肠黏膜之溃疡有促进愈合，减少出血之作用。

第八节　舒　胃　汤

【组成】 乌梅，当归，白芍，山楂，丹参，炒蒲黄，桃仁，柴胡，郁金，佛手，厚朴，法半夏，藤梨根，甘草。

【功效】 滋阴养胃，活血祛瘀，疏肝解郁。

【主治】 慢性萎缩性胃炎，或伴肠上皮化生。

【方解】

方中乌梅、白芍、山楂共为君药。乌梅：酸甘养阴，促进胃液分泌，助消化。白芍：养血敛阴，柔肝缓急，对胃部痉挛有缓解作用。山楂：消食健胃，行气散瘀，增强消化功能。

丹参、蒲黄、当归、藤梨根、桃仁等药祛瘀生新，改变胃黏膜之病理改变，为臣药，但药量不宜过大，免伤胃黏膜。丹参、蒲黄、当归：活血化瘀，促进血液循环，改善胃黏膜微循环，有助于胃黏膜修复。藤梨根：具有一定的逆转胃黏膜肠上皮化生的作用，同时兼有清热解毒之效。桃仁：活血行滞，助臣药增强活血化瘀之力。

柴胡、郁金、佛手、厚朴、法半夏为佐药。柴胡、郁金、佛手疏肝解郁，调畅气机，帮助消化系统正常运作，减轻因肝气不舒引起的胃部不适。厚朴、法半夏针对慢性萎缩性胃炎常兼见的“中焦湿阻气滞、痰浊内生”病机，与柴胡、郁金等佐药协同，增强疏肝和胃、化湿除痞之效。

甘草为使药，调和诸药，与白芍同用能增强其缓急止痛的效果，同时甘草本身也具有一定的抗炎、保护胃黏膜的作用。

组方思路体现了中医调和阴阳、活血化瘀、疏肝和胃的治疗原则。促进胃黏膜修复：通过活血化瘀药物的应用，改善胃黏膜血液循环，促进胃黏膜上皮细胞的再生与修复；改善消化功能：君药中乌梅与山楂的配合，增强胃酸分泌和消化能力，缓解因胃酸不足导致的消化不良；疏肝和胃：佐药的应用有助于调节情志，减轻因情绪压力引起的胃部症状，如胀满、疼痛等；预防胃癌：通过改善胃黏膜状态，减少肠上皮化生等癌前病变的风险，体现中医“治未病”的思想。

第九节　抗癌利水方

【组成】 黄芪，防己，白术，陈皮，猪苓，茯苓，泽泻。

【功效】 益气健脾，利水消肿。

【主治】 恶性腹水。

【方解】

黄芪：甘、微温，无毒，入肺、脾两经。黄芪有补气升阳、补气摄血、益气固表、补气益阴、利水消肿、温里散寒、托脓生肌及增强体质、延年益寿等作用。《内经》曰："肤胀者，寒气客于皮肤之间，鼟鼟然不坚，腹大，身尽肿，皮厚，按其腹，窅而不起，腹色不变，此其候也。"临床中常见头面、四肢，腹部或全身浮肿。

防己：苦、辛，寒。入膀胱、肺、脾、肾四经。有利水消肿、清热利湿、祛风止痛之功效。对风水、皮水均有疗效。《名医别录》载："防己，主治水肿，风水。"《金匮要略》中，医圣仲景，以本品为主药，治风水、皮水及痰饮病之例。

白术：苦、甘，温。入脾、胃二经。有补气健脾、燥湿化痰、利水消肿、祛风散寒、固表止汗、益气安胎之作用。《素问·至真要大论》曰："诸湿肿满，皆属于脾。"《济生方·水肿论治》亦曰："水肿为病，皆由真阳怯少，劳伤脾胃，脾胃既寒，积寒化水。"故可用于脾胃虚导致的水肿病。

陈皮：味辛、苦、温，无毒。入脾、肺二经。有健脾理气、燥湿化痰、利尿通淋之效，可用治胸痹胸痛、脘腹胀满、脾胃虚弱、痰湿蕴脾、胸膈满闷等。

猪苓：甘、淡，平。入脾、肾、膀胱三经。有利水渗湿、泄热止渴、治疟止泻之功效。《药品化义》曰："猪苓味淡，淡主于渗，入脾以通水道，用治水泻湿邪，通淋除湿，消水肿。"

茯苓：甘、淡，平。入心、脾、肺、膀胱、三焦、胃六经。有渗湿利水、健脾和胃、宁心安神、强筋健髓之功效。《药品化义》曰："茯苓最为利水除湿要药。"

泽泻：味甘、淡，性寒，归肾、膀胱经，其功专利水渗湿、泄热通淋，在本方中为佐药，与猪苓、茯苓协同增强利水消肿之力，同时针对恶性腹水可能兼夹的“湿郁化热”病机。

方中黄芪补气利水，又能固表；防己利水退肿，两药相配，补气利水力猛，且利水而不伤正。现代药理学研究证实黄芪能够改善皮肤血液循环，与防己同用刺激肾脏，使尿量增加。两者配伍，一降一升，扶正祛邪，对正虚邪实证，施以标本兼顾的治疗方法，利水相兼，升降调和，增强利水祛湿之功效。佐以白术，健脾渗湿，与黄芪同用又能增强益气健脾之功。猪苓、茯苓均能利水，两药相伍，猪苓助茯苓利水渗湿之功；茯苓补猪苓无补脾肾之憾，故对于治疗小便不利、水肿胀满等效果较佳；泽泻归肾与膀胱经，利水之力更峻，既能协同猪苓、茯苓强化渗湿利水之效，推动水液从下焦膀胱排出，又可清泄水湿内停日久所生的郁热，避免湿郁化热加重病情；与白术均有较强而持久的利尿作用，且白术又能使肌力增强，抗疲劳。陈皮行气健脾，补而不滞，使脾气旺盛，水湿运化，推动水液排泄，并对周围血管有收缩作用。

第十节　胸腔积液外用方

【组成】 黄芪，牵牛子，车前子，猪苓，桂枝，莪术，桃仁，薏苡仁，土鳖虫，葶苈子，水蛭，白芥子，瓜蒌。

【功效】 益气健脾，泻肺利水。

【主治】 脾肺气虚，饮停胸胁之胸腔积液，癌性胸腔积液。

【方解】

各种原因导致胸膜渗出增多，形成胸腔积液。本病中医归结于饮证。脾肺气虚弱，脾失运化、肺失宣降导致水不归正化，停于胸腔可成本病。治则益气健脾，泻肺利水。

方中黄芪，补益脾肺，益气固表兼利水，可谓标本兼治，故为君药。黄芪作为补气固表的要药，能显著提升脾肺之气，促进水液代谢，增强机体排出多余体液的能力。其益气作用有助于从根本上改善脾肺气虚的状态，是治疗本病的核心药物。

臣药为两组药对。薏苡仁与桂枝：薏苡仁健脾利湿，促进水液的正常排泄；桂枝温阳化气，利水道，两者合作，强化了利水功能，且桂枝的温性符合中医“温药和之”的治痰饮原则。葶苈子、车前子与牵牛子：葶苈子和牵牛子两味药均为峻下逐水之品，能直接作用于肺与水道，加强水液的外排，对于胸腔积液的消除尤为关键。车前子能利水渗湿、清热利尿，契合肺失宣降致水停胸腔的核心病机，同时其清热之性可稍制葶苈子、牵牛子的峻烈之性，还能兼顾癌性胸腔积液可能兼夹的湿郁化热之象，避免利水伤正或助热。

佐以猪苓、桃仁、莪术、水蛭、土鳖虫。猪苓：增强利湿效果，促进水湿从小便而出；桃仁、莪术、水蛭、土鳖虫：这些药物共同发挥活血化瘀的作用，因为中医理论认为“血不利则为水”，通过改善血液运行，可以间接促进水液的正常代谢；白芥子与全瓜蒌：两药均为化痰要药，能协助清理胸中痰湿，畅通气机，对胸腔积液伴有痰湿症状尤为适宜。

本方综合考虑了胸腔积液的病因病机，通过益气健脾以治本，泻肺利水、活血化瘀、化痰除湿以治标，形成了标本兼治的治疗策略。各药相互配伍，既能提升脾肺功能，促进水液正常输布，又能直接作用于胸腔积液，加速其吸收和排出，体现了中医辨证施治的智慧。值得注意的是，由于方中含有峻烈药物，如葶苈子、牵牛子等，实际应用时需严格控制剂量，避免副作用。

第十一节　腹水外用方

【组成】 黄芪，牵牛子，车前子，猪苓，桂枝，大腹皮，莪术，桃仁，薏苡仁，土鳖虫。

【功效】 健脾利水，活血逐饮。

【主治】 脾虚水瘀互结之腹水。

【配伍特点】

西医学腹水，是各种原因导致腹膜渗出增多所形成的。本病中医归结于鼓胀病。中医学所谓“风、痨、鼓、膈，四大绝症”，由此可见该病治疗难度之大。鼓胀病，乃气、血、水结于腹中所致。

本方由胸腔积液外用方化裁而来，胸腔积液方更侧重于泻肺和化痰，而腹水方则强调健脾和腹部的利水逐饮。两者的区别反映了中医对不同部位水液积聚病因病机的理解，以及据此制定的针对性治疗策略。

标本兼治：通过君臣佐使的配伍，实现了补虚与祛邪并举，既提升了机体自身的调节能力，又直接解决了腹水的问题。

外用优势：此方作为外用方，可能通过贴敷、熏洗等方式使用，减少了内服药物可能带来的副作用，尤其适合于体质虚弱，不宜过度攻伐的患者。

攻补平衡：虽然方剂中攻伐逐水药物较多，看似扶正不足，但外用方式能在一定程度上减少对正气的损伤，同时也提示在实际应用中应根据患者具体情况，必要时结合内服补益药物，以达到更好的治疗效果。

（陈光伟）

第六章 用 药 心 得

第一节 临床用药心得

一、科学选用抗癌中药

《医学衷中参西录》云:“尝细验天地之气化，恒数十年而一变。……由斯知为医者当随气化之转移，而时时与之消息，不可拘定成方而不知变通也。”中医大家张锡纯通过钻研医学历史，并反复临床验证，认为数十年间，天地气化即有一变。治疗癌病，更有这种体会，且看数十年前我国癌病患者采用放化疗手段的能有几人？而当下，几乎全部采用了这种治疗手段，这就是张锡纯说的“天地之气化”已然变了。此“变”，必然要求中医临床组方用药的变化。

故而不能拘泥经方，更不能全赖经方，要遵循中医学的博大精髓，更要吸纳现代医学的研究成果，勇于创新、敢于尝试，科学精选出适合当下患者病情的抗癌中药。首先以继承祖国传统医学精髓为基础，其次充分利用现代药理学等科学研究成果，最终以临床疗效作为最终检验标准，这样才能精准遴选出符合患者需求的抗癌中药。

中医学的经典著作，包括《黄帝内经》《神农本草经》《金匮要略》《本草纲目》《新编本草》等，蕴含着丰富的治疗癌病的医学思想和经方验药，其中的治病思想，始终彰显其超越时代的科学性和哲学高度。比如，唐代《晋书》中说:“初帝目有瘤疾，使医割之。”为我国手术治疗癌病的最早记载；明代王肯堂《证治准绳·积聚》提出“治疗是病分初、中、末三法”；明代张景岳《景岳全书·积聚》说:“凡积聚之治，如经之云者，亦既尽矣。然欲总其要，不过四法，曰攻，曰消，曰散，曰补，四者而已。”对积聚之治法作了高度概括；清代李中梓《医宗必读·积聚》将攻、补两大治法与癌病病程初、中、末三期有机结合，指出治疗积聚不能急于求成，须“屡攻屡补，以平为期”。

现代中药学的药理学研究，从20世纪70年代开始，单味药的研究进入了一个旺盛时期，研究中药达500种以上。最有影响力的成果在2015年，屠呦呦因从中药材青蒿中研制出青蒿素获得诺贝尔生理学或医学奖，后来，她获得国家最高科学技术奖。《中华人民共和国药典》集中反映当代中药科学研究的成就，目前已经更新至2020版，共收载品种5 911种。例如，《本草纲目》中描述猕猴桃：“其形如梨，其色如桃，而猕猴喜食，故有诸名。”《药典》的药理研究表明，猕猴桃根的乙醇提取物腹腔给药，对实验小鼠肉瘤S-180及宫颈癌都有较强的抑制作用。

“实践是检验真理的唯一标准”，同样，临床疗效是唯一的检验标准，我经过近50年临床检验，扶正抗癌组方中的中药材，具有扶危救困、扶助正气、抗癌抑癌、带瘤生存的神奇疗效，其中所有中药材的单味药现代药理学研究，已经被多方证实具有显著抗癌效果。整方药理经过多年来陕西中医药大学及多方产学研综合实验室研究和临床研究，充分证明了其扶正抗癌的科学性、有效性、突破性。

二、整方平和以法在甘缓

扶正抗癌方，整方阴阳平和，寒热搭配、表里兼顾、虚实互补。例如，在用黄芪补益脾肺的同时，用女贞子制其热，且补肾滋阴，黄芪同时可固卫气，而女贞子兼有强心利尿功效，故能表里兼顾，扶助正气。

整方平和，是癌病治疗持久战的必然要求，是癌病周期性的必然要求，是保障疗效的必然要求。癌病是个慢性病，癌病的病因——“虚”实非一日之寒，所以癌病的治疗势必要比寻常疾病的治疗周期要长，组方务必不能时攻、时补，这样往往导致患者气机紊乱，反而加重病情。《素问·至真要大论》曰：“急者缓之。”叶天士对于缓治论述丰富，《临证指南医案》载“久恙非汤药可投，缓调须用丸药”“治虚亦主甘缓”。叶天士推崇缓治思想，《临证指南医案》涉及缓治的内容就有60余处，其他如《未刻本叶氏医案》《叶天士晚年方案真本》《种福堂公选良方》等叶氏医案著作中也有许多缓治法的应用。叶天士在缓治思想指导下，应用的具体治法有甘缓、缓攻、缓补、缓下、缓消等，其中以甘缓、缓攻二者最具代表性。

按照癌细胞生物动力学原理，癌病每3个月就会有较大变化，故此西医往往建议患者3个月复查1次，中医治疗癌病也发现3个月的周期性特征，所以要求患者服中药3个月为一个疗程，这样的药量才能保障药效。但有的中医凡开方都在30味中药以上，甚者有80多味的方子，看似为了重药起沉疴，但往往患者服用1个月就出现了中药的副作用，如胃口下降、全身皮肤溃烂等等。这都不是符合中医的疗法，人体得癌病是个渐进的过程，治疗癌病也应该是个缓慢的过程，何况癌病尚有3个月的变化周期，符合这一特点的组方药味，最好控制在15~20味之间，每味剂量控制在12~15g，这样的药量比一般疾病重一些，符合治疗癌病的剂量要求，经过3个月的服药周期，积累的药量足以保障疗效。

三、重视运用虫类中药

中医学的虫类药包括的范围非常广，除了蜈蚣、蛇、蝎子等，其实，虫类药物远远不止这些。古代的“虫”泛指所有动物药，比如牡蛎、珍珠、麝香这些都算虫药的范畴，不仅指昆虫。

中医使用虫类药治病已经有几千年历史了，《神农本草经》是中国最早的中草药学经典之作。《神农本草经》中共载录了365种中药，其中动物药67种，包括水蛭、僵蚕、地龙等虫类药28种，对其应用及功效都有明确的叙述。如水蛭，《神农本草经》载有“逐恶血、瘀血、月闭”的作用。

东汉末年，著名医学家张仲景广泛收集医方，写出了传世巨著《伤寒论》和《金匮要略》。确立的辨证论治原则，是中医临床的基本原则，是中医的灵魂所在。书中共用动物药38种组方，其中虻虫、䗪虫、鼠妇、蜂房等虫类药8种。创制的“大黄䗪虫丸”“鳖甲丸”“抵当汤”“下瘀血汤”等含有虫类药物的方剂，治疗疟母、瘀血内停、五劳虚极、肌腹甲错、蓄血发狂、少腹硬满等病症，配伍精当，疗效确凿，至今仍用于临床。张仲景用炒制的方法，来减少水蛭、虻虫等虫药的毒性，以增强其疗效，说明古代医家用药的审慎和临床经验的独特。

清代著名医家叶天士也是擅用虫类药的大家，他认为虫类药有善行不守的特性，指出疾病“久则邪正混处其间，草木不能见效，当以虫蚁疏逐，以搜剔络中混处之邪”。明确指出虫类药疏逐、搜剔经络之邪的疗效，要高于草木类的植物药。他的《临证指南医案》中使用虫类药的医案，多为沉疴痼疾，如治疗积聚、疟母者，常取蜣螂虫、䗪虫、全蝎活血通络、软坚散结；对于头痛、痹证等，每用全蝎、地龙、蜂房入络搜邪，随手即可息风止痛。而疮疡和儿科痘疡者，则常用僵蚕、蝉蜕以清热祛风、凉血解毒。

近代名医章次公先生，是一位善用虫类药物的大师，他的弟子编著的《章次公医案》中，收载了百余例虫药医案，常用的虫药有地鳖虫、蜣螂虫、地龙、蝼蛄、蟋蟀、蜘蛛、僵蚕、全蝎、蜈蚣、蕲蛇、虻虫、蜂房、九香虫、五谷虫、蚕沙、蝉蜕等16种。

首届国医大师张学文先生，是首届最“年轻”的国医大师，也是我的老师。他是中医急症高手，使很多中风患者起死回生。张老师认为疑难病中凡久治无效、百方无功、医者乏术之时，利用虫类药之药性猛烈入络搜邪的特点，往往可起沉疴痼疾，得到较好的疗效。常用虫类药者，如全蝎、蜈蚣、僵蚕、地龙、水蛭、虻虫、蝉蜕、白花蛇、乌梢蛇、穿山甲等。

（一）虫类药的功效分类

清代名医叶天士认为虫类药属于“血肉有情，栽培身内精血”，并且强调疾病“久则邪正混处其间，草木不能见效，当以虫蚁疏逐，以搜剔络中混处之邪”的观点，同时还认为虫类药由于“声气相应”，于攻伐之时亦往往能取捷效，是以“攻补兼施”之时常为首选。

常用的虫类药，各有功效，但按照其核心功能大体可分如下几类：

1. **补益培本** 阿胶、蛤蚧、龟甲、龟甲胶、鳖甲、鳖甲胶、鸡子、鸡子黄、鸡肝、羊肝、海参等；

2. **壮阳益肾** 冬虫夏草、鹿茸、紫河车、海狗肾、羊肉等；

3. **攻坚破积** 穿山甲、守宫、蜣螂虫、斑蝥等；

4. **活血祛瘀** 水蛭、土鳖虫、鼠妇、五灵脂等；

5. **行气和血** 刺猬皮、九香虫等；

6. **宣风泄热**　蝉蜕、白僵蚕、白花蛇等；

7. **搜风解毒**　露蜂房、地龙、蚂蚁等；

8. **息风定惊**　全蝎、蜈蚣、乌梢蛇、石决明、牡蛎、珍珠、珍珠母等；

9. **开窍慧脑**　麝香、蟾酥、羚羊角等；

10. **清热解毒**　水牛角、山羊角、牛黄等；

11. **收敛生肌**　五倍子、海螵蛸、鸡蛋壳、鸡内金等；

12. **化痰定喘**　瓦楞子、蛤壳、海浮石等。

（二）按照治疗癌病的分类

1. **广谱抗癌**　全蝎、水蛭等；

2. **食管癌**　常用壁虎、蜈蚣、全蝎等；

3. **胃癌**　常用五灵脂、瓦楞子、乌贼骨等；

4. **肝癌**　常用土鳖虫、水蛭、阿胶、蝉蜕、鼠妇等；

5. **大肠癌**　常用地龙、五倍子、鸡内金、珍珠母等；

6. **肺癌**　常用蜂房、水蛭、海浮石、鳖甲等，如患者咳血则不用水蛭；

7. **乳癌**　常用穿山甲、全蝎等；

8. **甲状腺癌**　常用浙贝母、生牡蛎、穿山甲等；

9. **宫颈癌**　常用生牡蛎、全蝎、刺猬皮、阿胶等。

（三）使用虫类药的注意事项

1. 虫类药多含异体蛋白，可引起过敏反应，对过敏体质者用之要谨慎，一旦有过敏倾向，应立即停药。

2. 虫类药多属“小毒”，用之不可过量，必要时可交替使用，如全蝎含类似蛇毒的神经毒素成分，蜈蚣含类似蜂毒的组胺样物质和溶血蛋白，过量可引起中毒，甚至出现溶血、贫血、肝肾功能损害等，所以对有出血倾向、有肝肾功能损害的患者，虫类药要慎用。

3. 肿瘤晚期体质较弱者，用之更宜谨慎，斟酌用量，并需与其他扶正益气、养血滋阴类药配伍使用，减少可能出现副作用的机会。

（陈光伟　张　瑾）

第二节 临证对药的配伍心得

一、黄芪，灵芝，女贞子

黄芪：味甘，性微温。归肺、脾两经。具有补气升阳、补气摄血、益气固表、补气益阴、利水消肿、温里散寒、托脓生肌及增强体质、延年益寿等功效。《珍珠囊》曰：黄芪甘温纯阳，其用有五。补诸虚不足，一也；益元气，二也；壮脾胃……。在恶性肿瘤的治疗中，黄芪可提升患者正气，改善身困乏力、少气懒言之症，增强机体抵御癌邪之力。

灵芝：味甘，性平，归肾、肝、心、肺四经。具有补益肝肾，清热，乌须明目之效。本品有益精保神之效。津亏神伤，是由脏腑虚损，元气不足所引起的，多因五劳（久视伤血，久卧伤气，久坐伤肉，久立伤骨，久行伤筋）、七伤（大饱伤脾，大怒气逆伤肝，强力举重、久坐湿地伤肾，形寒、寒饮伤肺、忧愁思虑伤心，风雨寒暑伤行，大恐惧、不节伤志）、六极（筋极、骨极、血极、肉极、精极、气极）致脏腑亏损，气血虚弱，逐渐发展为元气亏损久虚不复，出现各种虚损症候。灵芝大补五脏精气，有滋补强壮之效，可助患者恢复元气，增强体质。

女贞子：味甘、苦，性凉，归肝、肺、肾三经。具有补益肝肾、凉血止血、滋阴清热、清肝明目之效。《神农本草经疏》曰女贞子“气味俱阴，正入肾除热补精之要品，肾得补则五脏自安，精神自足，百疾去而身肥健矣，其主补中者，以其味甘，甘为土化，故能补中也，此药有变白明目之功累试辄验，而《经》文不载，为阙略也”。对于恶性肿瘤患者，女贞子之凉可平衡体内邪热，滋补肝肾，缓解阴虚火旺之状。

虚证是恶性肿瘤发病的根本原因，患者多有身困乏力，精神倦怠，少气懒言等症状。黄芪、灵芝、女贞子三药性味的共性为甘，且女贞子之凉平衡了黄芪之温，三药组合平和而甘缓，补虚之力极大增强，临床可适用于各种、各类、各期肿瘤。三药归经覆盖五脏，共同配伍，大补脾胃之中气以固后天之本，滋补肝肾以固先天之根。

扶正抗癌方以此三药为君药，几十年临床效果显著，多项实验研究显示三药配伍可有效对抗癌细胞发生、发展和扩散。

二、水蛭，莪术

水蛭：味咸、苦，性平，有小毒。归肝、膀胱经。具有逐瘀消癥，破血通经之效，用于治疗蓄血、癥瘕、经闭、跌打损伤等。在恶性肿瘤的治疗中，水蛭因其强大的破血祛瘀之力，可针对肿瘤形成的血瘀凝滞发挥关键作用。

莪术：味苦、辛，性温。归肝、脾二经。具有破血行气，消积散结之效，用于治石瘕、积聚、闭经、痛经、心腹痛、食积腹满、痰凝气滞瘰疬等。对于恶性肿瘤患者，莪术的破血行气功效可助力消除气滞血瘀、痰湿凝聚之态。

恶性肿瘤的病机多为“瘀、痰、毒”，气滞血瘀、痰湿凝聚和毒热内生。古代医家虽有用三棱、莪术的药对治疗良性肿瘤的先例，然本人经多年研究发现，水蛭、莪术在恶性肿瘤的治疗中独具不可替代之功效。

水蛭乃《中华人民共和国药典》众多药材中破血祛瘀能力极为强劲者，莪术的行气之力亦堪称强大，二者强强联合。因气为血帅，血为气母，气行则血行，水蛭得莪术则能破血而行血中之气，莪术得水蛭，则破血祛瘀功效更甚。在以扶正培本的君药为基础的前提下，两药相配，气血并治，使气血通畅、瘀血消散，通则痛止。

水蛭入肝、膀胱经，尤入肝经血分，莪术入肝、脾二经，尤入二经气分，二者协同，借肝之疏泄功能，输布全身气血，清除瘀阻、消散结聚、行气活血、化瘀止痛。临床应用中，此组合不仅对肝癌疗效显著，因其独特的配伍药性，适用于各类恶性肿瘤。但在临床中见出血，如肺癌咳血等，水蛭不可用。

三、厚朴，枳实

厚朴：味苦、辛，性温。归脾、胃、大肠经。具有温中、下气、燥湿、消痰等功效。用于治疗胸腹痞满胀痛，反胃，呕吐，宿食不消，痰饮喘咳，寒湿泻痢等。在恶性肿瘤的治疗中，尤其是针对食管癌、胃癌、肝癌等患者，厚朴可发挥重要作用。

枳实：味苦、辛、酸，性温。归脾、胃经。具有破气、散痞、泻痰、消积等功效。用于治疗胸腹胀满，胸痹，痞痛，痰癖，水肿，食积，便秘，胃下垂，子宫下垂，脱肛。

《金匮要略》曰："病痰饮者，当以温药和之。"食管癌、胃癌、肝癌等恶性肿瘤患者，常出现大便不畅，痰湿壅滞，气机不通之症，此时痰饮成为局部的关键矛盾。厚朴与枳实相伍，一则温胃阳，可达温阳化饮之目的；二则燥脾土，凭借其配伍的苦温共性，既能燥湿，又能助阳化湿。同时，面对腑气不通、气机壅闭的情况，必须注重温通下气。两者配伍，厚朴侧重于散满除胀，枳实侧重于消食导滞除痞。在以扶正培本的君药为前提的情况下，两药共用，可治疗胃腑实邪积滞、腹满胀疼痛、大便不畅等症，无论是实证还是虚中夹实者，皆可进行配伍应用。

临床实践中，此组合多用于治疗消化道肿瘤经放化疗导致的胃肠道反应，以及因服用止疼药物造成的便秘，疗效显著。比如，对于食管癌放疗后出现的胃脘胀满、恶心呕吐等症状，使用厚朴和枳实的配伍，能够缓解胃肠道不适，改善消化功能；对于胃癌患者因化疗导致的便秘，这两味药可促进肠道蠕动，改善排便情况。

四、陈皮，半夏

陈皮：味辛、苦，性温。归脾、肺二经。有健脾理气，燥湿化痰，利尿通淋之效，可用治胸痹胸痛、脘腹胀满、脾胃虚弱、痰湿蕴脾、胸膈满闷等。在恶性肿瘤的治疗中，陈皮的健脾理气作用有助于改善患者的消化功能和机体状态。

半夏：味辛、苦，性温，有毒。归脾、胃二经。有燥湿化痰，降逆止呕，消痞散结之效，可用治风寒咳嗽、痰湿咳嗽、痰喘闭肺、肺脾气虚、外感呕吐、伤食呕吐、胃热呕吐、妊娠呕吐、痰饮内阻呕吐、脾胃虚寒呕吐、胸脘痞闷、痰气交阻、瘿瘤痰核等。对于恶性肿瘤患者，半夏的燥湿化痰、降逆止呕功效能有效缓解相关症状。

元代的大医家朱丹溪就说："痰之为物，随气升降，无处不到。"半夏、陈皮两者性味皆辛温，皆入脾经，具有燥湿化痰的共同作用。两者入药以陈久者为贵，故有"二陈"之谓。半夏之辛，可行水气，燥湿痰，健脾胃；陈皮之辛，通三焦，理气机，又能和胃。半夏得陈皮之助，则气顺而痰自消，化痰湿之力尤胜；陈皮得半夏之辅，则痰除而气自下，理气和胃之功更著。

历代医家认为："百病多由痰作祟。"并且，恶性肿瘤的病机多为"瘀、痰、毒"，气滞血瘀、痰湿凝聚和毒热内生，而二陈者相使相助，共奏燥湿化痰、健脾和胃、理气止呕之功。

在临床应用中，此组合适用于多种癌病。尤其对于食管癌之呕吐顽涎，能有效减少呕吐症状，提高患者生活质量；对于肺癌之咳嗽、咳痰、痰黏，可促进痰液排出，减轻肺部负担；对于各种消化道肿瘤引起的患者食欲不振，以及化放疗后引起的胃肠道反应等，均有良好的调理作用。

例如，在食管癌患者的治疗中，使用陈皮和半夏的配伍，能缓解频繁呕吐、吞咽困难等症状，增强患者进食的意愿；对于肺癌患者，可减轻咳嗽频率，降低痰液黏稠度，使呼吸更为顺畅。

五、白术，茯苓

白术：味苦、甘，性温。归脾、胃二经。有补气健脾、燥湿化痰、利水消肿、祛风散寒、固表止汗、益气安胎之功效。《素问·至真要大论》曰："诸湿肿满，皆属于脾。"《药性论》："主大风顽痹，多年气痢，心腹胀痛，破消宿食，开胃，去痰涎，除寒热，止下泄，主面光悦，驻颜去皯，治水肿胀满，止呕逆，腹内冷痛，吐泻不住，及胃气虚冷痢。"在恶性肿瘤的治疗中，白术对于改善患者的脾胃功能具有重要意义。

茯苓：味甘、淡，性平。归心、脾、肺、膀胱、三焦、胃六经。有渗湿利水、健脾和胃、宁心安神、强筋健髓之功效。《药品化义》曰："茯苓最为利水除湿要药。"对于恶性肿瘤患者，尤其是在放化疗后出现脾胃失调的情况，茯苓能发挥健脾渗湿的作用。

脾为后天之本，临床上绝大多数癌病患者均可见脾虚失运之象，尤其放化疗后，患者往往食欲不佳，纳呆，便溏，消瘦。此时，中西医结合治疗的重点倾向于中医治疗，在扶正培本的君药基础上，佐以健脾渗湿之法，方能取得预期效果。其中白术甘温，健脾燥湿，偏于守中；茯苓甘淡渗湿，偏于下行。两药配伍，守中有通，白术健脾助运，茯苓利水从小便排出，相互配合，相得益彰。

常用于治疗脾虚停湿夹饮，痞满不食，头晕目眩，小便不利，水肿诸症。在临床中，多用于恶性胸、腹水，用以改善晚期胸腹水造成的腹胀、不思饮食、小便少等症状。

例如，对于胃癌患者在术后或化疗后出现的脾胃虚弱、消化不良、腹部胀满等情况，白术和茯苓的组合能够健脾助运，渗湿利水，改善脾胃功能，缓解腹胀、纳差等症状；对于肝癌晚期出现腹水的患者，这一组合能够促进腹水的消退，减轻腹胀感，增加患者的食欲；对于肺癌患者在化疗后出现的脾胃虚弱、水肿等情况，使用这两味药可以改善身体的水液代谢，缓解不适症状。

六、薏苡仁，佛手

薏苡仁：味甘淡，性凉。归脾、肺、肾经。具有健脾，补肺，清热，利湿等功效。用于治疗泄泻，湿痹，筋脉拘挛，屈伸不利，水肿，脚气，肺痿，肺痈，肠痈，淋浊，白带。《本草纲目》："健脾益胃，补肺清热，去风胜湿。炊饭食，治冷气；煎饮，利小便热淋。"在恶性肿瘤的治疗中，薏苡仁对于改善患者的脾胃功能和体内湿气状况具有积极作用。

佛手：味辛、苦、酸，性温。归肝、脾、肺经。具有疏肝理气，和胃止痛等功效。用于治疗肝胃气滞，胸胁胀痛，胃脘痞满，食少呕吐。

二药往往作为扶正培本君药之佐使，薏苡仁清热利湿，健脾益胃，佛手宣通气机，理气开胃化痰，两者配伍，既能疏肝和胃，又能除胀化痰。

薏苡仁归脾、肺、肾经，对于体质偏脾虚的各类癌病患者，常见便溏泄泻，薏苡仁利水自小便而出，大便少了多余的水分，自然可以成形。同时佛手归肝、脾、肺经，其理气和胃之功，与薏苡仁相合相助。对于肝郁气滞、胃气不和导致的两胁胀满，胸腹满闷等症状，均有很好的疗效。尤其多用于治疗消化道肿瘤引起的上腹部胀满，不思饮食等症状。例如，在胃癌患者中，常出现胃脘胀满、食欲不振等情况，薏苡仁和佛手的配伍能够健脾理气，缓解胀满，增进食欲；对于肠癌患者的腹部不适和消化问题，这一组合也能发挥一定的调理作用。

七、当归，白芍，柴胡

当归：味辛、甘，性温。归心、肝、脾、肺四经。有养血和血，活血止痛，养血调经之功效。《本草正》："当归，其味甘而重，故专能补血，其气轻而辛，又能行血，补中有动，行中有补，诚血中之气药，亦血中之圣药也。"在癌病的治疗中，当归对于改善患者的血虚状况和气血运行具有重要作用。

白芍：味苦、酸，性微寒。归肝、脾二经。有养血柔肝，敛阴止汗，缓中止痛，平抑肝目之功效。《本草备要·草部》认为白芍药补血，泻肝，涩，敛阴，缓中止痛，治脾虚腹痛，入血海（冲脉为血海），而至厥阴（肝），治一切血病。对于癌病患者，白芍可发挥养血柔肝、缓解疼痛的效果。

柴胡：味苦，性凉。归心包络、肝、胆、三焦经。有和解少阳，疏肝和胃，升阳举陷，疏肝解郁，清泻相火之功效。《本草纲目》："治阳气下陷，平肝、胆、三焦、包络相火，及头痛、眩晕，目昏、赤痛障翳，耳聋鸣，诸疟，及肥气寒热，妇人热入血室，经水不调，小儿痘疹余热，五疳羸热。"

癌病患者多见血虚，肝藏血。当归补血活血，调经止痛，为血中之气药，长于动而活血；白芍养血敛阴，柔肝止痛，为血中阴药，善于静而敛阴。一动一静，相配有养血理血之效。主治心肝血虚之心悸不宁，头晕耳鸣，筋脉挛急，妇女月经不调等。柴胡疏肝解郁，和解透邪，白芍合营止痛，平肝缓急。两药配伍，补散兼施，既疏达肝邪，又能养阴滋液，对肝脾失调有和解止痛之功。

临床中多用于治疗原发性肝癌、门静脉高压等疾病。肝气郁结，可见于肝癌、胰腺癌、乳腺癌等癌病患者，也可见于各类结节病、女性更年期、抑郁症等患者。如已肝郁化火，再加丹皮、栀子。临床发现，多种癌病发病前，患者常年闷闷不乐、情志失调，即多为肝气郁结证。我们在治疗癌病的同时，更要做好癌前预防，这正体现了中医治未病的养生理念。

例如，对于乳腺癌患者伴有肝气郁结、月经不调的情况，当归、白芍、柴胡的组合能够养血调经、疏肝解郁，缓解症状；在原发性肝癌的治疗中，这一配伍可以改善肝脏的气血运行，减轻疼痛。

八、郁金，香附，木香

郁金：味辛、苦，性寒。归心、肺、肝三经。有行气解郁，活血破瘀，凉血清心止血，利胆退黄之功效。《本草正》曰：“单用治结聚气滞。”《唐本草》：“主血积，下气，生肌，止血，破恶血，血淋，尿血，金疮。”《神农本草经疏》：“郁金本入血分之气药，其治已上诸血证者，正谓血之上行，皆属于内热火炎，此药能降气，气降即是火降，而其性又入血分，故能降下火气，则血不妄行。”在癌病的治疗中，郁金对于缓解气血瘀滞具有重要作用。

香附：味辛、微苦、微甘，性平。归肝、三焦二经。有疏肝解郁，调经止痛，温化寒湿等功效。《本草求真》认为香附之气平而不寒，香而能窜，其味多辛能散，微苦能降，微甘能和。《本草纲目》：“散时气寒疫，利三焦，解六郁，消饮食积聚，痰饮痞满，胕肿，腹胀，脚气，止心腹、肢体、头、目、齿、耳诸痛，痈疽疮疡，吐血，下血，尿血，妇人崩漏带下，月候不调，胎前产后百病。”《汤液本草》：“香附子，益血中之气药也。方中用治崩漏，是益气而止血也。又能化去凝血，是推陈也。”对于癌病患者，香附可发挥疏肝调经、化解寒湿的效果。

木香：味辛、苦，性温。归肺、肝、脾、胃四经。有行气止痛，温中和胃之功效。《日华子本草》：“治心腹一切气，止泻，霍乱，痢疾，安胎，健脾消食。疗羸劣，膀胱冷痛，呕逆反胃。”

郁金入血分，香附入气分，木香更治心腹一切气，其行气之力大增，气行则血行。三药配伍，原本各自解郁、破瘀、疏肝、止痛、和胃之功效，也成倍增强，故可以治疗肝气郁结、经脉阻滞。尤其对于放化疗后的癌病患者，因身体遭受重大创伤，造成的气停血瘀、腹胀纳呆、全身不适等症，具有良好的临床疗效。

郁金活血凉血止痛，香附行气解郁止痛，两药合用增强了祛瘀行气止痛之功。可用于气滞血瘀的胁肋疼痛、经期腹痛等。香附与木香为良好的理气止痛药对。《医方集解》云：“木香，香附行气之药，能通三焦、解六郁。”虽香附功偏疏肝，木香功偏温中，但两者行气止痛作用相同，两药合用，相须配对，协同相助，行气止痛作用增强，适用于胃肠气滞，胃脘疼痛，气滞胁痛等。三药合用，其理气止痛力更强。多用于肝癌、乳腺癌等由于肝气不舒导致的胸脘腹疼痛。

例如，对于肝癌患者在放化疗后出现的肝气郁结、腹部胀痛等症状，郁金、香附、木香的组合能够行气活血、缓解疼痛，改善患者的不适；在乳腺癌患者中，因情绪不畅导致的胸部胀痛，使用这三药配伍也能有较好的调理效果。

九、土贝母，山慈菇

土贝母：味苦，性凉，无毒。归肺、脾经。具有散结毒，消痈肿等功效。用于治疗乳痈，瘰疬痰核，疮疡肿毒及蛇虫毒。《百草镜》：“能散痈毒，化脓行滞，解广疮结毒，除风湿，利痰，敷恶疮敛疮口。”在恶性肿瘤的治疗中，土贝母的散结解毒作用有助于抑制肿瘤的发展。

山慈菇：味甘、微辛，性寒，有小毒。入肝、脾、肺三经。具有解毒消肿，散结化痰之效。《本草新编》：“山慈菇，玉枢丹中为君，可治怪病。怪病多起于痰，山慈菇正消痰之药，治痰而怪病自除也。或疑山慈菇非消痰之药，乃散毒之药也。不知毒之未成者为痰，而痰之已结者为毒，是痰与毒，正未可二视也。”

山慈菇的毒性小，得土贝母解毒之功，二药合用，修正药物毒性，增强软坚散结、化痰消肿的功用。正如陈士铎所言，山慈菇并非单纯祛痰药。在癌病患者体内，痰与毒往往互为因果，使正常机体进入恶性循环，最终因虚发病、因病致虚。经过近 50 年的临床研究，本人创立的癌病发病学说，进一步阐释了陈士铎的理论经验。

二药均入肺、脾经，故临床上多用于肺癌、肺结节、胃癌等疾病的治疗。因山慈菇可引药入肝经，对于乳腺癌、乳腺结节、乳腺增生以及肝癌也都有很好的疗效。两者均有解毒消肿之功效，土贝母善于散结，山慈菇偏于化痰，两药合用，在临床中也用于毒蕴、痰聚等导致的恶性淋巴瘤、广泛性淋巴转移等疾病。

例如，对于肺癌患者伴有肺部结节的情况，土贝母和山慈菇的组合能够化痰散结，缓解症状；在乳腺癌的治疗中，这两味药可以调节肝经气血，抑制肿瘤的进展。

十、橘核，荔枝核

橘核：味苦，性平。归肝、肾二经。具有理气、散结、止痛等功效。用于治疗疝气，睾丸肿痛，乳痈，腰痛，膀胱气痛。《本草纲目》提到治“小肠疝气及阴核肿痛”。在乳腺癌的治疗中，橘核发挥着重要作用，其理气散结之效有助于缓解乳房肿块及疼痛。

荔枝核：味甘、涩，性温。归肝、肾经。具有温中理气，散结止痛等功效。用于治疗胃脘痛，疝气痛，妇女血气刺痛。《本草纲目》：“治颓疝气痛，妇人血气刺痛。”荔枝核在乳腺癌的治疗中，能行气散寒止痛，改善气血不畅引起的乳房疼痛等症状。

橘核与荔枝核相互配伍，荔枝核善走肝经血分，功擅行气、散寒、止痛。橘核沉降，入足厥阴肝经，功专行气、散结、止痛，两药合用，转入肝经，直达少腹，祛寒止痛、散结消肿之功益彰。对于乳腺癌的散结止痛、缩小病灶，疗效显著。

《内经》：“天地阴阳者，不以数推，以象之谓也。”我国传统医学中的中药学讲究药象思维，荔枝核与橘核取象类比如同乳腺癌中的肿块结节，且二药具有理气散结的功效。故此，本人将其用于治疗乳腺癌，经过近50年的临床实践，总结了大量相关医案资料，取得了很好的临床疗效。

例如，对于乳腺癌患者出现的乳房肿块坚硬、疼痛，橘核和荔枝核的配伍能够消散肿块、减轻疼痛；对于乳腺癌术后的康复调理，这两味药也有助于预防复发和改善身体状况。

十一、枸杞子，菊花

枸杞子：味甘，性平。归肝、肾经。具有滋肾、润肺、补肝、明目等功效。用于治疗肝肾阴亏，腰膝酸软，头晕，目眩，目昏多泪，虚劳咳嗽，消渴，遗精。《神农本草经疏》：“润而滋补，兼能退热，而专于补肾、润肺、生津、益气，为肝肾真阴不足、劳乏内热补益之要药。老人阴虚者十之七八，故服食家为益精明目之上品。昔人多谓其能生精益气，除阴虚内热明目者。盖热退则阴生，阴生则精血自长，肝开窍于目，黑水神光属肾，二脏之阴气增益，则目自明矣。”在恶性肿瘤的治疗中，尤其是肝癌，枸杞子对于改善患者的肝肾阴虚状况具有积极意义。

菊花：甘，凉。入肺、肝经。具有疏风、清热、明目、解毒等功效。用于治疗头痛，眩晕，目赤，心胸烦热，疔疮，肿毒。《本草衍义补遗》：“菊花，能补阴，须味甘者，若山野苦者勿用，大伤胃气。”菊花对于缓解肝癌患者的风热症状和眼部不适有一定作用。

著名的杞菊地黄丸，君药即此二药。枸杞子润而滋补，兼能退热；菊花有疏风清热、解毒明目之功，上可清肺经风热，下能去肝经风热。两者配伍，共用于肝肾虚损之目昏瞻视，目生云翳，有明目之功。特别对于老年人眼睛干涩，视物不清等效果显著。对于肝癌患者出现的视物模糊、虚热目干等症状，具有良好的疗效。

例如，在肝癌患者的治疗过程中，若出现视力下降、眼睛干涩等问题，枸杞子和菊花的组合能够滋补肝肾、清热明目，提高患者的生活质量；对于老年肝癌患者，这两味药还能在一定程度上缓解因身体虚弱导致的眼部不适。

十二、沙参，麦冬

沙参：味甘、微苦，性微寒。归肺、胃经。具有养阴清热，润肺化痰，益胃生津等功效。用于治疗阴虚久咳，痨嗽痰血，燥咳痰少，虚热喉痹，津伤口渴等。《本经逢原》：“沙参有南北二种，北者质坚性寒，南者体虚力微。”在肺癌、胃癌等恶性肿瘤的治疗中，沙参发挥着重要的养阴清热作用。

麦冬：味甘、微苦，性微寒。归心、肺、胃经。具有养阴生津，润肺清心等功效。用于治疗肺燥干咳，虚痨咳嗽，津伤口渴，心烦失眠，内热消渴，肠燥便秘等。对于肿瘤患者出现的阴虚津亏症状，麦冬有较好的改善效果。

《温病条辨》的沙参麦冬汤，以此二药为君药，两者同为养阴生津之品，性味归经相仿。且沙参体质轻清，轻扬上浮，多入上焦而清肺中之邪火，养肺中阴；而麦冬甘寒多汁，善入中焦，清胃生津力佳。两者相须配伍，肺胃同治，具有清肺凉胃，养阴生津之良好效用。

临床上多用于肺癌手术及放化疗后，阴虚肺燥或热伤肺阴所致的干咳少痰，咽喉干燥，以及胃癌术后及放化疗后，或肿瘤梗阻性病变导致的口干，口臭，舌红，苔燥少津等症状。

例如，对于肺癌患者在放化疗后出现的干咳、咽喉不适，使用沙参和麦冬的配伍能够滋阴润肺，缓解症状；在胃癌患者术后出现胃阴不足、口干口臭时，这两味药能清胃生津，改善身体状况。

十三、石斛，天花粉，芦根

石斛：味甘，性微寒。归胃、肾经。具有益胃生津，滋阴清热等功效。用于阴伤津亏，口干烦渴，食少干呕，病后虚热，目暗不明。《本草求真》：“石斛，入脾而除虚热，入肾而涩元气。”在肿瘤治疗中，石斛对于改善患者胃肾阴虚的状况有重要作用，尤其适用于治疗放化疗后或晚期肿瘤患者出现的相关症状。

天花粉：味甘、微苦，性微寒。归肺、胃经。具有清热生津，消肿排脓等功效。用于热病烦渴，肺热燥咳，内热消渴，疮疡肿毒。《医学衷中参西录》：“为其能生津止渴，故能润肺，化肺中燥痰，宁肺止嗽，治肺病结核，又善通行经络，解一切疮家热毒。”《名医别录》：“除肠胃中痼热，八疸身面黄，唇干，口燥，短气。通月水，止小便利。”对于肿瘤患者的阴虚燥热、口渴等症状，天花粉有一定的缓解效果。

芦根：味甘，性寒。归肺、胃经。具有清热、生津、除烦、止呕等功效。用于热病烦渴，胃热呕吐，噎膈，反胃，肺痿，肺痈。《神农本草经疏》：“味甘气寒而无毒。消渴者，中焦有热，则脾胃干燥，津液不生而然也，甘能益胃和中，寒能除热降火，热解胃和，则津液流通而渴止矣。”芦根能有效缓解肿瘤患者的胃热呕吐、烦热口渴等症状。

三药皆入胃经，合用则养胃阴、生津液、除烦渴、清虚热之力增强，能显著改善肿瘤放化疗、晚期肿瘤患者胃阴不足、阴虚发热等症状。三药归经相兼，除共入胃经外，亦合入肺、肾经，其滋阴润燥之力相互增益，对于胃癌、慢性萎缩性胃炎、消渴等疾病，具有良好的疗效。

例如，在胃癌患者接受放化疗后，出现胃阴亏虚、烦热口渴时，石斛、天花粉、芦根的组合能够滋养胃阴、清热除烦，提高患者的舒适度；对于晚期肿瘤患者的阴虚发热，这三味药也能起到一定的调理作用。

十四、天冬，王不留行

天冬：味甘、苦，性寒。归肺、肾经。具有清肺降火，滋阴润燥，滋补肺肾，清热除淋等功效。

王不留行：味苦，平。归肝、胃经。具有活血通经，催生下乳，消肿敛疮等功效。用于治疗妇女经闭，乳汁不通，难产，血淋，痈肿，金疮出血。

天冬善于养阴清热，滋补肺肾之阴；王不留行擅长活血通经，消肿敛疮。两药相伍，协同增效，可增强滋阴活血、通络消肿的作用。在癌症治疗中，天冬的滋阴润燥之能有助于缓解癌病患者的阴虚燥热症状，提高机体的阴液水平；王不留行的活血通络之效能够改善癌病患者的气血瘀滞状况，促进气血运行。二者配伍，佐使于扶正培本的君药，适用于多种癌症，如肺癌、胃癌、肝癌等，在改善患者症状、增强治疗效果方面发挥着积极作用。

例如，在肺癌患者中，可缓解咳嗽、咽干等症状；在胃癌患者中，有助于改善胃脘疼痛、肿块等问题；在肝癌患者中，能减轻胁肋胀痛、口苦等不适。

十五、丹参，鸡血藤

丹参：味苦，性微寒，归心、肝、肾、脾四经。有“一味丹参，功同四物”之说，具有祛瘀止痛，活血通经，清心除烦等功效。用于月经不调，经闭痛经，癥瘕积聚，胸腹刺痛，热痹疼痛，疮疡肿痛，心烦不眠，肝脾肿大，心绞痛。《本草汇言》：“丹参，善治血分，去滞生新，调经顺脉之药也。”在癌症治疗中，丹参的祛瘀止痛和活血通经作用对于缓解肿瘤相关症状具有重要意义。

鸡血藤：味苦、甘，性温。归肝、肾经。具有活血、舒筋等功效。用于治疗腰膝酸痛，麻木瘫痪，月经不调。《现代实用中药》：“为强壮性之补血药，适用于贫血性之神经麻痹症，如肢体及腰膝酸痛，麻木不仁等。又用于妇女月经不调，月经闭止等，有活血镇痛之效。”鸡血藤在癌症患者的气血调理方面发挥着积极作用。

丹参为血分要药，有活血调血、祛瘀止痛、凉血消肿、养血安神、补血益气之效。因肿瘤发病的病理机制为“因虚发病，因病致虚”，因此扶正当贯穿于肿瘤治疗的整个过程。正所谓“善治病者，当先补虚，使气血壮，积自消也”。丹参与鸡血藤配伍，加强活血通络功效，对于中晚期癌症患者，气血不足或放化疗后贫血，红细胞、血红蛋白、血小板下降有预防和治疗的作用。

例如，对于中晚期肺癌患者，丹参和鸡血藤的组合能够改善气血瘀滞导致的胸痛，预防放化疗引起的贫血；在肝癌患者中，有助于缓解胁痛，提升血液指标。

十六、浙贝母，生牡蛎

浙贝母：味苦，性寒。归肺、心经。具有清热化痰，散结解毒等功效。用于治疗风热咳嗽，肺痈喉痹，瘰疬，疮疡肿毒。《本草正义》：“象贝母蓄寒泄降，而能散结。”在癌症治疗中，浙贝母的清热化痰散结作用有助于抑制肿瘤的发展。

生牡蛎：味咸，性微寒。归肝、胆、肾经。重镇安神，潜阳补阴，软坚散结。用于惊悸失眠，眩晕耳鸣，瘰疬痰核，癥瘕痞块。煅牡蛎收敛固涩。用于自汗盗汗，遗精崩带，胃痛吞酸。生牡蛎的软坚散结功效在肿瘤治疗中具有一定的价值。

两者合味苦咸，均能散结，浙贝母偏于清热散结，生牡蛎偏于软坚散结。两者合用，增强了散结的作用，对癌症治疗、防复发、抗转移具有良好的疗效，对于结节病也具有突出的临床治疗效果。

例如，在肺癌的治疗中，浙贝母和生牡蛎的配伍能够消散肺部结节，减少肿瘤复发和转移的风险；对于甲状腺结节等疾病，也能有效地缩小结节，改善症状。

十七、知母，黄柏

知母：味苦、甘，性寒。归肺、胃、肾经。清热泻火，生津润燥。用于外感热病，高热烦渴，肺热燥咳，骨蒸潮热，内热消渴，肠燥便秘。知母在肿瘤相关病症的治疗中，能发挥清热润燥的作用。

黄柏：味苦，性寒。归肾、膀胱经。《本草纲目》：“古书言知母佐黄柏滋阴降火，有金水相生之义。”黄柏在肿瘤治疗中，对下焦湿热等症状有一定的调理作用。

知母归肺、肾经，黄柏归肾经。知母清肺热，金生水，肺润则肾水壮。

知母多盐水炒以下行入肾，滋阴降火偏用于肾经虚热，骨蒸，消渴；黄柏，入肾清热，偏用于肾经湿热，淋浊，膝软。黄柏清下焦有形湿热，知母泻下焦无根之火。两药合用可增强其清泄相火、退热除蒸之效。《本草纲目》曰："知母之辛苦寒凉，下则润肾燥而滋阴，上则清肺金而泻火，乃二经气分药也，黄柏则是肾经血分药，故二药必相须而行，昔人譬之虾与水母，必相依附。"

临床多用于改善膀胱癌尿频、尿急、尿痛及尿血症状，以及肿瘤引起的癌性发热，放化疗引起的阴虚火旺等证。例如，对于膀胱癌患者，知母与黄柏的配伍能够减轻尿路刺激症状，缓解病情；对于肿瘤放化疗后出现阴虚火旺的患者，可调节体内阴阳平衡，改善发热等不适。

十八、夏枯草，猫爪草

夏枯草：味苦、辛，性寒。归肝、胆、脾三经。具有清肝泻火，清热散结等功效。《本草通玄》："夏枯草，补养厥阴血脉，又能疏通结气。"《本草从新》曰："治……乳痈、乳岩。"在肿瘤及相关疾病的治疗中，夏枯草发挥着清肝散结的重要作用。

猫爪草：味甘、辛，性温。归肝、肺经。散结，消肿。用于治疗瘰疬未溃、淋巴结结核等。猫爪草对于散结消肿具有良好的效果。

二药一温一寒，夏枯草得猫爪草制其寒性，可适用多种体质和体虚患者。两药均入肝经，相合增强清肝、化痰、散结的力量，并可治疗肝经循行的乳房疾病，如乳腺癌、乳腺增生以及恶性淋巴瘤之淋巴结肿大等。同时，经过多年临床发现，可用于乳腺结节、甲状腺结节，甚至对于肺结节也有治疗效果。

例如，对于乳腺增生患者，夏枯草和猫爪草的组合能够清肝化痰、散结消肿，缓解乳房胀痛和肿块；在恶性淋巴瘤患者中，可帮助缩小肿大的淋巴结；对于肺结节患者，也有一定的抑制结节生长的作用。

十九、川贝母，杏仁

川贝母：味苦、甘，性微寒。归肺、心经。具有润肺散结、止嗽化痰等功效。用于治疗虚劳咳嗽，吐痰咯血，心胸郁结，肺痿，肺痈，瘿瘤，瘰疬，喉痹，乳痈等。《本草述》：“疗肿瘤疡，可以托里护心，收敛解毒。”在肺癌及其他癌症的治疗中，川贝母的润肺散结功效具有重要意义。

杏仁：味苦，性温，皮与尖有毒，归肺、脾、大肠经。具有祛痰止咳、平喘，润肠等功效。用于治疗外感咳嗽、喘满、喉痹、肠燥便秘等。《本草便读》：“（杏仁）功专降气，气降则痰消嗽止。”杏仁在改善呼吸道症状方面发挥着积极作用。

川贝母清金而不败胃气，味苦能下降，杏仁更专降气，二药配合，加大降气力度，导热下行，痰气自利。对于热痰及痰中带血，胸膈逆气，又有疗效。川贝母润肺化痰，杏仁降气化痰。一润一降，各有所长，两药合用，清热止咳，化痰散结，对于改善肺癌患者之咳嗽、咳痰、痰黄黏稠、咽喉干燥等症状效果显著。川贝母微寒，杏仁性温，寒温配伍，相互制约，相互借力。川贝母可散结，杏仁重润降，对于多个肺癌分期，以及不同癌病类型患者的咳痰证具有不可替代的治疗效果。

例如，在肺癌早期，川贝母和杏仁的组合能够减轻咳嗽、咳痰等症状，控制病情发展；在肺癌晚期，也能缓解呼吸困难、痰多黏稠等问题，提高患者的生活质量。

二十、桔梗，苏子

桔梗：味苦、辛，性平。归肺经。具有宣肺、利咽、祛痰、排脓等功效。《本草求真》：“桔梗系开提肺气之药，可为诸药舟楫，载之上浮，能引苦泄峻下之剂，至于至高之分成功，俾清气既得上升，则浊气自克下降，降气之说理根于是。”在肺癌等疾病的治疗中，桔梗发挥着宣肺理气的重要作用。

苏子：辛，温。归肺、大肠经。具有降气、消痰、平喘、润肠等功效。《药品化义》：“苏子主降，味辛气香主散，降而且散，故专利郁痰。”苏子对于肺气上逆、痰浊内阻等症状有较好的调理效果。

二药皆入肺经，桔梗为诸药舟楫，开提肺气，苏子主降，两药合用，一升一降，疏理气机，通上焦郁滞，宣肺止咳。桔梗味苦、辛，苏子味辛、温，其性主降，二药入肺则宽胸利膈，入脾则下气宽中，统理上、中二焦之郁结。对于临床上肺癌引起的胸闷气短、气逆咳喘具有突出疗效。

二十一、紫菀，款冬花

紫菀：味辛、苦，性温。归肺经。具有润肺下气、消痰止咳等功效。《本草从新》云：“紫菀，辛温润肺，苦温下气，补虚调中，消痰止渴，治寒热结气，咳逆上气。”在肺癌等肺病的治疗中，紫菀能发挥润肺化痰的作用。

款冬花：味辛，性温。归肺经。具有润肺下气、化痰止嗽等功效。《本经疏证》言：“款冬花，主肺病，能开郁下气，凡咳逆上气，善喘，喉痹，因寒束肺窍，郁而不利者，皆当用之。”款冬花对于肺病引起的咳嗽、咳痰等症状有良好的调理效果。

两药绝似，皆味苦主降，气香主散，一物而两用兼备，然性温不燥，均能化痰止咳平喘，无论寒热皆宜。故《千金方》《外台秘要》凡治咳逆久嗽，并用紫菀、款冬者，十方而九也。款冬花偏入气分，温肺化痰而治久病寒咳气喘；紫菀偏入血分，宣肺化痰而治久病热咳劳咳，前者偏于止咳，后者偏于祛痰，两药合用，润肺止咳，适用于久咳、劳咳而出血者。

多用于改善肺癌患者之咳嗽、咳痰、咳血等症状。例如，对于肺癌患者出现的长时间咳嗽、咳痰带血、呼吸不畅等，紫菀与款冬花的搭配能够润肺下气、化痰止血，缓解病情，提高患者的生活质量。

二十二、乌梅，乌贼骨

乌梅：味酸、涩，性平。归肝、脾、肺、大肠经。具有敛肺止咳、涩肠止泻、止血、生津、安蛔等功效。《本草纲目》记载：“敛肺涩肠，止久嗽泻痢。”在相关疾病的治疗中，乌梅发挥着重要的收敛止泻作用。

乌贼骨：味咸、涩，性温。归肝、脾、肾经。具有收敛止血、涩精止带、制酸、敛疮等功效。《本草纲目》言：“厥阴血分药也，其味咸而走血也。”乌贼骨对于止血敛疮有着显著的效果。

乌梅与乌贼骨其味皆涩，都具收敛固涩、固肠止泻之用，乌梅重在止泻止血，乌贼骨重在敛疮止血，二药配伍对于溃疡性结肠炎的脓血便、放射性直肠炎之腹泻具有非常优异的治疗效果。

例如，对于溃疡性结肠炎患者出现的脓血便症状，乌梅和乌贼骨的组合能够有效止泻止血，改善肠道炎症；在放射性直肠炎患者的腹泻治疗中，这两味药也能发挥良好的收敛作用，缓解症状。

二十三、苦参，五倍子

苦参：味苦，性寒。归心、肝、胃、大肠、膀胱经。具有清热燥湿、杀虫、利尿等功效。《本草汇言》记载："苦参，祛风泻火，燥湿去虫之药也。"在相关病症的治疗中，苦参发挥着清热燥湿的关键作用。

五倍子：味酸、涩，性寒。归肺、大肠、肾经。具有敛肺降火、涩肠止泻、敛汗止血、收湿敛疮等功效。《本草纲目》言："敛肺降火，化痰饮，止咳嗽、消渴、盗汗、呕吐、失血、久痢……"五倍子在清热敛疮方面表现出色。

苦参重在取其苦燥湿、其寒除热。五倍子其气寒，能散热毒疮肿，其性收，能除泄痢湿烂。相较乌梅和乌贼骨的止泻止血，两药合用偏向清热燥湿、固肠止泻之效，临床多用于结直肠癌、溃疡性结肠炎、放射性直肠炎等引起的肛门灼热及肛门下坠、腹泻、便血等症状。

例如，对于结直肠癌患者出现的肛门灼热、腹泻伴便血的情况，苦参和五倍子的配伍能够清热燥湿、固涩止泻、减轻出血，缓解患者的痛苦；在溃疡性结肠炎的治疗中，这两味药能有效改善肛门下坠感和腹泻症状。

二十四、马齿苋，炒地榆

马齿苋：味酸，性寒。入大肠、肝、脾经。具有清热利湿、凉血解毒等功效。《本草纲目》记载："散血消肿，利肠滑胎，解毒通淋，治产后虚汗。"在肠道疾病的治疗中，马齿苋发挥着重要的清热利湿作用。

炒地榆：味苦、酸、涩，性微寒。入肝、大肠经。具有凉血止血、解毒敛疮等功效。《本草正》言："地榆，味苦微寒，性沉而降，善入下焦理血。"炒地榆增强了止血的效力。

两者性皆酸，均有凉血解毒之功效，且均入大肠经，故多用于肠道疾病，地榆炒制后止血力增强，马齿苋得炒地榆止血之力，用于改善溃疡性结肠炎、结直肠癌、放射性直肠炎引起的湿热下注、便血、肛门灼热、肛门下坠感及下痢赤白黏液等症状。

例如，对于溃疡性结肠炎患者出现的湿热下注、便血等症状，马齿苋与炒地榆的组合能够凉血解毒、止血止泻，减轻肠道炎症；在结直肠癌和放射性直肠炎的治疗中，这两味药也能有效缓解肛门灼热和下坠感，减少便血和黏液便。

二十五、青黛，大青叶

青黛：味咸，性寒。归肝、肺、胃经。具有清热解毒，凉血止血，清肝泻火等功效。《开宝本草》："青黛，解诸药毒。"在肿瘤相关病症的治疗中，青黛发挥着重要的清热解毒作用。

大青叶：味苦，性寒。归肝、心、胃、脾经。具有清热解毒、凉血消斑等功效。《本草正》言："大青叶，味苦性寒，能解心胃热毒，治伤寒发斑发黄，天行时疫热毒，尤治阳毒发斑，吐血衄血，黄疸痢疾诸热证。"大青叶在清热解毒、凉血消斑方面效果显著。

大青叶得青黛，解热毒力量加强，两者均有清热解毒凉血之功效，而青黛善清中焦之热，大青叶偏于上焦之热。二药合用，对于肺癌、胃癌、胆管癌、胰腺癌等引起的发热症状，甚至高热有明显疗效。临床发现青黛可有效缓解癌病因放化疗引起的毒副反应，配合放化疗可缩短疗程。放化疗治疗除了毒副作用，常伴随热毒侵入，大青叶有突出的清热解毒功能，二药配合，可有效缓解或消除放化疗给患者带来的痛苦。

例如，对于肺癌患者出现的癌性发热，青黛和大青叶的配伍能够清热凉血、退热解毒，改善症状；在胃癌患者的放化疗过程中，这两味药有助于减轻热毒损伤，缓解不适。

二十六、全蝎，僵蚕

全蝎：味辛，性平，有毒。归肝经。具有息风镇痉、攻毒散结、通络止痛等功效。《本草求真》记载全蝎专入肝祛风，凡小儿胎风发搐，大人半边不遂，口眼歪斜，语言謇涩，手足搐掣，疟疾寒热，耳聋，带下，皆因外风内客，无不用之。在癌症相关病症的治疗中，全蝎发挥着重要的攻毒通络作用。

僵蚕：味咸、辛，性平。归肝、肺、胃经。具有息风止痉、祛风止痛、化痰散结等功效。《本草思辨录》言：“僵蚕劫痰湿而散肝风。”僵蚕在化痰息风方面效果显著。

二药均属血肉有情之品，均归肝经，均可息风散结、止痛通络，其中全蝎善于息风通络，僵蚕善于息风化痰，二药配伍对于风痰阻络引起的颜面神经麻痹、三叉神经痛、偏头痛等具有良好疗效，此为牵正散之用意。癌症治疗后期的重点是防复发、抗转移，全蝎、僵蚕两药配伍，以其独特偏性，在扶正抗癌方中起到搜风散结、通络止痛作用，阻止转移倾向。

例如，对于癌症患者在治疗后期，全蝎和僵蚕的组合能够搜风通络、化痰散结，降低复发和转移的风险；在改善癌症患者因风痰阻络导致的疼痛方面，也能发挥良好的作用。

二十七、葛根，丹参

葛根：味甘、辛，性凉。归脾、胃经。具有解肌退热、发表透疹、生津止渴、升阳止泻等功效。《本草汇言》记载：“葛根，清风寒，净表邪，解肌热，止烦渴。泻胃火之药也。”葛根在治疗外感发热及脾胃相关病症中发挥着重要作用。

丹参：味苦，性微温。归心、心包、肝经。具有活血祛瘀，调经止痛，养血安神，凉血消痈等功效。陶弘景：“丹参，时人服多眼赤，故应性热，今云微寒，恐为谬矣。”丹参在活血化瘀、调理气血方面效果显著。

两药配伍，葛根能解肌、活颈项；丹参，善能活血，通血脉。临床实践证明对于脑梗死、腔隙性脑梗死、心脑血管病导致的项强、头晕、头昏具有良好的治疗效果。

例如，对于脑梗死患者出现的颈项强直、头晕症状，葛根和丹参的组合能够解肌活血、通经活络，改善脑部血液循环，缓解症状；在心脑血管疾病的治疗中，这两味药也能协同发挥作用，预防和减轻病情。

二十八、补骨脂，骨碎补

补骨脂：味辛、苦，性温。归肾、心包、脾、胃、肺经。具有补肾壮阳、纳气平喘、温脾止泻等功效。《本草经疏》记载：“能暖水脏，阴中生阳，壮火益土之要药也。”其在补肾壮阳方面发挥着重要作用。

骨碎补：味苦，性温。归肾、肝经。具有补肾强骨、续伤止痛、活血、止血等功效。《开宝本草》言：“主破血，止血，补伤折。”骨碎补在强骨续伤方面表现出色。

肾主骨，二药均有补肾之功效，补骨脂偏于补肾壮阳，骨碎补善于补肾强骨，二药配伍可有效改善癌病骨转移造成的溶骨及成骨性骨质破坏，如骨性疼痛难忍，在扶正抗癌方基础上，再加自然铜。

例如，对于癌病骨转移患者出现的骨质破坏和剧烈疼痛，补骨脂和骨碎补的组合能够补肾壮骨、活血止痛，减轻患者的痛苦；在癌症治疗中，这两味药有助于提高患者的生活质量，增强治疗效果。

二十九、龙葵，蜂房

龙葵：味苦，性寒。归肺、肝、胃经。具有清热解毒、活血消肿等功效。《本草正义》记载：“龙葵，可服可敷，以清热通利为用，故并治跌仆血瘀，尤为外科退热消肿之良品。”龙葵在清热解毒和活血消肿方面发挥着显著作用。

蜂房：味甘，性平。归肺、胃经。具有祛风、攻毒、杀虫、止痛等功效。《本草纲目》言：“露蜂房，阳明药也。外科、齿科及他病用之者，亦皆取其以毒攻毒，兼杀虫之功耳。”蜂房在祛风攻毒方面效果良好。

蜂房味甘性平，可补益肺络，其形状如肺泡，而虫类药均可走窜入络，搜剔逐邪，可祛肺经伏邪、攻肺络瘀毒。毒瘀日久，必生内热，配以龙葵清热解毒、活血消肿。属肺癌的广谱抗癌药材，临床发现对于肝癌、胃癌、乳腺癌，也有一定疗效。

例如，对于肺癌患者，龙葵和蜂房的组合能够清热解毒、攻毒祛瘀，缓解病情；在肝癌、胃癌和乳腺癌的治疗中，这两味药也能协同发挥一定的抗癌作用，改善患者症状。

三十、穿山甲，鳖甲

穿山甲：味咸，性微寒。归肝、胃、肾经。具有通经下乳、消肿排脓、搜风通络等功效。《医学衷中参西录》：“气腥而窜，其走窜之性，无微不至，故能宣通脏腑，贯彻经络，透达关窍，凡血凝血聚为病，皆能开之。”穿山甲在通经活络和软坚散结方面有着出色的表现。

鳖甲：味咸，性微寒。归肝、肾经。具有滋阴潜阳、软坚散结、退热除蒸等功效。《本草新编》言："鳖甲善能攻坚，又不损气，阴阳上下有痞滞不除者，皆宜用之。"鳖甲在滋阴软坚方面效果显著。

穿山甲，善能穿破岩石，咸能软坚，古代记载对于乳岩具有显著疗效。现代研究对于脏腑内部实性结节均具有一定治疗效果。鳖，善能钻洞，同样咸能软坚，二药配伍，擅长治疗各类血凝积聚，如乳腺癌、乳腺增生、甲状腺结节。二药均微寒，鳖甲尤能滋阴潜阳，对于癌病导致虚热上浮，症状如口干、咽痛、虚汗等，均有一定疗效。

例如，对于乳腺癌患者出现的肿块，穿山甲和鳖甲的组合能够软坚散结、消肿化瘀，控制病情发展；在乳腺增生和甲状腺结节的治疗中，这两味药也能发挥散结消积的作用，缓解症状。对于癌病引起的虚热症状，二者配伍可滋阴清热，改善患者的不适。

三十一、蜈蚣，壁虎

蜈蚣：味辛，性温，有毒。归肝经。具有祛风定惊、攻毒散结等功效。《医学衷中参西录》："走窜之力最速，内而脏腑，外而经络，凡气血凝聚之处皆能开之。性有微毒，而转善解毒，凡一切疮疡诸毒皆能消之。"蜈蚣在祛风攻毒、散结通络方面有着显著的作用。

壁虎：味咸，性寒，有小毒。归肝经。具有祛风定惊、解毒散结等功效。《本草纲目》言："云不入药用，近时方术多用之。"壁虎在解毒散结方面表现出色。

二药皆有毒性，切不可擅自试用，临床发现多例自用五毒散导致全身皮肤溃烂的案例。在扶正抗癌方基础上用此二药，发挥药效药用，而无中毒之虞。

本人经过近 50 年遴选，反复临床实践证实此二药对于食管癌具有显著疗效，可有效改善食管癌患者进食不畅、哽噎感，可软化病灶，逐渐消散肿瘤。二药配伍需准确辨证，结合病史和患者体质，精准把握剂量，方可获得奇效。

三十二、延胡索，青皮

延胡索：即元胡，味辛、苦，性温。归肝、胃经。具有活血散瘀、理气止痛等功效。《本草纲目》载："能行血中气滞，气中血滞，故专治一身上下诸痛，用之中的，妙不可言。"延胡索在理气活血止痛方面发挥着重要作用。

青皮：味苦、辛、微酸，性温。归肝、胆、胃、脾四经。具有疏肝破气、消积散结、化痰消瘿等功效。《本草汇言》言："青皮，破滞气，削坚积之药也。"青皮在疏肝破气方面效果显著。

延胡索重在理气止痛，配以青皮疏肝破气之力，增强了行气止痛的功效，二药配伍，对于专治各类癌症，尤其对乳腺癌引起的癌痛，疗效显著。

例如，对于乳腺癌患者出现的癌痛症状，延胡索与青皮的组合能够行气活血、疏肝止痛，有效减轻疼痛，提高患者的生活质量；在其他癌症引起的疼痛治疗中，这两味药也能发挥一定的缓解疼痛作用。

三十三、五灵脂，香附

五灵脂：味苦甘，性温。归肝、脾经。具有活血止痛、化瘀止血、消积解毒等功效。《本草纲目》记载："五灵脂，足厥阴肝经药也，气味俱厚，阴中之阴，故入血分。""能行血止血，治血气刺痛。"五灵脂在活血止痛和消积解毒方面表现出色。

香附：味辛、微苦、微甘，性平。归肝、脾、三焦经。具有行气解郁、调经止痛等功效。《本草纲目》言："香附之气平而不寒，香而能窜，其味多辛能散，微苦能降，微甘能和。"香附在行气调经止痛方面效果显著。

五灵脂为治疗血滞诸痛之要药，香附为行气止痛之要药，两药相伍，行气散瘀，止痛之力增强，多用于治疗胃癌、肝癌、卵巢癌、宫颈癌等引起的癌痛。五灵脂消积之力独特，尤其善于治疗瘀血导致的积食、积聚，血不行，则气机必阻滞，随加香附行气，且有瘀必痛，香附善于调经止痛，二药配伍对于慢性萎缩性胃炎、慢性溃疡性结肠炎、肠梗阻等疾病具有良好的疗效。

例如，对于胃癌患者出现的癌痛，五灵脂和香附的组合能够活血行气、化瘀止痛，缓解疼痛症状；在慢性溃疡性结肠炎的治疗中，这两味药可以行气散瘀、消积止痛，改善肠道功能。

三十四、茵陈，金钱草

茵陈：味辛、苦，性微寒。归脾、胃、肝、胆经。具有清湿热、退黄疸等功效。《本草图解》："发黄有阴阳两种，茵陈同栀子、黄柏以治阳黄；同附子、干姜以治阴黄。总之，茵陈为君，随佐使之寒热而理黄证之阴阳也。"茵陈在清热利湿退黄方面发挥着关键作用。

金钱草：本品分两种，出四川者良，须是报春花科植物过路黄的干燥全草。味甘、咸，性微寒。归肝、胆、肾、膀胱经。具有清利湿热，通淋，消肿，解毒等功效。

金钱草味甘，主通淋排黄，故阴黄、阳黄皆可用。二药配伍，茵陈退体内之黄，接力给金钱草，循肾、膀胱二经，黄自二便排出。临床上对于原发性肝癌、继发性肝癌、肝内外胆管癌、胰腺癌引起的黄疸具有良好的退黄疗效。二药皆能清利湿热，肝胆胰系癌症患者本虚标实，湿热为标，须在退黄基础上治标，配合扶正抗癌基础方培本补虚，整体治疗疾病。

例如，对于原发性肝癌患者出现的黄疸症状，茵陈和金钱草的组合能够有效地清热利湿、消退黄疸，促进胆红素的排泄；在继发性肝癌和胆管癌的治疗中，这两味药也能协同发挥作用，改善黄疸情况。同时，结合扶正抗癌的基础方剂，能够全面调理患者的身体状况，提高治疗效果。

三十五、黄药子，山豆根

黄药子：味苦，性寒。归肺、肝经。具有散结消瘿、清热解毒、凉血止血等功效。主治瘿瘤，喉痹，肿瘤，痈肿疮毒等。古代医书多处记载黄药子治疗咽喉部疾病，并记载有奇效，现代药理研究发现黄药子对于食管癌具有独特疗效。

山豆根：味苦，性寒。归心、肺、大肠三经。具有清热解毒、消肿利咽的功效。《本草求真》言："山豆根，功专泻心保肺，及降阴经火逆，解咽喉肿痛第一要药。"山豆根在清热解毒、消肿利咽方面效果显著。

黄药子与山豆根，均有清热解毒、消肿散结之功效，两药相伍，作用于喉，可有效改善食管癌引起的食管梗阻以及热毒蕴结证候症状。

例如，对于食管癌患者出现的食管梗阻和热毒症状，黄药子与山豆根的组合能够清热解毒、消肿散结，缓解梗阻情况，减轻热毒对身体的损害；在其他咽喉部疾病的治疗中，这两味药也能发挥良好的疗效。

三十六、莱菔子，玉片

莱菔子：味辛、甘，性平。归肺、脾、胃经。具有消食除胀、降气化痰等功效。《本草纲目》记载："莱菔子之功，长于利气。生能升，熟能降，升则吐风痰，散风寒，发疮疹；降则定痰喘咳嗽，调下痢后重，止内痛，皆是利气之效。"莱菔子在消食降气方面作用显著。

玉片：即槟榔，味苦、辛，性温。归胃、大肠经。具有杀虫消积、降气、行水、截疟等功效。《本草汇言》言："槟榔，主治诸气，祛瘴气、破滞气、开郁气、下痰气、去积气、解蛊气、消谷气、逐水气、散脚气、杀虫气、通上气、宽中气、泄下气之药也。"槟榔在降气消积方面表现出色。

两药通归胃经，玉片偏于降气消积，莱菔子善于消食除胀，二药配伍用以改善肿瘤放化疗后不思饮食、腹胀、便秘等症状，对于晚期肿瘤患者厌食症具有一定治疗效果。

例如，对于肿瘤放化疗后患者出现的腹胀、便秘等不适，莱菔子和槟榔的组合能够降气消食、通腑除胀，改善胃肠道功能，提高患者的食欲；在晚期肿瘤患者厌食症的治疗中，这两味药也能发挥一定的作用，缓解厌食症状。

三十七、半枝莲，白花蛇舌草

半枝莲：味辛、苦，性寒。归肺、肝、肾经。具有清热解毒、化瘀利尿等功效。《泉州本草》记载："清热，解毒，祛风，散血，行气，利水，通络，破瘀，止痛。内服主血淋，吐血，衄血；外用治毒蛇咬伤，痈疽，疔疮，无名肿毒。"半枝莲在清热解毒、化瘀方面发挥着重要作用。

白花蛇舌草：味苦、甘，性寒；归心、肝、脾、大肠经。具有清热解毒、利湿等功效。《广西中药志》言："治小儿疳积，毒蛇咬伤，癌肿。外治白泡疮，蛇癞疮。"白花蛇舌草在清热解毒、利湿消肿方面效果显著。

二药均重在清热解毒，经现代药理学研究证实二药配伍具有显著的抗肿瘤作用，为广谱抗癌中药，主要用于清解癌毒。二药均性寒，须在扶正抗癌方基础上使用，脾胃虚弱者慎用。

例如，在癌症治疗中，对于热毒较盛的患者，半枝莲和白花蛇舌草的组合能够清热解毒、化瘀利湿，抑制肿瘤细胞的生长；但对于脾胃虚弱的患者，使用时需要谨慎，以免损伤脾胃功能。

三十八、三棱，莪术

三棱：味辛、苦，性平。归肝、脾经。具有破血行气、消积止痛等功效。《本草纲目》记载："三棱能破气散结，故能治诸病，其功可近于香附而力峻，故难久服。"三棱在破血行气方面表现出色。

莪术：味辛、苦，性温。归肝、脾经。具有行气破血、消积止痛等功效。《药品化义》言："莪术味辛性烈，专攻气中之血，主破积消坚，去积聚癖块，经闭血瘀，扑损疼痛。"莪术在行气破血方面作用显著。

三棱，为血中气药，长于破血中之气，以破血通经为著；莪术，为气中血药，善破气中血分，以破气消积为著。两药配伍，气血双施，活血化瘀，行气止痛。可用于恶性肿瘤及转移之实体肿块引起的疼痛不适、气滞血瘀等。张锡纯："三棱、莪术善理肝胆之郁。"对于女性乳腺癌、宫颈癌引起的两胁胀痛、经络瘀阻、癌性疼痛，均具有突出疗效。

例如，对于恶性肿瘤伴有实体肿块的患者，三棱和莪术的组合能够活血化瘀、消积止痛，减轻肿块带来的不适；在女性乳腺癌和宫颈癌患者出现两胁胀痛等症状时，这两味药能行气解郁、通络止痛，缓解疼痛和胀痛感。

三十九、白及，煅瓦楞子

白及：味苦、甘、涩，性微寒。归肺、肝、胃经。具有收敛止血、消肿生肌等功效。《本草汇言》记载："白及，敛气，渗痰，止血，消痈之药也。此药质极黏腻，性极收涩，味苦气寒，善入肺经。凡肺叶破损，因热壅血瘀而成疾者，以此研末日服，能坚敛肺脏，封填破损，痈肿可消，溃败可托，死肌可去，脓血可洁，有托旧生新之妙用也。"白及在收敛止血和消肿生肌方面发挥着重要作用。

煅瓦楞子：味咸，性平。归肺、胃、肝经。具有消痰化瘀、软坚散结、制酸止痛等功效。《日华子本草》："烧过醋淬，醋丸服，治一切血气，冷气，症癖。”煅瓦楞子在收敛止血和制酸止痛方面效果显著。

白及长于收敛止血，瓦楞子煅后偏于收敛止血，两者配伍收涩力强，能促使糜烂及溃疡面愈合，可治疗由于胃酸分泌过多而引起的糜烂性胃炎、胃溃疡，以及上消化道出血、肠道出血等症状。

例如，对于糜烂性胃炎的患者，白及和煅瓦楞子的组合能够有效地收敛止血，促进胃黏膜的修复和愈合，缓解胃痛和出血症状；在胃溃疡和上消化道出血的治疗中，这两味药也能协同发挥作用，减轻胃酸对溃疡面的刺激，控制出血情况。

四十、益智仁，乌贼骨

益智仁：味辛，性温。归脾、肾经。具有温脾、暖肾、固气、涩精等功效。《神农本草经疏》记载：“以其敛摄，故治遗精虚漏，及小便余沥，此皆肾气不固之证也。肾主纳气，虚则不能纳矣。又主五液，涎乃脾之所统，脾肾气虚，二脏失职，是肾不能纳，脾不能摄，故主气逆上浮，涎秽泛滥而上溢也，敛摄脾肾之气，则逆气归元，涎秽下行。”益智仁在温脾暖肾方面发挥着关键作用。

乌贼骨：味咸、涩，性温。归肝、脾、肾经。具有收敛止血、涩精止带、制酸、敛疮等功效。《本草纲目》言：“厥阴血分药也，其味咸而走血也。故血枯、血瘕、经闭、崩带、下痢、疳疾，厥阴本病也；寒热疟疾、聋、瘿、少腹痛、阴痛，厥阴经病也；目翳、流泪，厥阴窍病也。”乌贼骨在收敛固涩方面效果显著。

两者配伍，用以补肾固尿，增强膀胱收缩力，用以改善膀胱癌、前列腺增生等疾病引起的夜尿频多、遗尿等症状。脾阳主运化水液，肾之坎中一阳主水，益智仁温脾暖肾，人体气化功能增强，自能控制膀胱开合，且脾与肾各为人体先后天之本，癌病患者的选药用药，必须兼顾二本，才能取得预期效果。

例如，对于膀胱癌患者出现的夜尿频多症状，益智仁和乌贼骨的组合能够补肾固涩，增强膀胱功能，减少尿频；在前列腺增生的治疗中，这两味药也能改善遗尿等问题。同时，在癌病患者的治疗中，注重调养脾肾，能够提高整体治疗效果，改善患者的生活质量。

四十一、葶苈子，白芥子

葶苈子：味辛、苦，性寒。归肺、膀胱经。具有泻肺降气、祛痰平喘、利水消肿、泄逐邪气等功效。《本草衍义》记载：“葶苈用子，子之味有甜苦两等，其形则一也。《经》既言味辛苦，则甜者不复更入药也。大概治体皆以行水走泄为用，故曰久服令人虚，盖取苦泄之义。”葶苈子在泻肺利水方面发挥着重要作用。

白芥子：味辛，性温。归肺、胃经。具有利气豁痰、温中散寒、通络止痛等功效。《本草经疏》言：“白芥子味极辛，气温。能搜剔内外痰结，及胸膈寒痰，冷涎壅塞者殊效。”白芥子在豁痰利气方面效果显著。

两者配伍，一寒一温，一降一升，温而不燥，寒而不滞，均入肺经，对于改善肺癌患者胸闷、气短气喘、咳嗽、痰多，及恶性胸腔积液导致的胸胁胀满等症状具有显著疗效。

例如，对于肺癌患者出现的胸闷气短、咳嗽痰多等症状，葶苈子和白芥子的组合能够调节肺气升降，祛痰平喘，缓解胸部胀满不适；在恶性胸腔积液的治疗中，这两味药能协同发挥作用，促进胸腔积液的消退，减轻患者的痛苦。

四十二、吴茱萸，干姜

吴茱萸：味辛、苦，性热，有小毒。归肝、脾、胃、肾经。具有散寒止痛、降逆止呕、助阳止泻等功效。王好古：“冲脉为病，逆气里急，宜以吴茱萸主之。故仲景吴茱萸汤、当归四逆汤方治厥阴病温脾胃，皆用此也。”吴茱萸在散寒降逆方面发挥着显著作用。

干姜：味辛，性热。归脾、胃、肾、心、肺经。具有温中散寒、回阳通脉、燥湿消痰等功效。《本草求真》言：“干姜，大热无毒，守而不走，凡胃中虚冷，元阳欲绝，合以附子同投，则能回阳立效，故书有附子无姜不热之句。”干姜在温中守阳方面效果突出。

干姜色黄，属土，百毒入土得解，吴茱萸小毒得干姜而解。干姜，善温中，守而不走，吴茱萸善降逆，且热，两药合用强化温化散寒之效，在缓解消化道肿瘤引起的胃寒、腹痛、腹胀、腹泻等方面具有显著疗效。

例如，对于消化道肿瘤患者出现的胃寒腹痛症状，吴茱萸和干姜的组合能够温胃散寒、止痛止泻，改善胃肠道功能；在腹胀腹泻的治疗中，这两味药也能协同发挥作用，增强温中化湿的效果，减轻患者的不适。

四十三、补骨脂，五味子

补骨脂：味辛、苦，性温。归肾、心包、脾、胃、肺经。具有补肾壮阳、纳气平喘、温脾止泻等功效。《神农本草经疏》记载："能暖水脏，阴中生阳，壮火益土之要药也。"补骨脂在补肾温脾方面发挥着重要作用。

五味子：味酸、甘、咸、辛、苦，性温。归肺、心、肾经。具有收敛固涩、益气生津、补肾宁心等功效。《本草备要》言："五味子，性温，五味俱备，酸咸为多，故专收敛肺气而滋肾水，益气生津，补虚明目，强阴涩精，退热敛汗，止呕住泻，宁嗽定喘，除烦渴。"五味子在收敛补肾方面效果显著。

五味子酸咸入肝而补肾，辛苦入心而补肺，甘入中宫益脾胃。孙思邈："五月常服五味子以补五脏气。"合补骨脂，用以加强补肾、温脾、止泻之力。多用于寒性体质或癌病患者，治疗患放射性直肠炎、溃疡性结肠炎等久泻不止等症状。

例如，对于寒性体质的癌病患者出现的久泻不止症状，补骨脂和五味子的组合能够增强补肾温脾的作用，收敛止泻，缓解腹泻对身体的消耗；在放射性直肠炎和溃疡性结肠炎的治疗中，这两味药也能协同发挥作用，改善肠道功能，减轻炎症反应。

四十四、延胡索，姜黄，徐长卿

延胡索：又名元胡，味辛、苦，性温。归肝、胃经。具有活血散瘀、理气止痛等功效。《雷公炮炙论》记载："心痛欲死，速觅延胡。"延胡索在行气活血止痛方面发挥着关键作用。

姜黄：味辛、苦，性温。归脾、肝经。具有破血行气、通经止痛等功效。《本草纲目》言："郁金入心治血，而姜黄兼入脾，兼治气。"姜黄在破血通经止痛方面效果显著。

徐长卿：味辛，性温。归肝、胃经。具有祛风化湿、止痛止痒等功效。

徐长卿在祛风除湿止痛方面表现出色。

三药合用，延胡索善于行气止痛，姜黄善于化瘀止痛，徐长卿善于祛风止痛，对于各种癌病导致的癌性疼痛，具有良好的临床效果。三药皆温，合用加强祛风散寒作用，可用于胃寒疼痛或寒性体质的癌症患者引起的周身疼痛。

例如，对于癌症患者出现的剧烈癌性疼痛，延胡索、姜黄和徐长卿的组合能够发挥各自的止痛优势，综合缓解疼痛症状；在胃寒疼痛和寒性体质癌症患者的周身疼痛治疗中，这三味药能协同温通经脉、祛风散寒，减轻患者的痛苦。

四十五、石菖蒲，郁金

石菖蒲：味辛、苦，性温。归心、胃经。具有化湿开胃，开窍豁痰，醒神益智等功效。《本草纲目》记载："菖蒲气温……心气不足者用之，虚则补其母也。肝苦急，以辛补之是矣。"石菖蒲在化湿开窍方面发挥着重要作用。

郁金：味辛、苦，性寒。归心、肺、肝三经。具有行气解郁、活血破瘀、凉血清心止血、利胆退黄等功效。《本草汇言》言："郁金，清气化痰，散瘀血之药也。其性轻扬，能散郁滞，顺逆气，上达高巅，善行下焦，心肺肝胃气血火痰郁遏不行者最验，故治胸胃膈痛，两胁胀满，肚腹攻疼，饮食不思等证。"郁金在行气活血方面效果显著。

两药配合，芳香去浊，开窍解郁，宣痹止痛。对改善头部肿瘤，如脑胶质瘤、脑转移病变造成的烦躁不安、神昏谵语、癫痫等症状具有良好疗效。两者一温一寒，配伍得当，扩大了适用群体，皆归心经，对于心血管疾病，如心肌梗死、冠心病等疾病的心前区刺痛、憋闷疼痛均具有独特疗效。

例如，对于头部肿瘤引起的神昏谵语等症状，石菖蒲和郁金的组合能够开窍醒神、解郁除烦，改善患者的精神状态；在心肌梗死和冠心病患者出现心前区疼痛时，这两味药能行气活血、宣痹止痛，缓解疼痛和憋闷感。

四十六、桑寄生，杜仲，金毛狗脊

桑寄生：味苦、甘，性平。归肝、肾经。具有补肝肾、强筋骨、祛风湿、安胎元等功效。《本草求真》记载："桑寄生，号为补肾补血要剂。缘肾主骨，发主血，苦入肾，肾得补，则筋骨有力。甘补血，血得补则发受其灌荫而不枯脱落矣。故凡内而腰痛、筋骨笃疾、胎堕，外而金疮、肌肤风湿，何一不借此以为主治乎。”桑寄生在补肝肾、祛风湿方面发挥着显著作用。

杜仲：味甘，性温。归肝、肾经。具有补肝肾、强筋骨、安胎等功效。《本草汇言》言：“凡下焦之虚，非杜仲不补；下焦之湿，非杜仲不利；足胫之酸，非杜仲不去；腰膝之疼，非杜仲不除。然色紫而燥，质绵而韧，气温而补，补肝益肾，诚为要剂。”杜仲在补肝肾强筋骨方面效果突出。

金毛狗脊：味苦、甘，性温。归肝、肾经。具有补肝肾、强腰脊、祛风湿等功效。《神农本草经》：“主腰背强，机关缓急，周痹寒湿，膝痛。颇利老人。”金毛狗脊在补肝肾、强腰脊方面表现出色。

三者均有补肝肾、强筋骨之功效，三药合用能有效改善癌症患者身困乏力、腰膝酸软等症状。临床多用于治疗癌病骨转移造成的溶骨及成骨性骨质破坏，对于骨性疼痛及预防病理性骨折有一定疗效。

例如，对于癌病骨转移患者出现的腰膝酸软、骨性疼痛等症状，桑寄生、杜仲和金毛狗脊的组合能够补肝肾、强筋骨、祛风湿，缓解疼痛，增强骨质，预防骨折；在癌症患者感到身困乏力时，这三味药也能发挥补养作用，提高身体的机能。

四十七、决明子，绞股蓝

决明子：味甘、苦、咸，性微寒。归肝、大肠经。具有清肝明目、利水通便等功效。《本草正义》记载：“决明子明目，乃滋益肝肾，以镇潜补阴为义，是培本之正治，非如温辛散风，寒凉降热之止为标病立法者可比，最为有利无弊。”决明子在清肝利水方面发挥着重要作用。

绞股蓝：味苦，微甘，性凉。归肺、脾、肾经。具有清热、补虚、解毒等功效。绞股蓝在清热补虚方面效果显著。

现代药理发现二药均具有降血压、血脂、血糖的功效，临床多用于三高症患者。肝藏血，两者均偏于清肝，决明子偏于清肝利水，水液代谢顺畅，血管内压降低，血压自然下降；绞股蓝偏于清肝补虚，以三高之高为标实，而实为本虚，二者配伍，有效治疗三高症患者的早期症状。

例如，对于三高症早期患者，决明子和绞股蓝的组合能够清肝泻热、补虚利水，调节体内代谢，降低血压、血脂和血糖水平；在改善患者的症状和预防病情进展方面，这两味药能协同发挥作用，提高治疗效果。

四十八、银柴胡，地骨皮

银柴胡：味甘，性微寒。归肝、胃经。具有清虚热、除疳热等功效。《本草正义》记载："银柴胡，为清热凉血之品，凡热在骨髓者，用之咸宜。"银柴胡在清虚热方面发挥着关键作用。

地骨皮：味甘，性寒。归肺、肝、肾经。具有凉血除蒸、清肺降火等功效。《本草纲目》认为地骨皮甘淡而寒，降肺中伏火，泻肝肾虚热，能凉血而补正气，故内治五内邪热，吐血尿血，咳嗽消渴，外治肌热虚汗，上除头风痛，中平胸胁痛，下利大小肠。地骨皮在凉血除蒸方面效果显著。

银柴胡退热而不苦泄，为清虚热的要药，常与地骨皮同用。多用于治疗体质虚弱的肿瘤患者引起的癌性发热、骨蒸潮热等证候，临床对于其他阴虚发热，同样具有明确的退热作用。

例如，对于体质虚弱的肿瘤患者出现的癌性发热症状，银柴胡和地骨皮的组合能够清热凉血、除蒸退热，缓解发热对患者身体的消耗；在其他阴虚发热的治疗中，这两味药也能协同发挥作用，降低体温，改善患者的不适。

四十九、灯心草，淡竹叶

灯心草：味甘、淡，性微寒。归心、肺、小肠经。具有清心火、利小便等功效。《本草纲目》记载："降心火，止血，通气，散肿，止渴。"灯心草在清心降火、利尿通淋方面发挥着重要作用。

淡竹叶：味甘、淡，性寒。归心、胃、小肠经。具有清热、除烦、利尿等功效。《本草再新》言："清心火，利小便，除烦止渴，小儿痘毒，外症恶毒。"淡竹叶在清热除烦、利尿方面效果显著。

两者功效相近，对于肿瘤患者胃热伤阴之烦热口渴，心烦不寐，口舌生疮，小便赤、涩痛等症状有显著改善作用。舌为心之苗，二药均入心经，皆清热力强，对于心火旺盛导致的口腔溃疡、心烦口渴等症状也有良好的临床效果。

例如，对于肿瘤患者出现的烦热口渴、小便不利等症状，灯心草和淡竹叶的组合能够清热泻火、利尿除烦，改善患者的身体状况；在心火旺盛引起的口腔溃疡和心烦等症状的治疗中，这两味药也能协同发挥作用，清心除热，缓解不适。

五十、败酱草，鱼腥草

败酱草：味辛、苦，性凉。归胃、大肠、肝经。具有清热解毒、消痈排脓、活血行瘀等功效。《本草纲目》：“善排脓破血，故仲景治痈，及古方妇人科皆用之。”败酱草在清热解毒、活血消痈方面发挥着显著作用。

鱼腥草：味辛，性微寒。归肺经。具有清热解毒、消痈排脓、利尿通淋等功效。《滇南本草》言：“治肺痈咳嗽带脓血，痰有腥臭，大肠热毒，疗痔疮。”鱼腥草在清肺解毒、消痈排脓方面效果突出。

两者均为清热解毒药，并都具有消痈排脓功效，临床对于肺癌之热毒内蕴证引起的咳黄色脓痰、胸膈满闷等症状具有良好疗效。盖其鱼腥草入肺经，消痈排脓接力于败酱草，循胃、大肠经，最终将身体病理产物排出体外。单用一味，疗效不及二药合用。

例如，对于肺癌热毒内蕴证患者出现的咳脓痰、胸膈满闷等症状，败酱草和鱼腥草的组合能够协同发挥清热解毒、消痈排脓的作用，增强疗效，促进体内热毒和病理产物的排出，缓解症状；在其他热毒痈肿的治疗中，这两味药的合用也能提高治疗效果。

（陈光伟　张　瑾）

下篇　医案医话

近五十年如一日，本人恪尽职守、严谨治学、精诚行医，积累了大量的中医临床资料，为进一步推进“扶正抗癌”理论研究打下一个基础，诚待后来者继续奋斗。

本书遴选具有代表性的典型医案，正如恩师国医大师张学文说的:“《中医肿瘤临证钩玄》是他大半生医疗经验的累积，为祖国医学宝库增添了一砖，对临床治疗具有借鉴之用。”

第七章　医案精选

第一节　肺癌医案

一、益气养阴、化痰行气法治疗小细胞肺癌骨转移

【初诊】 2012年5月15日。

患者：刘某，女，75岁。

病史概要：患者于2012年1月无明显诱因出现咳嗽，咳痰。2012年2月22日于陕西中医学院附属医院行胸部CT示：右肺占位，右肺门及纵隔淋巴结增大，考虑肺癌。后经痰细胞学检查确诊为小细胞癌（2012-03-01，陕西中医学院附属医院）。骨扫描示：右侧骶髂关节骨代谢增高，考虑骨转移（2012-04-06，陕西省核工业二一五医院）。确诊后，曾行EP（依托泊苷+顺铂）方案行三周期化疗（具体剂量不详），在拟行第四周期化疗前，复查血常规提示白细胞（WBC）：$0.9\times10^9/L$，因患者出现Ⅳ度骨髓抑制，中断化疗。为求中医药治疗，慕名前来。

【现症】 咳嗽、咳吐少量色白质黏痰，咽干，气短（活动后加重），面色苍白，周身倦怠乏力，食欲不振，口中淡而无味，夜休可，大便干，小便量少。舌质红，少苔，脉沉细。

【辨证】 气阴两虚，痰气阻滞。

【治法】 益气养阴，化痰行气。

【处方】 扶正抗癌汤合沙参麦冬汤加减。

黄芪15g，灵芝15g，女贞子15g，瓜蒌12g，桔梗12g，沙参12g，麦冬12g，天花粉12g，翻白草15g，法半夏12g，川贝母9g，玄参12g，生牡蛎12g，露蜂房12g，天冬12g，焦三仙各12g。

12剂，水煎服，每日1剂，煎至400ml，分早晚两次温服。

另予：扶正抗癌丸，每次 2 丸，每日 2 次，温开水送服。

【二诊】 2012 年 5 月 29 日。

【现症】 病史同前，服药后咳嗽、咳痰症状较前减轻。现周身疼痛，游走不定，时有寒热往来之感，脐下腹部疼痛，自觉手心发热，脚心发凉，不思饮食，纳食量少，夜休差，咽干。舌质淡，苔黄，脉沉细无力。

【处方】 守上方，加延胡索 24g 以活血行气止痛，加柴胡 12g，黄芩 9g 以和解少阳。

12 剂，煎服法同前。

中成药继服扶正抗癌丸，用法同前。

【三诊】 2012 年 6 月 11 日。

【现症】 病史同前，服药后手心发热、脚心发凉感较前减轻。现仍不思饮食，纳食量少，口淡无味，双腿酸软，倦怠乏力，背部及左侧肩胛区疼痛不适，口干，夜休差，二便调，舌淡，苔薄黄，脉沉细无力。

【处方】 守二诊方，加鸡血藤 12g 以养血通络，舒筋止痛。

中成药继服扶正抗癌丸，用法同前。

另予：癌痛贴 20 贴，贴敷于左侧肩胛区疼痛部位，每日更换 1 次。

【复查】 CT 示：右肺癌复查，与旧片对比，右肺门软组织密度影伴中叶阻塞性肺不张；双肺斑片状毛玻璃样高密度影，多考虑炎症；纵隔及右肺门淋巴结增大，部分钙化；右侧胸腔少量积液；多个胸椎高密度灶；脑白质脱髓鞘改变（2012-06-06，陕西中医学院附属医院）。综合评估，病情基本稳定。

【随访】 患者此后以本法为基础继续进行调理。自 2012 年 9 月起，停服中药汤剂，坚持口服扶正抗癌丸维持治疗。至今已存活 12 年余，目前病情稳定，仍定期随访，口服丸药以巩固疗效。

二、活血化瘀、逐水散结法治疗小细胞肺癌伴胸腔积液

【初诊】 2010 年 9 月 21 日。

患者：赵某，女，63 岁，咸阳泾阳县人。

病史概要：患者于 2009 年 9 月无明显诱因出现胸闷，气短，于当地医院检查，胸片提示右侧胸腔积液。为确诊，至陕西中医学院附属医院行 CT

检查示：右肺癌并右侧胸腔积液。随后转诊西安交通大学第一附属医院，经气管镜检病理确诊为小细胞肺癌。采用顺铂 + 多西他赛化疗 6 周期，症状缓解。2010 年 9 月 18 日行胸部 CT（陕中附院）示：右肺癌并右侧胸腔积液（中量）。为寻求中药治疗，前来就诊。

【现症】 右侧胸部间断性疼痛，活动后加重，甚则放射至右侧乳根区域，伴胸闷气短，咳嗽，咳吐白色痰涎。舌质紫黯，苔白，脉沉涩。

【辨证】 痰瘀互结。

【治法】 活血化瘀，逐水散结。

【处方】 扶正抗癌汤合葶苈大枣泻肺汤加减。

黄芪 15g，灵芝 15g，女贞子 15g，莪术 12g，瓜蒌 12g，桔梗 12g，露蜂房 12g，水蛭 6g，延胡索 24g，川楝子 12g，浙贝母 15g，葶苈子 15g，丹参 20g，白芥子 12g，姜黄 15g，莱菔子 12g，大枣 6 枚，炙甘草 6g。

共 12 剂，水煎服，每日 1 剂，煎至 400ml，分早晚两次温服。

另予：1. 扶正抗癌丸，每次 2 丸，每日 2 次，温开水送服。

2. 胸腔积液外用方敷于右侧胸腔处，每日更换 2 次。

【二诊】 2010 年 10 月 4 日。

【现症】 病史同前，服上药后，患者自觉右侧胸部疼痛较前明显减轻，气短改善，但仍有咳嗽，痰多，色白易咳，气短，夜休可，舌黯，苔薄白，脉滑。

【处方】 守初诊方，加陈皮 12g，法半夏 12g 以燥湿化痰，加紫菀 12g，款冬花 12g，川贝母 6g 以润肺化痰止咳。

共 12 剂，煎服法同前。

中成药及外用药继用，用法同前。

【三诊】 2010 年 10 月 17 日。

【现症】 病史同前，服上药后，右侧胸部疼痛继续减轻，现仅偶有发作。咳嗽，咳痰，痰量减少，仍有胸闷气短等症状，舌黯，苔薄白，脉滑。

【处方】 守二诊方，去川楝子、浙贝母，加青皮 12g 以增强行气散结之力。

共 12 剂，煎服法同前。

中成药及外用药继用，用法。

【随访】2010年11月15日于陕西中医学院附属医院行胸部CT示：右肺癌复查，与2010年9月18日片对比：右肺病灶缩小，右侧胸腔积液减少。此后患者以上方为基础连续服用3个月，临床症状明显减轻。后嘱其长期坚持口服扶正抗癌丸以巩固疗效，至今已存活14年余，病情稳定，未见肿瘤复发及转移征象。

三、润肺滋肾、育阴生津法治疗小细胞肺癌

【初诊】2009年5月10日。

患者：寇某，男，63岁，咸阳渭城区人。

病史概要：患者2009年2月出现活动后腰背部疼痛，当地医院给予局部理疗，疼痛未改善。腰椎X线片示：骨密度减低。随后又出现咳嗽，咳吐白色痰涎，且痰中带血。行胸部X线检查示：右肺下叶占位，纵隔淋巴结肿大，考虑肺癌淋巴结转移。经穿刺活检病理诊断为小细胞肺癌。已行1次化疗（EP方案）。后因白细胞下降明显，而中断化疗。为求进一步中药治疗就诊。

【现症】腰部疼痛，偶有咳嗽，痰色白，量少，痰中带有血丝，口干，活动后气短，盗汗，大便干燥，食纳差，夜休差，小便调。舌质红，少苔，脉弦细。

【辨证】肺肾两虚。

【治法】润肺滋肾，育阴生津。

【处方】扶正抗癌汤合百合固金汤加减。

生地12g，当归12g，白芍12g，玄参12g，黄芪12g，桔梗12g，百合12g，灵芝12g，女贞子12g，川贝9g，莪术12g，水蛭6g，仙鹤草12g，棕榈炭15g，杜仲15g，狗脊15g，远志12g，酸枣仁12g，延胡索24g。

共12剂，水煎服，每日1剂，煎至400ml，分早晚两次温服

另予：1. 扶正抗癌丸，每次2丸，每日2次，温开水送服。

2. 癌痛贴贴敷于腰部疼痛处，每日更换一贴。

【二诊】2009年5月24日。

【现症】病史同前，患者服上药后，腰痛、口干症状减轻，咳嗽次数减少，但仍痰中带有血丝，大便干燥，汗多较多，舌淡红，苔薄，脉弦。

【处方】 守初诊方，加火麻仁 12g，郁李仁 12g 以润肠通便，加煅牡蛎 15g 以敛阴止汗。

共 12 剂，煎服法同前。

中成药及外用药继用，用法同前。

【三诊】 2009 年 6 月 7 日。

【现症】 病史同前，患者服药后，腰痛较前减轻，但活动后仍感疼痛。现腰腿酸软，偶有头晕，心烦，痰中带血丝，舌淡红，苔薄白，脉弦。

【处方】 守上方，加山茱萸 12g 以补益肝肾、强健腰膝，加白及 20g 以增强收敛止血之力。

共 12 剂，煎服法同前。

中成药及外用药继用，用法同前。

【随访】 患者以此法为基础，随症加减，坚持中药治疗。治疗期间临床症状及体征均得到明显改善，生活质量得以维持。共坚持服药 12 年余，后于 2021 年因突发脑出血意外去世。

四、补肺健脾、化痰行瘀法治疗肺鳞状细胞癌

【初诊】 2014 年 2 月 11 日。

患者：王某，男，66 岁，咸阳市人。

病史概要：患者于 2013 年 12 月无明显诱因出现咳嗽，咳痰，就诊于个体诊所给予对症处理（具体药物不详），效果欠佳。2014 年 1 月 6 日就诊于陕西中医学院附属医院，行 CT 示：右肺门旁软组织密度影，远端阻塞性炎症，考虑中央型肺癌，慢性肺气肿，肺大疱，双肺散在小结节，纵隔多发性淋巴结肿大。后经气管镜检查，病理诊断为：鳞状细胞癌Ⅱ级；右肺气管涂片：查见鳞癌细胞。入院后采用 NP 方案（长春瑞滨 + 顺铂）化疗 1 次，因发生Ⅳ级胃肠道毒副反应而终止化疗。为求中医药治疗，特来就诊。既往有吸烟史。

【现症】 胸闷气短，咳嗽，咳吐少量白色痰涎，时夹有黑色痰块，精神疲惫，食欲不振，舌质淡，体胖大，边有齿痕，苔白，脉弱。

【辨证】 肺脾气虚，痰瘀互结。

【治法】 补肺健脾，化痰行瘀。

【处方】 扶正抗癌汤合四君子汤加减。

黄芪 12g，灵芝 12g，女贞子 12g，莪术 12g，水蛭 6g，藤梨根 15g，生牡蛎 12g，茯苓 12g，党参 12g，炒白术 12g，法半夏 12g，陈皮 12g，川贝母 9g，紫菀 12g，款冬花 12g，桔梗 12g，神曲 15g。

共 12 剂，水煎服，每日 1 剂，煎至 400ml，分早晚两次温服。

另予：扶正抗癌丸，每次 2 丸，每日 2 次，温开水送服。

【二诊】 2014 年 2 月 24 日。

【现症】 病史同前，患者服药后，胸闷气短减轻，晨起咳嗽，咳吐少量白痰，痰中带黑血丝，精神尚可，食纳一般，舌质淡，边有齿痕，苔白，脉弱。

【处方】 守初诊方，加露蜂房 12g，龙葵 9g 以解毒散结、清热止血。

共 12 剂，煎服法同前。

中成药继服扶正抗癌丸，用法同前。

【三诊】 2014 年 3 月 9 日。

【现症】 病史同前，患者口服上药后晨起咳嗽减轻，偶咳少量白痰，已无血丝，精神尚可，食纳一般，夜休可，二便调，舌质淡红，边有齿痕，苔薄白，脉缓。

【处方】 疗效显现，诸症平稳，故守二诊方继服，以巩固疗效。

共 12 剂，煎服法同前。

中成药继服扶正抗癌丸，用法同前。

【随访】 2014 年 4 月 10 日复查胸部 CT 示：右肺门旁软组织密度影伴远端阻塞性炎症，考虑中央型肺癌，较前片（2014-01-06）病灶缩小；慢性肺气肿，肺大疱，双肺散在小结节，纵隔多发性淋巴结肿大情况同前。提示病情稳定。患者坚持中医药治疗，定期随访。至今已存活 8 年余，多次复查未均未提示肿瘤复发及转移，病情控制良好。

五、清热化痰、止咳散结法治疗肺腺癌

【初诊】 2013 年 11 月 19 日。

患者：纪某，男，43 岁，咸阳市人。

病史概要：患者于 2013 年 6 月无明显诱因出现左胸部隐痛，呈间断性

发作，在当地医院就诊排除心脏病变。2013 年 9 月 27 日就诊于第四军医大学唐都医院，行支气管镜活检，病理提示:（左肺上叶）支气管黏膜组织慢性炎症伴炎性渗出及出血，局部间质内查见异形细胞，组织学特点提示腺癌可能。PET/CT 示：左肺上叶，左支气管肺门淋巴结及胸 5 椎体占位伴葡萄糖代谢增高，考虑为左肺中央型肺癌伴左支气管肺门淋巴结及胸 5 椎体转移。右肺中叶稍高密度影，未见葡萄糖高代谢，转移不除外。

【现症】 患者咳嗽，痰多色黄，带血丝，胸闷气短，口干，精神可，食纳可，夜休差，便秘，小便调，舌质红，苔黄，脉滑数。

【辨证】 痰热壅盛。

【治法】 清热化痰，止咳散结。

【处方】 扶正抗癌汤和黄连解毒汤加减。

黄芪 12g，灵芝 12g，女贞子 12g，莪术 12g，水蛭 6g，藤梨根 15g，生牡蛎 12g，白及 15g，棕榈炭 15g，仙鹤草 15g，黄芩 12g，桔梗 12g，鱼腥草 15g，生地 12g，酸枣仁 15g，黄连 10g，川贝母 6g，全瓜蒌 12g。

12 剂，水煎服，每日 1 剂，煎至 400ml，分早晚两次温服。

另予：扶正抗癌丸，每次 2 丸，每日 2 次，温开水送服。

【二诊】 2013 年 12 月 3 日。

【现症】 病史同前，患者服药后痰中带血较前减少，仍有咳嗽，咳吐少量黄痰，胸背部疼痛，胸闷气短，精神可，食纳可，夜休差，二便正常，舌质红，苔薄黄，脉弦细。

【处方】 守初诊方，加姜黄 15g，延胡索 24g 以活血行气、通络止痛，加枳壳 12g 宽胸理气。

共 12 剂，煎服法同前。

中成药继服扶正抗癌丸，用法同前。

另予：癌痛贴，贴敷于患者胸背疼痛处，每日更换 1 次。

【三诊】 2013 年 12 月 17 日。

【现症】 病史同前，患者服药后，仍感轻微咳嗽，咳少量白痰，偶带有少量血丝，胸背部仍感疼痛，胸闷气短已除，食纳正常，夜休一般，二便调，舌质淡红，苔薄白，脉弦细。

【处方】 守二诊方，将止血药减量（白及 12g，棕榈炭 12g，仙鹤草

12g），加徐长卿 12g 以增强祛风止痛、解毒散结之力。

共 12 剂，煎服法同前。

中成药继服扶正抗癌丸，用法同前。

外用药继用癌痛贴，用法同前。

【随访】 患者以此法为基础，随症加减，并坚持口服扶正抗癌丸，间断服用中药汤剂治疗。至今已存活 8 年余，定期复查未见肿瘤复发及转移。治疗期间患者生活质量良好，生活可自理。

【按语】

本组共收录肺癌验案 5 例，集中体现了中医“同病异治”的辨证论治思想。病例 1 为老年小细胞肺癌骨转移患者，临床以咳痰，咳痰，乏力气短，口干咽燥，舌红少苔，脉沉细为主要表现，辨证属气阴两虚证，治以益气养阴、化痰行气之法，经中药治疗，患者病情稳定，带瘤生存已逾 12 年。病例 2 为小细胞肺癌合并胸腔积液，初诊症见胸痛，活动后加重，咳嗽，咳痰，舌紫黯，脉沉涩，辨证为痰瘀互结证，治疗在扶正抗癌基础上，兼用活血化瘀、逐水散结之品，并配合中药外敷，使胸痛症状显著缓解，胸腔积液减少，至今存活 14 年余。病例 3 为小细胞肺癌，以腰椎转移为首发表现，继则出现咳嗽，咳痰，痰中带血，气短纳差等症，辨证属肺肾两虚，治以润肺滋肾、育阴生津之法，患者坚持服药 12 年，症状体征明显改善。上述 3 例同为小细胞肺癌，但因患者体质差异，导致转移部位不同、临床表现各异，证型分属气阴两虚、痰瘀互结与肺肾两虚，治法亦随之调整。充分体现了中医“同病异治”的核心理念。小细胞肺癌恶性程度高，常原发与转移并存，甚至转移灶症状可早于原发灶出现，临床多以放化疗为主。然因其毒副反应剧烈，常导致患者难以耐受而中断治疗，本组 3 例均未行手术治疗，除病例 1 完成 3 周期化疗外，其余均因毒副反应中断化疗转求中医治疗。在单纯中药治疗期间均未出现病情进展。病例 4 为中央型肺鳞状细胞癌伴淋巴转移，初诊以咳嗽，痰少色黑，神疲纳差，舌淡体胖，边有齿痕，脉弱为临床表现，辨证属肺脾两虚之证、痰瘀互结，治以补肺健脾、化痰行瘀之法。病例 5 为中央型肺腺癌伴胸骨转移，症见咳痰色黄带血，舌红苔黄，脉滑数，辨证属痰热壅盛，治以清热化痰，止咳散结。此两例均为中央型肺癌，病理类型一为鳞癌，一为腺癌，均未行手术且未完成全程化疗，经中医药治疗后病灶稳定，分别存活8年以上，未见复发及转移。

综上所述，本组病例通过精准辨证与个体化施治，展示了中医药在治疗不同病理类型，不同阶段肺癌，以及处理化疗耐药、减轻药物毒副反应、延长生存期方面的独特优势与确切疗效。

（杨　洋）

第二节　乳腺癌医案

一、化痰祛瘀、软坚散结法治疗乳腺癌

【初诊】 2013年4月23日。

患者：刘某，女，56岁，宝鸡市人。

病史概要：患者于1993年发现右侧乳房包块，未予重视。1994年6月因右乳包块增大，在当地医院行B超、红外线钼靶等检查考虑乳腺癌，行右乳癌手术切除，术后病理确诊为乳腺癌。2012年7月在西安医学院附属宝鸡医院行右侧乳腺癌根治切除术，术后病理示：右乳腺非浸润性单纯性导管癌。术后因腋窝部淋巴结清扫致瘘管形成，迁延不愈。术后在该院行放疗1疗程，化疗4周期。为求进一步治疗，来诊。

【现症】 右上肢肿胀，右侧腋窝下窦道，有污浊渗液，肢体酸沉，口唇爪甲紫黯，舌淡黯，有瘀斑，苔白腻，脉弦。

【辨证】 痰瘀互结。

【治法】 化痰祛瘀，软坚散结。

【处方】 消结止痛汤合血府逐瘀汤加减。

黄芪15g，灵芝15g，女贞子15g，莪术12g，水蛭6g，藤梨根15g，生牡蛎12g，丹参12g，土贝母12g，陈皮10g，山慈菇12g，法半夏12g，柴胡12g，香附10g，夏枯草12g，桃仁12g，红花12g，赤芍12g，当归12g。

共12剂，水煎服，每日1剂，煎至400ml，分早晚两次温服。

另予：扶正抗癌丸，每次2丸，每日2次，温开水送服。

【二诊】 2013年5月7日。

【现症】 病史同前，患者服药后右上肢胀感明显减轻，窦道分泌物

减少。仍觉肢体酸沉，困乏无力，纳食量少，舌淡黯，有瘀斑，苔白腻，脉弦。

【处方】守初诊方，加淫羊藿 15g，狗脊 15g 以补肾壮骨，强健筋骨。

共 12 剂，煎服法同前。

中成药继服扶正抗癌丸，用法同前。

【三诊】2013 年 5 月 20 日。

【现症】病史同前，患者服药后身体困乏、肢体酸困症状减轻，舌淡黯，有瘀斑，苔白腻，脉弦。

【处方】守二诊方继服，以巩固疗效。

共 12 剂，煎服法同前。

中成药继服扶正抗癌丸，用法同前。

【随访】患者以此法坚持服药 3 个月。于 2013 年 8 月 4 日（西安医学院附属宝鸡医院）复查 CT 示病情稳定，后长期坚持口服扶正抗癌丸，随访未见复发及转移征象。

二、益气养阴、解毒散结法治疗乳腺癌

【初诊】2013 年 12 月 31 日。

患者：王某，女，51 岁，咸阳市人。

病史概要：患者于 2002 年体检发现乳腺癌，于陕西省核工业二一五医院行右侧乳腺癌根治术及腋窝淋巴清扫术，术后病理：（右乳）单纯癌，基底未见癌组织，（右）腋窝淋巴结（7/13）枚见癌转移。免疫组化：ER（+++），PR（+++），HER-2（+）。术后行 8 周期化疗及 1 疗程放疗。2009 年发现左锁骨淋巴结转移，行 6 周期化疗及 1 疗程放射治疗。2012 年发现腹腔淋巴结及胰腺转移，再行 6 周期化疗。2013 年 5 月发现肝脏转移，继行 8 个周期化疗。治疗期间曾口服他莫昔芬 6 年，阿那曲唑半月。现为求中医治疗前来就诊。

【现症】精神萎靡，周身倦怠乏力，少气懒言，头晕目眩，口咽干燥，潮热，盗汗。舌红，苔薄，脉细。

【辨证】气阴两虚。

【治法】益气养阴，解毒散结。

【处方】扶正抗癌汤合沙参麦冬汤加减。

沙参 12g，麦冬 12g，天花粉 12g，柴胡 12g，当归 12g，白芍 12g，炒白术 12g，郁金 12g，香附 12g，夏枯草 15g，莪术 12g，水蛭 6g，黄芪 12g，灵芝 12g，女贞子 12g，煅牡蛎 12g，山慈菇 12g，土贝母 12g。

共 12 剂，水煎服，每日 1 剂，煎至 400ml，分早晚两次温服。

另予：扶正抗癌丸，每次 2 丸，每日 2 次，温开水送服。

【二诊】2014 年 1 月 13 日。

【现症】病史同前，服药后乏困无力及精神症状好转，现仍口干，盗汗多，舌红，苔薄，脉细。

【处方】守初诊方，加麻黄根 15g，浮小麦 15g 以固表敛汗。

共 12 剂，煎服法同前。

中成药继服扶正抗癌丸，用法同前。

【三诊】2014 年 1 月 26 日。

【现症】病史同前，服药后口干及盗汗明显减轻，现仍自觉有乏困无力，少气懒言，舌淡红，苔薄白，脉弦。

【处方】守二诊方继服。

共 12 剂，煎服法同前。

中成药继服扶正抗癌丸，用法同前。

【随访】患者以此法坚持服药 3 个月后，复查未见复发及转移征象。后长期坚持口服扶正抗癌丸，病情稳定，生活自理，状态良好。

三、补益肝肾、调理冲任法治疗乳腺癌

【初诊】2014 年 3 月 18 日。

患者：范某，女，46 岁，西安市人。

病史概要：患者于 2013 年 2 月体检发现乳腺癌，于第四军医大学西京医院行右侧乳腺癌根治术，术中冰冻病理诊断：（右侧）乳腺浸润性癌（非特殊型，WHO Ⅱ级，6 分）。术后病理报告：（右侧）乳腺浸润性癌，乳头基底未见癌组织，同侧腋窝淋巴结（3/17）查见转移癌（2013-04-18，西京医院）。免疫组化结果显示：肿瘤细胞 E-cadherin（+），ER（++），PR（+++），HER-2（++），建议做 FISH 检测进一步明确有无 HER-2 基因扩增，p120（+）， p53（+），CK5/6（-），EGFR（-），p63（-），Ki-67（30%）。为求中医辅助治疗，前来就诊。

【现症】 腰膝酸软，右侧胸部间断性抽痛，双下肢乏困，五心烦热，头晕，舌质红，苔少，脉细。

【辨证】 肝肾阴虚，冲任不调。

【治法】 补益肝肾，调理冲任。

【处方】 扶正抗癌汤合知柏地黄丸加减。

知母12g，黄柏12g，熟地12g，山茱萸12g，黄芪15g，灵芝15g，女贞子15g，莪术15g，茯苓12g，丹皮10g，泽泻12g，藤梨根15g，徐长卿12g，水蛭6g，丹参12g，延胡索24g，细辛3g。

共12剂，水煎服，每日1剂，煎至400ml，分早晚两次温服。

另予：扶正抗癌丸，每次2丸，每日2次，温开水送服。

【二诊】 2014年4月2日。

【现症】 病史同前，服上药后腰膝酸软，五心烦热症状有所减轻，现入睡困难，易醒，全身乏困，纳差，舌质红，苔少，脉细。

【处方】 守初诊方，加酸枣仁15g，远志10g，夜交藤15g以养心安神。

共12剂，煎服法同前。

中成药继服扶正抗癌丸，用法同前。

【三诊】 2014年4月16日。

【现症】 病史同前，服上药后夜休改善，纳食量较前增加，腰膝酸软症状消失，偶有出汗多，手足心热，舌尖红，苔少，脉细。

【处方】 守二诊方，加淡竹叶12g以清心除烦，导赤散热。

共12剂，煎服法同前。

中成药继服扶正抗癌丸，用法同前。

【随访】 患者坚持中药治疗，顺利完成6周期辅助化疗，治疗期间ECOG体力状况评分为1分，复查提示病情稳定，未出现复发转移征象。

【按语】

本组收录乳腺癌验案3例，均体现了中医辨证论治之精髓。病例1为乳腺癌术后复发再手术并发腋下窦道，右上肢肿胀，就诊时症见肢体酸沉，口唇爪甲紫黯，舌淡黯，有瘀斑，苔白腻，脉弦之痰瘀互结之象，治疗上以疏肝理气为先，配合化痰祛瘀、软坚散结法进行治疗。本患者用药1年半，病情稳定，窦道渐趋好转，右上肢肿胀消，没有出现新的转移和复发灶。病例2为乳腺癌术后历经多部位、多程放化疗后，机体正气耗伤。就诊时症见全身乏困无力，少气懒言，头晕目眩，口咽干燥，潮热，盗汗，舌红，苔薄，脉细。辨证属气阴两虚，治疗上予以益气养阴、解毒散结。患者坚持中医药治疗约10年，病情持续稳定。病例3为乳腺癌术后化疗配合口服中药调理的患者，就诊时见腰膝酸软，右侧胸部间断性抽痛，双下肢乏困，五心烦热，头晕，舌质红，苔少，脉细之冲任失调之证，以滋补肝肾、调理冲任治法治疗，收效显著，不仅顺利完成化疗，且诸症改善。综上，3例患者均为手术，然因病期、体质及治疗经历不同，证候表现各异，治法亦随之而变，此即“同病异治”之具体体现。中医药在肿瘤治疗中，既能独立担纲，稳定晚期癌瘤病情；亦能协同化疗，发挥减毒增效之功，于预防复发转移方面颇具优势。

（吕 予）

第三节 食管癌医案

一、开郁化痰、降气润燥法治疗食管癌

【初诊】 2013年11月26日。

患者：周某，男，64岁，西安市人。

病史概要：患者1年前突感进食后吞咽困难，于2012年9月29日在核工业四一七医院就诊，行电子胃镜检查提示：食管癌。后于第四军医大学唐都医院进行治疗，病理示：（食管）黏膜组织慢性炎症伴鳞状上皮增生，部分腺上皮细胞中、重度不典型增生，少数细胞癌变（2012-10-08）。因不宜手术，遂行化疗9次，放疗1疗程。2013年5月17日复查胃镜病理：（贲门，胃底）黏膜组织慢性炎症伴鳞状上皮增生，炎性渗出及坏死，部分腺上皮细胞中、重度不典型增生，少数细胞癌变（腺癌）。治疗期间曾间断服中药，效果不显，故来诊。

【现症】 吞咽困难，仅能进少量流食，哽噎感明显，胃脘部胀满，嗳气

呃逆，呕吐痰涎，舌质淡，苔白厚，脉滑。

【辨证】 痰气交阻。

【治法】 开郁化痰，降气润燥。

【处方】 消噎汤合旋覆代赭汤加减。

黄药子 12g，山豆根 12g，陈皮 12g，法半夏 12g，地龙 12g，莪术 12g，水蛭 6g，穿山甲 6g，壁虎 6g，蜈蚣 1 条，旋覆花 12g（包煎），代赭石 15g。

12 剂，水煎服，每日 1 剂，煎至 400ml，分早晚两次温服。

另予：扶正抗癌丸，每次 2 丸，每日 2 次。服用时以温开水 15ml 将 2 丸化为糊状，1 次服下，服药后半小时内禁饮水及进食。

【二诊】 2013 年 12 月 10 日。

【现症】 病史同前，服上药后哽噎感较前减轻，嗳气、呕吐症状较前好转，仍胃脘部胀满，呕吐痰涎，量多质黏，舌质淡，苔白厚，脉滑。

【处方】 守初诊方，加胆南星 15g 以增强燥湿化痰、降逆止呕之功。

共 12 剂，煎服法同前。

中成药继服扶正抗癌丸，用法同前。

【三诊】 2013 年 12 月 24 日。

【现症】 病史同前，服上药后偶有哽噎感，可进少量馒头，痰涎减少，伴口咽干燥，舌脉同前。

【处方】 守二诊方，去旋覆花、代赭石，加沙参 12g，麦冬 12g，天花粉 12g 以益气养阴、生津润燥。

共 12 剂，煎服法同前。

中成药继服扶正抗癌丸，用法同前。

【随访】 患者以此法坚持服药 3 个月后，已可进食汤面条，体重增加。后长期坚持服用扶正抗癌丸，次年 9 月复查提示病情稳定，现患者进食顺畅，偶可进食少量馒头。至今存活 8 年余，未出现复发及转移征象。

二、开郁化痰、软坚散结法治疗食管癌

【初诊】 2013 年 11 月 2 日。

患者：张某，男，75 岁，陕西大荔县人。

病史概要：患者于2013年1月无明显诱因出现声音嘶哑，发现右侧甲状腺旁肿块，在当地给予对症治疗，效果不佳。2013年8月26日就诊于第四军医大学唐都医院行穿刺活检示：(甲状腺组织)恶性肿瘤，部分伴有鳞状细胞癌分化特征，考虑甲状腺转移癌。同年8月底出现进食哽噎，以进食馒头为著，2013年9月2日行胃镜示：(食管距门齿30~34cm处)恶性肿瘤，特征提示鳞状细胞癌。最终确诊为食管癌甲状腺转移，后行食管癌根治性放疗一疗程。为中医药治疗来诊。

【现症】 咳嗽，咳吐黏稠痰，不易咳出，可进食细面条但缓慢，喉中异物感，舌质淡，苔白腻，脉弦。查体：右侧甲状腺可触及枣核大小肿块，边缘光滑，质硬，活动性差，压痛(-)。

【辨证】 痰气交阻。

【治法】 开郁化痰，软坚散结。

【处方】 消噎汤合半夏厚朴汤加减。

黄药子12g，山豆根12g，陈皮12g，地龙12g，莪术12g，水蛭6g，穿山甲6g，壁虎6g，蜈蚣1条，荷叶12g，茯苓12g，清半夏12g，厚朴12g，川贝母9g，杏仁12g，紫菀12g，冬花12g。

共12剂，水煎服，每日1剂，煎至400ml，分早晚两次温服。

另予：扶正抗癌丸，每次2丸，每日2次。服用时以温开水15ml将2丸化为糊状，1次服下，服药后半小时内禁饮水及进食。

【二诊】 2013年11月16日。

【现症】 病史同前，服上药后咽喉异物感消失，仍咳嗽，咳痰，咳吐黏痰，不易咳出。舌质淡，苔白腻，脉弦。甲状腺查体同前。

【处方】 守初诊方，去茯苓、荷叶，加胆南星12g，瓜蒌12g，海藻12g以加强清热化痰、软坚散结之功。

共12剂，煎服法同前。

中成药继服扶正抗癌丸，用法同前。

【三诊】 2013年12月1日。

【现症】 病史同前，服上药后咳嗽、咳痰次数较前减少，痰易咳出。舌质淡，苔白腻，脉弦。甲状腺查体同前。

【处方】 守二诊方，去川贝母，加浙贝母15g，生牡蛎15g，玄参10g，夏枯草 15g 以增强化痰散结、解毒消肿之力。

共 12 剂，煎服法同前。

中成药继服扶正抗癌丸，用法同前。

【随访】患者以此法坚持服药 3 个月后，诸症悉平，后长期单服扶正抗癌丸维持治疗，存活 9 年，服药期间病情稳定，未见发现复发及转移，右侧甲状腺包块缩小 2/3，质软变软。

三、滋阴润燥、泄热散结法治疗食管癌

【初诊】2013 年 8 月 6 日。

患者：仝某，男，52 岁，咸阳市永寿县人。

病史概要：患者于 2012 年 11 月出现进行性吞咽困难，当地医院胃镜检查提示：食管癌。后于第四军医大学西京医院行胃镜活检，病理确诊为（食管）中分化鳞状细胞癌（2012-12-19）。于 2013 年 1 月行食管癌根治手术，术后行放疗 25 次，化疗 2 周期，并给予营养支持等对症治疗，因毒副反应强烈而中断，为中医药治疗来诊。

【现症】形体消瘦，可缓慢进食汤面条，偶有哽噎，皮肤枯燥，口咽干燥，大便干结，舌质红、干裂少津，脉细数。

【辨证】津亏热结。

【治法】滋阴润燥，泄热散结。

【处方】消噎汤合沙参麦冬汤加减。

黄药子 15g，山豆根 15g，法半夏 12g，地龙 12g，穿山甲 6g，莪术 12g，沙参 12g，麦冬 12g，石斛 12g，水蛭 6g，蜈蚣 1 条，天花粉 12g。

共 12 剂，水煎服，每日 1 剂，煎至 400ml，分早晚两次温服。

另予：扶正抗癌丸，每次 2 丸，每日 2 次。服用时以温开水 15ml 将 2 丸化为糊状，1 次服下，服药后半小时内禁饮水及进食。

【二诊】2013 年 8 月 20 日。

【现症】病史同前，服上药后口咽干燥感较前好转，仍进食哽噎，溲赤便干。舌红，少津干裂，脉细数。

【处方】守初诊方继服，以巩固疗效。

共 12 剂，煎服法同前。

中成药继服扶正抗癌丸，用法同前。

【三诊】 2013年9月4日。

【现症】 病史同前，服上药后可顺利进食少量细面条，无哽噎，现口咽干燥，大便干，1～2天一行，舌质淡红、少津，脉细。

【处方】 守二诊方，加郁李仁12g，火麻仁12g以润肠通便。

共12剂，煎服法同前。

中成药继服扶正抗癌丸，用法同前。

【随访】 患者以此法坚持服药3个月后，临床症状明显缓解，后间断服用扶正抗癌组方药，至今已存活8年余，未见复发及转移征象。

【按语】

本组收录食管癌验案3例，病同而证异，治法各有侧重。病例1为食管下段癌侵及贲门胃底，不宜手术，经放化疗后正气受损。首次就诊时表现出吞咽困难，可进少量流食，哽噎感明显，胃脘部胀满，嗳气呃逆，呕吐痰涎，舌质淡，苔白厚，脉滑之痰气交阻之证，治疗上以开郁化痰、降气润燥法为主，患者吞咽功能显著改善。病例2为食管癌甲状腺转移，首发症状为转移灶甲状腺压迫喉返神经导致声音嘶哑，待出现食管症状时已有7个月之久，此患者首次就诊为放疗之后，见咳嗽，咳痰，质黏稠不易咳出，可进食干面条，进食通畅，喉中异物感，舌质淡，苔白腻，脉弦之痰气交阻之证，然兼有转移灶之“结”。故治疗以开郁化痰，软坚散结为主，不仅改善症状，且经治后右侧甲状腺转移灶逐渐缩小2/3，疗效突出。病例3为食管癌术后放化疗后的患者，以形体消瘦，可进食汤面条，进食缓慢，偶有哽噎，皮肤枯燥，口干舌燥，大便干燥，舌质红、干裂少津，脉细数。经放化疗后阴津耗伤，辨证属津亏热结。治疗以滋阴润燥、泄热散结为主，使患者津液得复，热结得泄，存活8年而未复发及转移。此3例虽属食管癌，然病期、病位、兼证及治疗经历各异，故有痰气交阻与津亏热结之别，治法亦有化痰、散结、滋阴之侧重。深刻体现了中医“同病异治”的辨证论治思想。中医药在改善症状、控制病灶、延长生存期方面展现了确切疗效。

（方　瑜）

第四节 胃癌医案

一、益气养血、化瘀散结法治疗胃癌

【初诊】 2013年5月7日。

患者：许某，男，51岁，兴平市人。

病史概要：患者于2012年10月出现进食后上腹部饱胀，消化不良，2012年10月25日于陕西中医学院第二附属医院行电子胃镜检查，确诊为胃癌。同年11月1日于唐都医院行远端胃及大网膜切除术，术后病理示：胃窦小弯侧溃疡型高-中分化腺癌，癌组织浸润至全层；胃双侧切缘未查见癌组织；胃小弯侧淋巴结（0/13），胃大弯侧淋巴结（0/13），另送（第5组）淋巴结（0/1），（第4组）淋巴结（0/1），（第7、8、9组）淋巴结（0/10），（第6组）淋巴结（0/1），及（第13组）淋巴结（0/16），均未查见癌组织转移。大网膜组织内未查见癌组织（2012-11-08）。术后完成8周期化疗。今为求中医药巩固治疗前来就诊。

【现症】 患者进食后胃脘部不适，面色无华，乏困无力，少气懒言，纳食差，夜休一般，二便调。舌质淡，苔白，脉细。

【辨证】 气血两虚。

【治法】 益气养血，化瘀散结。

【处方】 扶正抗癌汤合八珍汤加减。

党参15g，炒白术12g，法半夏12g，陈皮10g，生地黄15g，茯苓12g，藤梨根12g，黄芪12g，灵芝12g，女贞子12g，薏苡仁30g，生牡蛎20g，当归12g，白芍12g，莪术12g，水蛭6g。

共12剂，水煎服，每日1剂，煎至400ml，分早晚两次温服。

另予：扶正抗癌丸，每次2丸，每日2次，温开水送服。

【二诊】 2013年5月23日。

【现症】 病史同前，患者服药后诸症改善，食纳增加。仍觉乏困，面色无华，舌质淡，苔白腻，脉缓。

【处方】 守初诊方，去生地、藤梨根，加熟地12g，枸杞子12g，鸡血

藤 15g，阿胶 12g（烊化）以增强滋补阴血之力。

共 12 剂，煎服法同前。

中成药继服扶正抗癌丸，用法同前。

【三诊】 2013 年 6 月 7 日。

【现症】 病史同前，患者服药后精神好转，少气乏力减轻，食纳转佳，舌质淡，苔薄白，脉缓。

【处方】 守二诊方继服，以巩固疗效。

共 12 剂，煎服法同前。

中成药继服扶正抗癌丸，用法同前。

【随访】 以此法辨证连续服药 3 个月后，复查各项指标一切正常。后长期坚持口服扶正抗癌丸，至今 9 年余，病情稳定，未见复发及转移。

二、补气养血、化瘀散结法治疗胃癌

【初诊】 2012 年 7 月 10 日。

患者：胡某，男，66 岁，咸阳市永寿县人。

病史概要：患者于 2012 年 5 月初突感上腹部疼痛不适，呕吐黯色血块，量约 200ml，伴全身乏困无力，心慌头晕及黑便。于永寿县人民医院给予对症处理后。转诊至陕西中医学院附属医院，行电子胃镜检查提示：胃癌。2012 年 5 月 9 日在陕西中医学院附属医院行胃癌切除术，术后病理诊断:（胃角）腺癌Ⅰ级侵入浅基层，上下切缘未查见癌组织，（大弯侧）淋巴结未见癌转移（0/3）（2012-05-15）。术后未行化疗。近半月来，因全身困乏无力，腿软，不思饮食，头晕而来诊。既往有心脏病史 30 余年。

【现症】 全身乏困无力，双腿酸软，不思饮食，食纳量少，头晕，面色少华，夜休差，入睡困难，舌质淡，苔白，脉涩细。辅助检查：血压（BP）85/60mmHg，白细胞（WBC）2.8×10^9/L，红细胞（RBC）3.59×10^{12}/L，血红蛋白（HGB）98g/L。

【辨证】 气血两亏。

【治法】 补气养血，化瘀散结。

【处方】 扶正抗癌汤合八珍汤加减。

党参 15g，炒白术 15g，茯苓 12g，远志 12g，龙眼肉 12g，木香 12g，白芎 12g，黄芪 15g，灵芝 15g，女贞子 15g，陈皮 10g，枸杞子 12g，炒酸枣仁 15g，薏苡仁 30g，当归 15g，丹参 15g，生地黄 15g，水蛭 6g，莪术 12g。

共 12 剂，水煎服，每日 1 剂，煎至 400ml，分早晚两次温服。

另予：扶正抗癌丸，每次 2 丸，每日 2 次，温开水送服。

【二诊】 2012 年 7 月 24 日。

【现症】 病史同前，患者服药后，仍感乏困无力，伴口干，胃脘胀满，大便干，舌红少津，苔白，脉弦细。复查血常规示：WBC 4.1×10^9/L，RBC 4.59×10^{12}/L，HGB 119g/L（永寿县妇幼保健计划生育服务中心，2012-07-21）。

【处方】 守上方，去远志、枸杞、薏苡仁、龙眼肉、酸枣仁，加沙参 15g，石斛 12g，莱菔子 12g，槟榔片 12g，麦冬 12g，火麻仁 12g，神曲 15g。

共 12 剂，煎服法同前。

中成药继服扶正抗癌丸，用法同前。

【三诊】 2012 年 8 月 7 日。

【现症】 病史同前，患者服药后，胃脘胀满、口干缓解，但仍感头晕乏力，夜休差，大便日 1 次，量少。舌淡红，苔薄，脉弦。血常规提示：WBC 8.88×10^9/L，RBC 3.97×10^{12}/L，HGB 122g/L（陕西中医学院附属医院，2012-08-07）。

【处方】 守二诊方，加山药 15g，酸枣仁 15g，夜交藤 15g，远志 12g 以健脾益气、养心安神。

共 12 剂，煎服法同前。

中成药继服扶正抗癌丸，用法同前。

【随访】 患者以此法坚持服药 3 个月后，纳食正常，精神转佳，血常规恢复正常。后改服扶正抗癌丸维持。至今 10 年余，未行化疗，亦无复发转移，可从事一般劳动。

三、疏肝理气、和胃降逆法治疗贲门癌

【初诊】 2014 年 1 月 14 日。

患者：孔某，男，62 岁，咸阳市人。

病史概要：患者于 2013 年 9 月起常感胃胀，时有反酸，烧心等，自服

药物可缓解。2013 年 12 月 27 日无诱因突发吐血，量约 100ml，色鲜红，夹有血块，伴有心慌乏力。于陕西中医学院附属医院，行胃镜检查提示：胃贲门癌（溃疡型），并活检病理报告：（贲门）腺癌Ⅱ级（2013-12-26）。上腹部 CT 示：①胃贲门部胃壁局限性增厚，邻近脂肪间隙稍模糊；腹膜后、小网膜囊区软组织结节，考虑淋巴结肿大。②肝内多发小类圆形低密度影，考虑囊肿可能；肝 sⅣ段小点状钙化灶，大致同前。③右肺中叶内侧段结节样高密度影，同前，建议定期随访，纵隔多发肿大淋巴结（2014-01-02）。建议行手术治疗，患者拒绝，要求中药保守治疗。

【现症】 胃脘部胀满，呃逆，嗳气，反酸，偶有吐血，血色鲜红，两胁疼痛明显，纳差，舌质淡，苔薄黄，脉弦。

【辨证】 肝气犯胃。

【治法】 疏肝理气，和胃降逆。

【处方】 扶正抗癌汤合柴胡疏肝散加减。

柴胡 12g，陈皮 12g，法半夏 12g，香附 12g，枳壳 12g，黄芪 15g，灵芝 15g，女贞子 15g，莪术 12g，水蛭 6g，藤梨根 15g，茯苓 12g，白及 20g，棕榈炭 15g，生牡蛎 20g，莱菔子 12g，石见穿 15g，蛇莓 15g。

共 12 剂，水煎服，每日 1 剂，煎至 400ml，分早晚两次温服。

另予：扶正抗癌丸，每次 2 丸，每日 2 次，温开水送服。

【二诊】 2014 年 1 月 28 日。

【现症】 病史同前，患者服药后呕血量有所减少，胃脘部胀满减轻，但仍隐痛，呃逆反酸，大便不调，食纳可，夜休可。舌质淡，舌黄，脉弦细。再次建议手术治疗，患者及家属仍拒绝手术。

【处方】 守初诊方，去石见穿、蛇莓，加乌贼骨 15g，煅瓦楞子 15g 以制酸，加黄连 9g，竹茹 10g 以清热止呕。

共 12 剂，煎服法同前。

中成药继服扶正抗癌丸，用法同前。

以此辨证服用 3 个月复查，病情稳定，后单服扶正抗癌丸。

【三诊】 2014 年 5 月 3 日。

【现症】 病史同前，患者服药后胃脘胀痛消失，仍偶反酸、胃脘部灼痛，纳食量少，大便干燥。舌质淡，边有齿痕，苔薄黄，脉缓。

【处方】守二诊方，加丹皮 9g 清泻肝火，火麻仁 12g 润肠通便，神曲 15g 消食和胃。

共 12 剂，煎服法同前。

中成药继服扶正抗癌丸，用法同前。

【随访】患者以此方加减治疗，2014 年 11 月 19 日复查 CT 示：与前片对比，胃壁黏膜局限增厚，变平。后续 CT 复查，未见转移和复发。现仍坚持服用丸药，生活可自理，能从事一般劳动。

【按语】

本组收录胃癌验案 3 例，均体现了扶正祛邪、辨证论治的原则。病例 1 胃癌术后化疗 8 次，机体气血、阴阳、脏腑功能均低下。病例 2 虽未化疗，但术后气血亏耗，表现为全身困乏无力，不思饮食，食纳量少，头晕等一派虚象，且血常规相关指标下降。胃主受纳，腐熟水谷，脾主运化为后天之本，气血生化之源。胃气以降为顺。手术后胃气受损，脾虚不运，则出现气血不足之象，见面色无华，少气懒言，乏力，纳差，舌淡、苔白等，治以健脾益气，补气养血，用黄芪、党参、白术、茯苓、灵芝、女贞子以扶正，又以当归、白芍、生地黄、枸杞子以补血，待血常规正常后，改服扶正抗癌丸持续抗癌。使残留的癌毒，在治疗中消亡。病例 3 贲门癌患者拒绝手术而求中医治疗，表现为肝胃不和，肝失疏泄，肝气郁滞横逆犯胃，损伤胃络而致出血，在扶正抗癌基础上，经疏肝理气、和胃降逆等，症状缓解，使脾旺胃健而邪去，病情稳定，再未出血，本组前两例，同属胃癌术后，属同病同证同法治疗，体现了中医同病同治的原则。综上，胃癌治疗首重脾胃，顾护气血。术后或放化疗后以扶正补虚为要；对于晚期或不适合手术者，则重在调和脏腑功能，以达到控制病情、带瘤生存的目的。

（方　瑜）

第五节　肠癌医案

一、清利湿热法治疗直肠癌

【初诊】2013 年 9 月 17 日。

患者：李某，女，45岁，西安市人。

病史概要：患者于2013年6月出现排便习惯改变，伴有肛门坠胀，大便不成形，无黏液及脓血样便。就诊第四军医大学西京医院，诊断为直肠癌，行直肠癌切除术。术后病理诊断：直肠溃疡型黏液腺癌，侵及全层，两侧切缘吻合口切缘及环周切缘未查见癌组织，肠系膜淋巴结（1/14）查见转移癌，周围黏膜慢性炎。病理分期：AJCC pT4N1a。免疫组化结果显示：MLH1（+），MSH2（+），MSH6（+），PMS2（+），S-100染色提示神经侵犯。D2-40、CD34染色未提示侵犯。病理会诊报告单：直肠中分化腺癌。术后行放疗20次，未化疗。为求中医药治疗前来就诊。

【现症】 自感乏困，恶心，胃脘部胀满，口淡，夜间口干，大便次数多，色黑，每日8次，伴有下坠感，夜休可，小便黄，伴有尿道疼痛感。舌质红，苔黄厚，脉濡数。

【辨证】 湿热下注。

【治法】 清利湿热。

【处方】 扶正抗癌汤合白头翁汤加减。

黄芪15g，灵芝15g，白头翁15g，黄芩9g，黄柏10g，薏苡仁15g，秦皮12g，苦参15g，水蛭6g，生牡蛎12g，泽泻15g，藤梨根15g。

共12剂，水煎服，每日1剂，煎至400ml，分早晚两次温服。

另予：扶正抗癌丸，每次2丸，每日2次，温开水送服。

【二诊】 2013年10月3日。

【现症】 病史同前，患者服药后，口淡，乏困恶心减轻，大便成形，轻微下坠感，尿痛尿黄消失，仍有腹胀，大便次数偏多。舌质淡红，苔薄白，脉沉细。

【处方】 守初诊方，加法半夏12g，厚朴12g以燥湿化痰、行气除满。

共12剂，煎服法同前。

中成药继服扶正抗癌丸，用法同前。

【三诊】 2013年10月18日。

【现症】 病史同前，患者服药后精神好转，大便成形，偶有轻微下坠感，乏力。舌质淡红，苔薄白，脉细。

【处方】 守二诊方，加炒白术12g，茯苓15g以健脾益气、渗湿止泻。

共 12 剂，煎服法同前。

中成药继服扶正抗癌丸，用法同前。

【随访】 以此法进行随症加减调理 3 个月后，大便明显改善，食欲恢复正常。后长期坚持服用丸药，存活 6 年，病情稳定，未见复发转移。

【按语】

本案例为直肠癌术后，放疗后，机体气血亏损，尤其表现为脾胃气虚为主。因而出现乏困，胃脘胀满，食后恶心，大便次数增多伴有下坠感。脾为生化之源，气血化源之本。脾失健运，胃之受纳乏力，因而表现一派脾胃虚弱之状。治以健脾益胃，湿邪留滞，郁而化热，湿热中阻而下注，尤以大便次数多而小便涩痛。故治疗以清利湿热，使之气机通畅，诸症减轻。体现了“急则治其标，缓则治其本”的原则。长期疗效证实中医药在预防肿瘤复发转移方面具有积极作用。

二、益气养血、扶正抗癌法治疗结肠癌

【初诊】 2013 年 6 月 4 日。

患者：乔某，男，40 岁，宝鸡市人。

病史概要：患者 2013 年 1 月出现腹泻（既往有溃疡性结肠炎病史）等症状，于 2013 年 1 月 18 日症状加重入住宝鸡市中心医院，行肠镜检查显示：结肠癌。于 2013 年 2 月 2 日在该院行结肠癌根治术，手术顺利，术后病理报告显示左半结肠癌根治术标本：结肠距上切缘 9cm、下切缘 8cm、溃疡型中分化腺癌（混合型），肿瘤体积：4.5cm × 3cm × 1.2cm，向下侵及肠壁全层达外膜脂肪组织内，周围肠黏膜慢性炎症，上下切缘未见癌组织残留，肠系膜淋巴结 6 枚未见癌转移（2013-02-04）。术后共化疗 4 周期，因身体耐受力差，毒副反应重致白细胞下降而中止化疗。为求中医药治疗前来就诊。

【现症】 自感全身乏困无力，少气懒言，面色苍白，食纳差，夜休差，二便尚可。舌质淡红，苔薄白，脉沉细。

【辨证】 气血双亏。

【治法】 益气养血，扶正抗癌。

【处方】 扶正抗癌汤合八珍汤加减。

党参12g，白术12g，茯苓12g，当归12g，白芍12g，黄芪15g，灵芝12g，女贞子15g，莪术12g，水蛭6g，鸡血藤12g，阿胶12g（烊化），远志15g，茯神15g，酸枣仁15g，夜交藤12g。

共12剂，水煎服，每日1剂，煎至400ml，分早晚两次温服。

另予：扶正抗癌丸，每次2丸，每日2次，温开水送服。

【二诊】 2013年6月18日。

【现症】 病史同前，患者服药后，睡眠症状有所好转，仍感乏困无力，少气懒言，纳差，舌淡红，苔薄，脉弦细。

【处方】 守初诊方继服，以巩固疗效。

共12剂，煎服法同前。

中成药继服扶正抗癌丸，用法同前。

【三诊】 2013年7月2日。

【现症】 病史同前，患者服药后，仍觉乏困，纳食差，舌淡红，苔薄，脉弦细。

【处方】 守二诊方，加鸡内金15g以健胃消食、顾护胃气。

共12剂，煎服法同前。

中成药继服扶正抗癌丸，用法同前。

【随诊】 患者坚持服药，2014年10月于本院复查，提示病情稳定，现仍坚持服用丸药，每3个月进行复查。存活9年，未发现复发和转移灶。

【按语】

本案例为结肠癌术后，机体气血亏损，脏腑功能低下，而表现为乏困无力，失眠多梦，面色无华，精神萎靡之状；再加之化疗引起毒副反应使胃气亏耗。可见纳差，纳食不当，治以益气养血，使气旺则血旺，气行则血行。以供全身之营养；并加以健胃，胃气乃生而使气血之源充足，使机体恢复，增强抗病能力。本患者服药1年余，后坚持服用扶正抗癌丸至今，经多次复查未出现复发及转移之象。

三、健脾和胃、扶正抗癌法治疗小肠恶性间质瘤

【初诊】 2013年7月16日。

患者：陈某，女，43岁，温州市人。

病史概要：患者于2009年因便血而就诊于温州市第二人民医院，经检查诊断：小肠恶性间质瘤，随后在该医院行手术治疗，术后病理诊断提示：小肠恶性间质瘤。为求进一步确诊，随后又将病理切片送往上海复旦大学附属中山医院复检，病例报告：（小肠、空肠）恶性间质瘤，星形细胞瘤，细胞丰富，周围血管呈簇形排列，肌层浸润，可疑瘤栓，灶性黏膜浸润，核分裂约26个/50HPF，形态学提示高度恶性。术后给予相关治疗。于2012年11月又出现腹痛，就诊于温州市第二人民医院，检查：发现小肠恶性间质瘤术后转移，子宫恶性肿瘤破裂，而行第2次手术治疗（腹腔、子宫及附件清扫术）。全子宫+双附件，子宫肌瘤术后病理仍送往上海复旦大学附属中山医院病检，病理诊断报告示：（子宫右前下壁）复发性肿瘤，菱形细胞型，细胞丰富，中度明显异常，灶性坏死，部分核分裂约6个/50HFP，形态学符合复发性恶性胃肠间质瘤。2013年4月行转移瘤手术。术后化疗（靶细胞治疗），效果不佳。为求中医治疗，前来我院就诊。

【现症】 患者精神差，感乏困无力，伤口疼痛。食纳差，夜休差，二便尚可。舌质淡红，苔薄白，脉细数。

【辨证】 脾胃虚弱。

【治法】 健脾益胃。

【处方】 扶正抗癌汤合四君子汤加减。

党参12g，白术12g，茯苓12g，黄芪12g，灵芝12g，女贞子12g，莪术12g，水蛭6g，陈皮12g，法半夏12g，徐长卿12g，延胡索24g，炒麦芽15g。

共12剂，水煎服，每日1剂，煎至400ml，分早晚两次温服。

另予：扶正抗癌丸，每次2丸，每日2次，温开水送服。

【随访】 本案例为小肠恶性间质瘤，临床病例较少，多发生于中年，临床以腹痛、便血为主症，可触及包块及其特征，瘤体增大可引起梗阻，往往为首发症状。本病治疗以手术为主，但复发率高。而手术给身体带来极大损伤，尤其二次手术，因转移切除多脏器，机体损伤更大，更使脾胃虚弱，脏腑功能低下，使生化之源枯竭，而乏力化生。治以健脾和胃，以激发脾胃功能，使机体恢复，增强抵抗力，以抗御疾病。虽未多次复诊调方，然药证相符，使中气得健，气血得充，正气存内，邪不可干，终获良效。

【按语】

本组3则肠癌医案，病理类型、病位及病程各异，然治疗均遵循“扶正祛邪”之总纲。病例1（直肠癌）以湿热标实为主，急则治标，清利湿热，兼顾扶正。病例2（结肠癌）与病例3（小肠间质瘤）均以正气亏虚为本，治以益气养血、健脾和胃，重在扶正以祛邪。三者同属消化系统肿瘤，均以调理脾胃、顾护气血为核心，但根据证候之虚实偏重，治法各有侧重，再次印证了中医“辨证论治”与“同病异治”学术思想的科学性与实用性。

（殷 群）

第六节 胆囊癌医案

一、益气养阴、清热利胆法治疗胆囊癌

【初诊】2013年12月10日。

患者：郭某，男，66岁，咸阳市渭城区人。

病史概要：患者于2013年9月突感右上腹部疼痛不适，于陕西省核工业二一五医院就诊，确诊为胆囊癌，并行胆囊癌根治术。术后病理诊断提示：胆总管高分化腺癌，侵入管壁全层达胆总管胰腺交界处脂肪，神经束见癌组织，胰腺实质未见癌累及，十二指肠未见癌累及，胆总管切缘局灶腺上皮高级上皮内瘤变，胰腺切缘十二指肠两端切缘未见癌组织，十二指肠周围淋巴结1枚未见癌转移，另送大网膜及肝十二指肠韧带未见癌组织；慢性胆囊炎局部腺上皮，低级别上皮内瘤变。术后曾发热1月，给予抗炎、营养等对症支持治疗，症状好转。采用替吉奥口服化疗，因患者身体虚弱，停止化疗。为求中医药治疗前来就诊。

【现症】患者精神萎靡，巩膜淡黄，感觉全身乏困无力，食纳差，口干（夜间尤甚），呃逆，夜休可，大便干燥，3日一行，小便色黄。舌质红，干裂，苔薄黄，脉弦细数。

【辨证】湿热阻滞，气阴两伤。

【治法】益气养阴，清热利胆。

【处方】扶正抗癌汤合茵陈蒿汤加减。

黄芪 15g，灵芝 15g，女贞子 15g，茵陈 12g，金钱草 12g，柴胡 12g，郁金 12g，旋覆花 9g，法半夏 12g，沙参 12g，代赭石 15g，石斛 12g，泽泻 12g。

共 12 剂，水煎服，每日 1 剂，煎至 400ml，分早晚两次温服。

另予：扶正抗癌丸，每次 2 丸，每日 2 次，温开水送服。

【二诊】 2013 年 12 月 24 日。

【现症】 病史同前，服上药后呃逆、大便干结较前好转。现发热，体温 38.8℃，全身乏困无力，巩膜轻度黄染，纳食差。舌红，苔白，边有齿痕，脉沉细。血培养结果显示大肠埃希菌感染。

【处方】 守初诊方，去旋覆花、代赭石，加青黛 15g（包煎），黄芩 10g，丹皮 9g 以加强清热解毒、凉血退热之力。

共 12 剂，煎服法同前。

中成药继服扶正抗癌丸，用法同前。

【三诊】 2014 年 1 月 7 日。

【现症】 病史同前，服上药后 3 天热退，全身乏困无力减轻，仍食欲差，失眠，时感关节疼痛。舌淡，苔白，边有齿痕，脉缓。

【处方】 守二诊方，去青黛，加忍冬藤 15g，丝瓜络 12g 以通络止痛，加炒麦芽 15g，神曲 15g 以消食和胃。

共 12 剂，煎服法同前。

中成药继服扶正抗癌丸，用法同前。

【随访】 患者治疗 8 个月后，症状明显改善，纳食增加。2014 年 9 月 1 日行 MRI 示：“胆管癌术后”，肝内胆管轻度扩张，胆总管未见显示，其区域未见异常信号，考虑术后改变，建议与原片对照；肝左叶异常信号，小血管瘤不除外。肝脏内多发斑片状异常信号，考虑炎性改变；胰头区异常信号，考虑小囊肿；腹膜后多发小淋巴结（陕西中医学院附属医院）。患者病情稳定，继续坚持服药。

【按语】

胆囊癌发生多因情志所伤，肝郁气滞。气行则血行，气滞则血瘀，瘀久化热化毒积聚胆囊而发此病，临床多有黄疸，右上腹绞痛，伴有情志不畅，精神抑郁，纳差，乏力等。治疗多以手术切除胆囊为主。中医认为肝主疏泄，喜条达而舒畅。肝郁而气滞，气滞则血行不畅，阻碍脾之运化、水谷受纳，生湿化热而诸症出现。初期以清利肝胆湿热为主要治法。本案为胆囊癌术后，正气亏虚，湿热未尽，且合并菌感染，病情复杂。初诊清热利胆、益气养阴；二诊针对感染高热，加重清热解毒；三诊热退后调整方药，通络止痛、健脾开胃。全程扶正与祛邪并举，终使热退黄减，正气得复，病情得以稳定。

二、舒肝健脾、扶正抗癌法治疗胆囊癌

【初诊】 2013年6月4日。

患者：乔某，女，67岁，咸阳市人。

病史概要：患者于2013年1月突感上腹部疼痛不适加重，遂来陕西中医学院附属医院外五科就诊入院，入院后完善相关检查，行MRI提示：胆囊体、底占位性病变，多考虑胆囊癌伴邻近肝实质侵犯，胆囊多发结石，继发肝内胆管轻度扩张（2013-01-28）。考虑胆囊癌伴肝转移，胆结石。于2013年2月在该科行手术切除术，术后病理报告：胆囊体部浸润型腺癌Ⅱ级伴大片坏死，浸润全层，侵及周围肝组织。胆囊颈部断端查见癌组织；“另送”肝脏未查见癌组织。“肝门部”淋巴结查见转移癌（3/3）。术后未行化疗，自服中药调理效果不佳。今为求进一步治疗前来就诊。既往有胆结石病史。

【现症】 患者精神差，形体消瘦，感全身乏困无力，善太息，皮肤巩膜无黄染，食纳差，夜休可，二便尚可。舌质淡，苔薄白，脉弦细。

【辨证】 肝郁脾虚。

【治法】 疏肝健脾，扶正抗癌。

【处方】 扶正抗癌汤合柴胡疏肝散加减。

柴胡12g，白芍12g，党参12g，炒白术12g，当归12g，黄芪15g，灵芝15g，女贞子15g，莪术15g，藤梨根15g，水蛭6g，生牡蛎12g，枳壳12g，郁金12g。

共12剂，水煎服，每日1剂，煎至400ml，分早晚两次温服。

另予：扶正抗癌丸，每次2丸，每日2次，温开水送服。

【二诊】 2013年6月18日。

【现症】病史同前，服上药后纳食量较前有所增加，仍感全身乏困无力，恶心。舌淡，苔白，边有齿痕，脉缓。

【处方】守初诊方，加竹茹 10g，法半夏 12g 以和胃降逆止呕。

共 12 剂，煎服法同前。

中成药继服扶正抗癌丸，用法同前。

【三诊】2013 年 6 月 30 日。

【现症】病史同前，服上药后全身乏困无力有所减轻，食纳量可。舌淡，苔白，边有齿痕，脉缓。

【处方】守二诊方，加金钱草 15g 以清利肝胆余邪。

共 12 剂，煎服法同前。

中成药继服扶正抗癌丸，用法同前。

【随访】本患者持续用药 1 年 4 个月，长期坚持服用扶正抗癌丸，病情稳定，未见复发与转移。

【按语】

本案为胆囊癌术后伴淋巴结转移，辨证属肝郁脾虚。肝郁则气机不畅，故见善太息；脾虚则运化无力，故见乏力、纳差。治以柴胡疏肝散疏肝解郁，四君子汤之意健脾益气，扶正抗癌汤扶正祛邪。肝脾同调，使气机畅、脾胃健，正气得以恢复，从而控制病情进展。

（吕　予）

第七节　肝癌医案

一、疏肝理气、活血消积法治疗肝癌

【初诊】2013 年 10 月 29 日。

患者：张某，男，37 岁，咸阳市人。

病史概要：患者 6 月前突感右上腹部疼痛不适，经检查诊断为原发性肝癌。2013 年 7 月于第四军医大学西京医院，经 CT、MRI、甲胎蛋白定量检查，诊断为原发性肝癌。行肝区射频消融术。为求进一步治疗，前来就诊。患者既往有乙肝病史。

【现症】患者时感右上腹部胀满疼痛，偶有恶心，全身关节固定性刺痛，拒按。舌质紫黯，苔白，脉弦涩。辅助检查：甲胎蛋白（AFP）400.67ng/ml（2013-10-08）。

【辨证】气滞血瘀。

【治法】疏肝理气，活血消积。

【处方】扶正抗癌汤合膈下逐瘀汤加减。

柴胡12g，当归12g，白芍12g，桃仁12g，赤芍12g，黄芪12g，灵芝12g，女贞子12g，香附12g，郁金12g，丹参15g，生牡蛎30g，莪术12g，水蛭6g，枳壳12g，延胡索24g。

共12剂，水煎服，每日1剂，煎至400ml，分早晚两次温服。

另予：扶正抗癌丸，每次2丸，每日2次，温开水送服。

【二诊】2013年11月14日。

【现症】病史同前，服上药后右侧上腹部疼痛减轻。自觉腹胀明显，纳食一般，精神可，夜休一般，二便调。舌质淡，苔薄白，脉弦涩。辅助检查MRI提示原为原发性肝癌射频术后复查，现与2013-09-02片对比，肝右叶下缘病变范围较前略缩小；脾大（陕西中医学院附属医院，2013-11-14）。甲胎蛋白（AFP）：300.90ng/ml（陕西中医学院附属医院，2013-11-14）。

【处方】守初诊方，去桃仁，加八月札12g，青皮12g，鸡内金15g，大腹皮12g以行气消胀、健脾开胃。

共12剂，煎服法同前。

中成药继服扶正抗癌丸，用法同前。

【三诊】2013年11月28日。

【现症】病史同前，口服上药后腹胀痛较前明显减轻，纳食量增加。但偶有上腹部不适感，咽喉不适，吞咽食物时明显，夜休可，二便调。舌质淡，苔白，有裂纹，脉沉弦。

【处方】守二诊方，加山豆根12g以清热解毒利咽。

共12剂，煎服法同前。

中成药继服扶正抗癌丸，用法同前。

【随访】患者坚持服药1年余，复查甲胎蛋白（AFP）降至46ng/ml，恢复工作，病情稳定。

【按语】

本案为乙肝基础上发展的原发性肝癌，射频术后。辨证属气滞血瘀，治以疏肝理气、活血消积。方中柴胡、枳壳、香附疏肝理气；桃仁、赤芍、丹参、水蛭活血化瘀；黄芪、灵芝扶正固本。治疗后不仅症状改善，甲胎蛋白（AFP）显著下降，影像学显示病灶稳定，体现了中医药在肝癌综合治疗中的积极作用。

二、疏肝健脾、活血化瘀法治疗肝癌

【初诊】 2011年8月4日。

患者：张某，男，咸阳市张家堡人。

病史概要：患者于2011年6月自觉上腹部不适，乏力，纳差，于陕西省核工业二一五医院行B超检查，发现肝右叶包块2cm×3cm，左叶包块3cm×4cm，怀疑肝新生物。后就诊于第四军医大学唐都医院，经CT检查诊断为肝癌。甲胎蛋白（AFP）800ng/ml。行肝左叶肿瘤微波治疗，1个月后复查甲胎蛋白（AFP）600ng/ml，寻求中医治疗前来就诊。

【现症】 胁部胀痛，肋下肿块，痛有定处，乏力，纳差。舌质黯，舌边有齿痕，脉弦缓。

【辨证】 肝郁脾虚，瘀血内阻。

【治法】 疏肝健脾，活血化瘀。

【处方】 扶正抗癌汤合化瘀汤加减。

黄芪15g，灵芝15g，女贞子15g，水蛭6g，土鳖虫6g，莪术15g，柴胡12g，生牡蛎30g，郁金12g，香附12g，当归15g，赤芍12g，桃仁12g，丹参15g，穿山甲6g，八月札12g，鳖甲12g，炒麦芽15g。

共12剂，水煎服，每日1剂，煎至400ml，分早晚两次温服。

另予：扶正抗癌丸，每次2丸，每日2次，温开水送服。

癌痛贴20张外用，贴敷于肝疼痛区域，24小时更换1次。

【二诊】 2011年8月17日。

【现症】 病史同前，服上药及外贴药后胀痛明显减轻，纳食渐增，但仍乏力。舌质黯，苔白，脉弦涩。

【处方】 守初诊方，去穿山甲，加神曲15g以助运化。

共 12 剂，煎服法同前。

中成药继服扶正抗癌丸，用法同前。

癌痛贴继用。

【三诊】 2011 年 8 月 30 日。

【现症】 病史同前，服上药及外贴药后胀痛呈间断性发作，乏力改善，纳食增加。舌质黯淡，苔白，脉弦。

【处方】 守二诊方继服。

共 12 剂，煎服法同前。

中成药继服扶正抗癌丸，用法同前。

癌痛贴继用。

【复查】 2011 年 9 月 6 日复查甲胎蛋白（AFP）: 200ng/ml。

唐都医院 CT 复查：肝左叶肿瘤微波治疗后改变，肝右叶肿瘤较前变化不大，周边模糊。

【处方】 嘱患者以 8 月 30 日方及丸药坚持服用 3 个月。

【复查】 2011 年 12 月 8 日复查甲胎蛋白（AFP）: 40ng/ml。唐都医院 CT 复查：肝左叶呈微波治疗后改变，肝右叶肿块较前片对比缩小约 1/3，余未见异常。现可正常工作。

【按语】

原发性肝癌属中医“癥瘕”“积聚”范畴，其发病中医认为先从肝郁气滞起始，气滞日久，即可形成血瘀，大多病理过程与肝硬化相似，多数亦有不同程度的肝硬化，本患者没有慢性肝炎、乙肝病史，因而未表现出肝硬化的病理过程，而是以胀痛不适就诊，发现肝内占位。查甲胎蛋白（AFP）增高及 B 超、CT 影像学发现肝实质性占位。根据患者临床表现辨证为肝郁脾虚证，因肝气郁结，疏泄不利，而影响脾失运化，也就是“见肝之病，知肝传脾”之说，肝与脾相表里，脾失健运则胃不受纳，往往表现出乏力、纳差之证。治以疏肝健脾、活血化瘀，可使症状明显改善，体征也随之改善。患者经用此法辨证用药 3 年零 3 个月，病情稳定，未发现肝内及远处转移，后坚持服用扶正抗癌丸至今。此再次证明中医药确能防复发、抗转移，只要解决了转移问题，带瘤生存的目标就能实现。

（杨 洋）

第八节 甲状腺癌医案

解郁化痰、软坚祛瘀法治疗甲状腺癌术后

【初诊】2011年6月21日。

患者：强某，男，49岁。

病史概要：患者于2011年3月查体时发现右甲状腺包块而就诊于西京医院，查甲状腺功能正常，查B超提示：右甲状腺结节，边缘尚清。CT示：右甲状腺结节，考虑甲状腺肿瘤。于2011年4月6日于西京医院行甲状腺癌切除术，术后病理诊断：甲状腺乳头状癌Ⅱ级。术后放射治疗30次。2011年6月11日于西京医院复查CT示：甲状腺癌术后改变，局部未发现异常，右颈部可见肿大淋巴结。寻求中医治疗。

【现症】甲状腺癌术后放疗后，颈部僵硬，可触及结节，神疲乏力。舌质紫黯，苔白厚，脉涩。

【辨证】肝郁脾虚，痰瘀凝聚。

【治法】解郁化痰，软坚祛瘀。

【处方】消瘿汤加减。

夏枯草15g，黄药子12g，山豆根15g，穿山甲6g，山慈菇15g，浙贝母15g，生牡蛎30g，玄参10g，枳实12g，法半夏12g，郁金12g，猫爪草15g，海藻12g，昆布12g，王不留行9g。

共12剂，水煎服，每日1剂，煎至400ml，分早晚两次温服。

另予：扶正抗癌丸，每次2丸，每日2次，温开水送服。

【二诊】2011年7月4日。

【现症】服上药后颈项舒软，仍觉神疲乏力。舌黯苔白厚，脉濡。

【处方】守初诊方，加党参15g，白术12g以益气健脾。

共12剂，煎服法同前。

中成药继服扶正抗癌丸，用法同前。

【三诊】2011年7月17日。

【现症】病史同前，服上药后诸症明显减轻，舌黯，苔白，脉缓。

【处方】守二诊方，去王不留行，加茯苓 12g 以健脾渗湿。

继服 12 剂。嘱患者以此法辨证施治及服丸药，连服 4 个月后复查。

【复查】2011 年 12 月 21 日复查甲状腺功能正常，CT 提示：甲状腺癌术后改变，局部未发现异常，右颈淋巴结较前缩小 2/3。

【按语】

甲状腺癌属中医“石瘿”范畴，颈部淋巴结肿大属“瘰疬”范畴，多因忧思恚怒，肝气郁结，肝木克伐脾土，使脾运不健而聚湿成痰，痰湿凝聚，阻碍气机，气滞日久而血瘀；痰湿、血瘀滞结于颈部而发为本病。此病多以女性为多，而本病患者为男性，与其工作和性格有关。本病多以解郁化痰、软坚祛瘀为法治疗。经过 3 ~ 4 个月治疗复查 CT，病情稳定，颈部肿大淋巴结缩小 2/3。嘱患者坚持服丸药 11 年余，未发现复发和转移，现能正常上班。

（张　瑾）

第九节　卵巢癌医案

益气养阴、化瘀解毒法治疗卵巢癌

【初诊】2013 年 5 月 7 日。

患者：沙某，女，49 岁，宝鸡市人。

病史概要：患者于 2011 年 5 月出现右下腹隐痛不适，在当地医院行 B 超示：右侧腹腔可见一包块，随后给予消炎药静脉滴注，未见明显好转。后又转诊于宝鸡市中心医院，B 超检查显示：右侧附件区可见直径约 5cm 异常包块，给予口服金刚藤治疗，效果不佳。后于 2011 年 7 月 15 日在陕西电子四〇九医院住院详查，经 CT 及肠镜检查诊断：右侧卵巢癌，直肠转移。于 7 月 19 日行卵巢肿瘤细胞减灭术及直肠转移灶切除术，乙状结肠造瘘术。术后病理诊断：右侧卵巢癌并直肠转移。子宫浆膜下转移性（种植）浆液性囊腺癌，侵及肌层深 1cm，送检 10 个部位淋巴结均未见转移（0/22）。左侧卵巢（滤泡囊肿多发性），慢性宫颈炎伴鳞化，慢性阑尾炎；“乙状结肠 - 直肠”浆膜下转移（种植）腺癌，侵及深肌层，未侵及黏膜及浅肌层，两切缘未见癌浸润。术后行 6 周期化疗。为求进一步治疗，前来就诊。

【现症】 右下腹偶感隐痛不适，乏困无力，口干，食纳可，夜休差，二便可。舌淡，苔薄而黄，体胖大，边有齿痕，脉弦细。

【辨证】 气阴亏虚，瘀毒内结。

【治法】 益气养阴，化瘀解毒。

【处方】 扶正抗癌汤合麦门冬汤加减。

沙参 12g，麦冬 12g，黄芪 15g，灵芝 15g，女贞子 15g，莪术 12g，水蛭 6g，浙贝母 15g，党参 15g，炒白术 15g，茯苓 12g，延胡索 24g，夏枯草 12g，蛇莓 12g，石见穿 12g，刘寄奴 12g。

共 12 剂，水煎服，每日 1 剂，煎至 400ml，分早晚两次温服。

另予：扶正抗癌丸，每次 2 丸，每日 2 次，温开水送服。

【二诊】 2013 年 5 月 21 日。

【现症】 病史同前，患者服上药后口干减轻，右下腹仍隐痛不适，夜休差，乏困无力。复查肿瘤系列：糖类抗原 125（CA125）：45.97U/ml（陕西电子四〇九医院，2013-05-21）。舌淡红，苔薄，边有齿痕，脉缓。

【处方】 守初诊方，去沙参、麦冬，加半枝莲 12g，白花蛇舌草 12g 清热解毒，远志 15g，酸枣仁 15g 安神助眠。

共 12 剂，煎服法同前。

中成药继服扶正抗癌丸，用法同前。

【三诊】 2013 年 6 月 4 日。

【现症】 病史同前，患者服上药后右下腹隐痛减轻，夜休改善，仍感困倦，纳食一般。舌淡红，苔白，边有齿痕，脉缓。

【处方】 守上方继服。

共 12 剂，煎服法同前。

中成药继服扶正抗癌丸，用法同前。

【随访】 运用此法坚持服药至今，复查未见复发与转移，生活自理。

【按语】

本病卵巢癌因癌细胞侵犯到直肠形成新的病灶，行肿瘤减灭术。该病多由情志内伤劳倦引起，精神抑郁致气滞，气滞则血行不畅，又影响脾之运化，而湿聚成瘀。痰湿凝结化火生毒成瘀，因而痰、湿、瘀毒是导致卵巢癌的主要病因及病理变化。本患者行手术治疗后，耗伤气血，机体功能下降而因病致虚更甚，治以益气养阴，化瘀解毒。应用此法坚持服药1年6个月，至今未见复发与转移。

（张 瑾）

第十节 宫颈癌医案

温肾健脾、扶正抗癌法治疗宫颈癌

【初诊】 2012年6月15日。

患者：胡某，女，47岁。

病史概要：患者于7年前，阴道出现接触性出血，就诊于当地医院，做相关妇科检查，确诊为宫颈鳞状细胞癌Ⅱ级。随后转诊于西安交通大学第一附属医院，行“宫颈癌根除术”，术后病理：宫颈鳞状细胞癌Ⅱ级。术后放疗28次。1年半后，患者出现小便带血，无尿频数、尿痛等症状，又在咸阳市中心医院复查，行B超检查提示：膀胱外侧见一不规则肿块。再次行活检病理检查显示：盆腔低分化鳞状细胞癌，再次手术治疗。术后放疗20次，化疗6次。患者因体质虚弱，要求中医治疗，故来就诊。

【现症】 精神疲倦，颜面浮肿，腰酸背痛，右下肢沉重，四肢不温，纳少，大便每日3次，质稀，夜休一般。舌淡胖，苔薄白，脉沉细。

【辨证】 脾肾阳虚。

【治法】 温肾健脾，扶正抗癌。

【处方】 扶正抗癌汤合右归饮加减。

熟地12g，生地12g，山茱萸12g，肉桂10g，干姜12g，黄芪15g，灵芝15g，女贞子15g，泽泻12g，丹皮12g，莪术12g，水蛭6g，乌梅12g，五倍子12g。

共12剂，水煎服，每日1剂，煎至400ml，分早晚两次温服。

另予：扶正抗癌丸，每次2丸，每日2次，温开水送服。

【二诊】 2012年7月2日。

【现症】 病史同前，患者服上药后大便稍成形，其余症状变化不明显。

舌淡胖，苔薄白，脉沉细。

【处方】 守初诊方，去乌梅，加杜仲 15g，狗脊 15g，续断 15g 以强腰膝。

共 12 剂，煎服法同前。

中成药继服扶正抗癌丸，用法同前。

【三诊】 2012 年 8 月 2 日。

【现症】 病史同前，患者服药后腰酸背痛症状明显减轻，四肢稍温，大便已成形，右下肢沉重。舌淡胖，苔薄白，脉沉细。

【处方】 守二诊方，加茯苓 15g，伸筋草 15g，猫爪草 15g 以健脾利湿、通络散结。

共 12 剂，煎服法同前。

中成药继服扶正抗癌丸，用法同前。

【随访】 本患者坚持服药至今，未出现复发与转移，现仍坚持服用丸药。

【按语】

本案例为宫颈癌，是妇科常见恶性肿瘤，多与经、带、产、七情劳伤有关，七情所伤致肝郁气滞，影响脾主运化而湿聚痰凝，气滞则血瘀，痰瘀互结于胞宫而生热化火则为瘀毒，是形成本病主因。本患者患宫颈癌 7 年，术后加之放化疗而损伤机体，气血阴阳失衡，脏腑功能低下，抗御病邪无力而后多发盆腔转移，再行手术及放化疗使机体更虚，这就是“因虚发病而因病致虚”之理念。放射治疗是一种火毒，灼伤膀胱引起放射性膀胱炎则见尿血，久而出现膀胱刺激症状，膀胱与肾相表里，热毒伤阴，阴损及阳，久而久之脾肾阳虚，见四肢不温，沉重浮肿。久病则耗伤肾气，脾与肾一为后天，一为先天，互相影响，多见于脾肾两虚之证。治疗以健脾益肾，补气摄血。这就是中医中药的特色与优势。本患者坚持治疗，存活 10 年余，一切正常，能参加一般工作。

（吕　予）

第十一节 肾肿瘤医案

温肾益气、解毒和胃法治疗肾肿瘤术后尿毒症

【初诊】2007 年 3 月 6 日。

患者：张某，男，54 岁，宝鸡教师。

病史概要：1997 年因左肾结石导致肾脏溃烂而全肾切除。2004 年因右肾肿瘤行手术治疗，术后肾功能欠佳。2007 年因泌尿系感染出现恶心、尿少症状，在宝鸡市中心医院诊断：慢性肾炎，尿毒症。先后用激素类药物治疗，肾功能改善不著。后寻求中医治疗。

【现症】恶心，呕吐，厌食，腹泻，小便不利，面色萎黄虚浮，倦怠乏力，头昏，腰酸，下肢浮肿，以下午尤甚，偶有双下肢抽筋，胸肩酸楚。舌质淡，舌体胖大，脉濡细无力。查血尿素氮（BUN）136mmol/L，肌酐（CRE）163μmol/L，血压（BP）150/90mmHg。

【辨证】脾肾阳虚，胃失和降。

【治法】温肾益气，解毒和胃。

【处方】制附子 9g（先煎），制川军 6g，黑豆 15g，党参 15g，白术 12g，山药 15g，生牡蛎 30g，陈皮 9g，姜竹茹 10g，法半夏 12g。

共 12 剂，水煎服，每日 1 剂，煎至 400ml，分早晚两次温服。

嘱：忌食辛辣刺激之品。

【二诊】2007 年 3 月 30 日。

【现症】病史同前，服药后呕吐已止，腹泻减轻，下肢抽筋未作，小便较前畅，现仍头晕，乏力，胸肩酸楚，舌脉如前。查 BUN 58mmol/L，CRE 49μmol/L。

【处方】守上方，原方去山药，加丹皮 9g 以凉血化瘀，改制川军 9g、黑豆 30g 以增强解毒泄浊之力。

共 12 剂，煎服法同前。

【三诊】2007 年 4 月 14 日。

【现症】病史同前，服药后头晕，恶心均减，食欲增加，每餐能食三

两，精神好转。仍时有胸肩部牵痛，足跟疼痛，晨起感四肢无力，大便日行 3～4 次。舌质淡，体胖，脉濡细。

【处方】守二诊方，去丹皮，加姜黄 10g 以活血通络，行气止痛。

共 12 剂，煎服法同前。

【四诊】2007 年 4 月 28 日。

【现症】病史同前，精神尚可，无恶心、呕吐，食量稳定，胸肩、足跟痛减。查 BUN 64mmol/L，CRE 44μmol/L。

【处方】守三诊方，继服 12 剂。

【五诊】2007 年 5 月 12 日。

【现症】病史同前，胃纳略增，头昏，胸肩、足跟部痛减，乏力。脉舌同前。

【处方】调整方药，加强健脾渗湿、养血和血之力。

制附子 9g（先煎），制川军 9g，黑豆 30g，党参 15g，白术 15g，茯苓 15g，当归 15g，陈皮 12g。

共 12 剂，水煎服，每日 1 剂，煎至 400ml，分早晚两次温服。

【六诊】2007 年 5 月 26 日。

【现症】病史同前，纳食增加，无恶心，浮肿消退，小便通利，仍感肢软无力，胸腹不舒，每日大便 3～4 次。查 BUN 64mmol/L，CRE 44μmol/L；尿蛋白（+），隐血（+），白细胞（+）。舌淡，苔白，脉细无力。

【处方】守五诊方，加郁金 10g，丹参 10g 以活血化瘀，萹蓄 12g 以利水通淋。

共 24 剂，煎服法同前。

【随访】本患者坚持服药至今，未出现复发与转移，定期随访，坚持中药调理。

【按语】

中医学文献虽无“尿毒症”的记载，但类似本病的描述较多。《证治汇补·下窍门》中说：“关格者……既关且格，必小便不通，旦夕之间，陡增呕恶，此因浊邪壅塞三焦，正气不得升降，所以关应下而小便闭，格应上而生吐呕，阴阳闭绝，一日即死，最为危候。”所述小便不通、呕恶等症，与尿毒症之主证相吻合。认为与“浊邪”壅塞三焦有关，与西医学“尿毒”相叩，并指出本病到了阴阳闭绝阶段，最为危候，已认识到本病的预后应引起高度重视。

本例患者左肾结石全肾切除，右肾又因肿瘤而手术，肾功能极差。初诊时，尿素氮高达136mmol/L，由于脾肾阳虚，气化不利，以致腹痛，头昏，尿少，浮肿；由于浊气上逆，胃失和降，以致呕吐，厌食。此乃本虚标实，虚实夹杂，属于危重的“关格”症。故用制附子予以温肾助阳，振奋肾中之阳；党参、白术、山药以益气健脾，辅助脾气以助运化；制川军配黑豆以解毒，泄浊气，使邪毒之浊气从二便中排出；生牡蛎以潜阳，兼有制酸解毒之功；陈皮、竹茹、法半夏以和胃降浊。尿毒症出现脾肾阳虚之尿少、浮肿，用淡渗利湿之剂，无济于事，必须用附子合党参、白术、茯苓之药以温补脾肾，助阳化气，可收效果，同时浊气上逆出现呕吐厌食，必须用制川军合陈皮、法半夏、竹茹之类以解毒降浊，对降低尿素氮有一定的作用。本例西医治疗效果不显，经口服初方12剂，尿素氮明显下降，由136mmol/L降至64mmol/L，症状亦随之减轻，呕吐消失，胃有纳食，精神渐好转，以后尿素氮虽有回升，但很稳定。因患者回原籍故带方回去继续休养调治。《内经》指出：“诸湿肿满，皆属于脾。”实践证明这个论断是明确的。此例无不由于脾虚不能运化所致，与脾胃两脏有关。因肺主通调水道，下输膀胱，脾主运化水液，肾阳气化，肾主二便而司开阖，一旦生理功能障碍，往往导致浮肿。本案由于脾肾阳虚，气化不利，浊气上逆，胃失和降，病势危重，非一般健脾益气之剂可奏效，故用附子大黄汤为基础，温肾解毒，和胃降逆，使病情逐步转危为安。

（殷　群）

第十二节　慢性萎缩性胃炎、胃溃疡医案

一、酸甘化阴、滋阴养胃法治疗慢性萎缩性胃炎

【初诊】 2009年3月25日。

患者：张某，女，50岁，咸阳市彬县人。

病史概要：患者半年前始感胃脘部隐痛，按之痛不减，不欲饮食，无反

酸、烧心，无恶心呕吐等，伴有咽干，口渴思饮，大便干燥。曾在当地医院检查，行电子胃镜提示：慢性萎缩性胃炎。给予中成药治疗（具体药物不详），症状无改善。为求中医治疗，前来就诊。

【现症】 胃脘部隐痛，按之痛不减，口干，食纳少，乏力，大便干，2～3 日一行，小便黄。舌质红干裂少津，少苔，脉细数。

【辨证】 胃阴亏虚。

【治法】 酸甘化阴，滋阴养胃。

【处方】 舒胃汤合益胃汤加减。

乌梅 15g，生地 15g，玄参 12g，沙参 15g，麦冬 12g，白芍 12g，牡丹皮 12g，天花粉 12g，丹参 30g，槟榔片 10g，芦根 20g，莱菔子 12g，当归 12g，生山楂 15g。

共 12 剂，水煎服，每日 1 剂，煎至 400ml，分早晚两次空腹温服。

【二诊】 2009 年 4 月 8 日。

【现症】 病史同前，患者服上药后胃痛缓解，精神好转，仍口干，大便 2 日一行，小便可。舌红，少苔而干，脉细。

【处方】 守初诊方，加郁李仁 12g，肉苁蓉 12g 以润肠通便。

共 12 剂，水煎服，每日 1 剂，煎至 400ml，分早晚两次空腹温服。

【三诊】 2009 年 4 月 22 日。

【现症】 病史同前，患者服上药后胃痛未作，口干缓解，大便日一行，仍纳少，乏力。舌淡红，少苔，脉细缓。

【处方】 守二诊方，去肉苁蓉，加麦芽 15g 以健胃消食。

共 12 剂，水煎服，每日 1 剂，煎至 400ml，分早晚两次空腹温服。

【随访】 服药 1 个月后患者症状消失，食量、体重增加。继服 1 个月巩固疗效。

【按语】

慢性萎缩性胃炎其病变改变以腺体萎缩、胃酸减少为特征。中医辨证多表现为胃阴亏虚。结合本例患者胃脘隐痛、口干、大便干等胃阴不足的表现，治则当以酸甘化阴、滋阴养胃，佐以化瘀导滞，故用舒胃汤合益胃汤加减。方中乌梅味酸平，敛阴生津、酸甘化阴，直补胃阴并引滋阴药入胃经；生山楂、白芍助乌梅增酸甘化阴之功，协同滋养胃阴以解口干、舌红少津。

丹参活血化瘀、改善胃黏膜微循环；沙参、麦冬、玄参、生地、天花粉、芦根清热生津、充养胃阴，兼清虚热；当归养血和血，配丹参活血不伤阴；牡丹皮清胃中虚热；槟榔片、莱菔子理气导滞、通腑消食，改善食少、便干。二诊患者胃痛缓解但口干、便干未愈，守方加郁李仁润肠、肉苁蓉温润通便，既增通腑力，又防凉润伤胃，兼顾胃阴本虚。三诊胃痛止、便调，仅余纳少乏力，去温燥之肉苁蓉（防耗阴），加麦芽健胃消食、生发胃气，助脾胃运化复常。全程以乌梅为君紧扣胃阴亏虚病机，随症加减兼顾标本，使胃阴得充、胃络得养、胃气渐复，故症状消失、食量体重增加。

二、疏肝解郁、调和胃气法治疗慢性萎缩性胃炎

【初诊】 2011 年 4 月 24 日。

患者：杨某，女，61 岁。

病史概要：患者于 2008 年 1 月出现胃脘部胀满疼痛症状，到陕西省核工业二一五医院行胃镜检查示：慢性萎缩性胃炎，幽门螺杆菌（+）。病理活检示：（胃窦）慢性萎缩性胃炎（中、重度）伴肠化（重度）（2008-01-23）。后给予西药治疗稍有好转。于 2008 年 3 月就诊第四军医大学西京医院，行胃镜检查显示：慢性萎缩性胃炎。病检示：（胃窦）中度慢性萎缩性胃炎，部分腺体中度肠上皮化生（2008-03-17）。后未予治疗，于 2011 年 4 月上述症状逐渐加重，于我院行胃镜活检示：（胃窦）黏膜重度慢性萎缩性胃炎，黏膜上皮及腺体重度肠化（2011-04-21，陕西中医学院附属医院）。为求进一步治疗前来就诊。

【现症】 胃脘胀满疼痛不适，食后尤甚，痛及两胁，嗳气，矢气得舒。舌淡，苔薄白，脉弦缓。

【辨证】 肝胃不和。

【治法】 疏肝解郁，调和胃气。

【处方】 舒胃汤合逍遥散加减。

当归 15g，白芍 15g，丹参 12g，柴胡 12g，郁金 12g，厚朴 12g，佛手 12g，厚朴 12g，法半夏 12g，炒蒲黄 12g，乌梅 12g，半枝莲 15g，白花蛇舌草 15g。

共 12 剂，水煎服，每日 1 剂，煎至 400ml，分早晚两次空腹温服。

【二诊】2011年5月8日。

【现症】病史同前，服上药后胀痛有所缓解，现仍疼痛，痛有定处，食后尤甚，舌淡黯，苔白，脉弦。

【处方】守初诊方，加桃仁15g，青皮12g，生山楂15g以增强活血理气之功。

共12剂，水煎服，每日1剂，煎至400ml，分早晚两次空腹温服。

【三诊】2011年5月22日。

【现症】病史同前，服上药后胃脘胀痛缓解，口干，大便干，仍纳少，乏力。舌淡，少苔，脉弦。

【处方】守二诊方，去桃仁、青皮，加生地15g，玄参12g以滋阴润燥。

共12剂，水煎服，每日1剂，煎至400ml，分早晚两次空腹温服。

【随访】患者以此法间断性调理后上述症状明显缓解，行胃镜活检示：（胃窦）轻、中度慢性萎缩性胃炎伴轻度肠化，局部腺体轻度异型增生，轻度急性活动（2014-11-14，陕西中医学院附属医院）。

【按语】

慢性萎缩性胃炎伴肠上皮化生在临床治疗中比较棘手，若病变继续发展，极有可能恶变，逆转及改善患者临床症状是治疗慢性萎缩性胃炎的主要目标，此患者就诊时经检查为重度萎缩性胃炎伴重度肠上皮化生，导致患者精神紧张，结合患者四诊，治疗以疏肝理气为先，肝气舒，则脾主运化功能才能正常，同时配以调和胃气，使气机调护畅通，配合半枝莲及白花蛇舌草等药物，经现代药理学研究证实两药具有逆转肠上皮化生、抗癌前病变之功效，经长时间调理后，患者胃黏膜萎缩及肠上皮化生程度较前明显减轻，有效预防胃癌发生，可谓疗效显著。

三、辛开苦降、化瘀止痛法治疗慢性萎缩性胃炎并胃小弯溃疡

【初诊】2013年4月16日。

患者：苏某，女，30岁，咸阳市人。

病史概要：患者于2009年因进食后出现呕吐及便血，急诊入住陕西中医学院附属医院脾胃病科给予对症治疗，行胃镜检查诊断为“胃小弯溃疡”，

经治疗半月后出院。出院后仍坚持服药，一切正常。2013 年 4 月出现胃脘部作痛，胀满不适，来我处就诊。

【现症】 胃脘部胀满不适，痛无定时，口苦反酸，口干而臭。舌苔前半黄腻，根厚色黑，质胖青紫，脉弦细。

【辨证】 湿热瘀阻。

【治法】 辛开苦降，化瘀止痛。

【处方】 黄连 9g，吴茱萸 9g，法半夏 12g，赤白芍各 12g，煅瓦楞子 15g，木香 9g，制川军 9g（先煎），蒲黄 12g，白及 15g。

共 6 剂，水煎服，每日 1 剂，煎至 400ml，分早晚两次空腹温服。忌生冷，刺激。流质饮食。

【二诊】 2013 年 4 月 23 日。

【现症】 病史同前，胃脘胀痛，反酸口渴等症均已减轻，口臭已消，近两日尚能安睡。黑腻苔始退，脉弦细。

【处方】 守初诊方，加佛手 12g，陈皮 9g 以增强理气和胃之力。

共 12 剂，水煎服，每日 1 剂，煎至 400ml，分早晚两次空腹温服。

【三诊】 2013 年 5 月 6 日。

【现症】 病史同前，黑腻苔化半，时有反酸，余症已愈，脉如前。

【处方】 守二诊方，加乌贼骨 15g 以增强制酸止痛之功。

共 12 剂，水煎服，每日 1 剂，煎至 400ml，分早晚两次空腹温服。

【四诊】 2013 年 5 月 21 日。

【现症】 病史同前，黑腻苔已化，诸症消失。

【处方】 守三诊方加神曲 15g 以善后。

【随访】 患者服药 1 月余后诸证皆消，现生活如常。

【按语】

黑腻苔，临证属少见。大抵有寒热之分，属寒者多苔黑而润滑；属热者多苔黑而干燥。患者胃脘痛已久，呕吐虽止，而疼痛不已，舌苔黑腻，而前半为黄腻苔，且伴有口苦，口干，口臭，此为肝胃同病，胃气上逆，湿热交阻，宿瘀未化之象。按患者病情轻重，与一般肝胃不和有别。方中取左金丸之意，以辛开苦降，泻肝和胃为主，必须配合化瘀止痛之品，才能奏效。

胃脘痛临床症状颇多，诊断可见于浅表性胃炎，糜烂性胃炎，胃溃疡，胃窦炎，疣状胃炎等，表现复杂，有嘈杂，反酸，有怕冷喜热，有烧灼口苦，有痛无定处，以胀满为主，或痛有定处，以阵阵作痛为主，舌质黯红或淡，舌苔有白或腻，有黄或黑色之苔，脉象症状不同，表现各异。但胃脘痛多由劳倦过度，饮食不当，情志失和，肝气郁滞，横逆犯胃，以及受寒停食者较为多见。初期多为实证，久则往往虚实夹杂，寒热交错，进一步由气滞而致血瘀。治疗大法虽以疏肝理气，和胃止痛为主，但必须辨清偏寒、偏热、属虚、属实、在气、在血之不同，才能起到理想效果。

（陈光伟　张　瑾）

第十三节　溃疡性结肠炎医案

一、清利湿热法治疗溃疡性结肠炎

【初诊】 2012 年 12 月 20 日。

患者：潘某，女，29 岁，白水县人。

病史概要：患者 6 年前突然出现大便稀，带脓血样便，每日 3～4 次，腹部无疼痛不适感，下腹部及肛门无下坠感。曾就诊于当地医院，行肠镜检查显示：溃疡性结肠炎（重度）伴假息肉形成，病理诊断："距肛门 65cm 处"黏膜慢性炎。给予西药及中药进行调理治疗。但其结果欠佳。为求进一步治疗，前来我诊室。

【现症】 腹痛，肛门灼热，里急后重，黏液脓血便，每日 1～2 次，烦热口渴，小便短黄。舌红，苔黄，脉濡数。

【辨证】 大肠湿热。

【治法】 清利湿热。

【处方】 舒肠汤合白头翁汤加减。

白头翁 12g，黄芩 9g，黄连 9g，当归 12g，赤芍 15g，炒白术 15g，薏苡仁 15g，秦皮 15g，白及 20g，败酱草 15g，陈皮 15g，法半夏 15g，炒地榆 12g，马齿苋 15g。

共 12 剂，水煎服，每日 1 剂，煎至 400ml，分早晚两次空腹温服。

【二诊】 2013 年 1 月 4 日。

【现症】病史同前，服上药后腹痛，肛门灼热，里急后重感较前好转。仍有黏液脓血样便，每日 1 次，全身乏困无力，夜休差。舌质红，苔薄白，边有齿痕，脉浮细。

【处方】守初诊方，加党参 15g 益气健脾，夜交藤 15g，酸枣仁 12g，远志 12g 养心安神。

共 12 剂，水煎服，每日 1 剂，煎至 400ml，分早晚两次空腹温服。

【三诊】2013 年 1 月 17 日。

【现症】病史同前，服上药后大便成形，每日 1 次，无黏液脓血便，口干。舌质淡红，苔薄白，脉缓。复查结肠镜显示：溃疡性结肠炎（较前好转）。病理诊断：距肛门 10cm 处黏膜慢性炎，伴有坏死及肉芽组织形成，符合溃疡改变。

【处方】守二诊方，去黄芩、黄连，加乌梅 15g，乌贼骨 15g，五倍子 15g，苦参 15g 以收敛止泻、燥湿解毒。

共 12 剂，水煎服，每日 1 剂，煎至 400ml，分早晚两次空腹温服。

【随诊】患者以此法坚持服用 3 个月后复查结肠镜显示：溃疡性结肠炎（较前明显好转）。后仍坚持服用 3 个月，复查结肠镜示：慢性结肠炎。现上述症状完全消失，偶有大便不成形。

【按语】

本案例经肠镜诊断为慢性溃疡性结肠炎，就诊时病情长达 6 年之久，可见机体脏腑功能低下，容易复发。本病形成多与饮食劳倦、七情有关，因饮食不洁损伤脾胃，胃肠之津布达需脾胃之运化。病久则脾不能健运，胃受纳之水谷虽能化生津液，却因脾运无力无法正常输布濡养肠道，反致津液停聚肠道，与浊邪相结酿生湿热，积热而灼伤血络，黏膜失常则溃烂出血，血与肠道浊物混杂而下为脓血样便。治疗以清热利湿，兼以凉血止血、修复肠黏膜，方中白头翁、黄芩、黄连、秦皮、马齿苋清肠热、利湿热，败酱草、赤芍、炒地榆凉血解毒、散瘀止血，白及收敛止血、促进溃疡面愈合，使湿热得清、肠络得护，脓血样便自止。本患者坚持服药复查肠镜溃疡未复发，改善为慢性结肠炎。全程把握邪正消长，循序渐进，终使重症得以控制。

二、清热利湿、调气和营法治疗慢性结肠炎

【初诊】2008年3月21日。

患者：王某，女，32岁，纺织工人。

病史概要：患者习惯性便秘3年余，大便常3～5天一行。从2008年1月以来发现大便有黏液脓血样便，无里急后重，经中西药治疗后未见好转，经陕西中医学院附属医院结肠镜检查可见直肠和乙状结肠黏膜充血水肿，未发现溃疡及赘生物。钡剂灌肠拍片示：结肠未见明显器质性病变。大便化验：白细胞（+），红细胞（+），黏液（++）。大便培养无细菌生长。曾口服各种抗生素并加激素灌肠1月，时轻时重，体重减轻5kg余。诊断为直肠和乙状结肠炎。

【现症】大便每日1～2次，黏液脓血甚多，便时不畅，便前以腹胀为主，偶有肠鸣痛，自觉神疲乏力，动则心悸，烘热，汗出，口干。舌质红，苔黄腻，脉濡细数。

【辨证】湿热下注，气营两伤。

【治法】清热利湿，调气和营。

【处方】舒肠汤合芍药甘草汤加减。

赤白芍各12g，白头翁12g，黄芩9g，秦皮9g，广木香9g，陈皮12g，槐花12g，地榆12g，焦山楂15g，甘草9g。

共7剂，水煎服，每日1剂，煎至400ml，分早晚两次空腹温服。忌生冷、油腻之品。

【二诊】2008年3月29日。

【现症】病史同前，服上药后，每日大便1次，黏液脓血便略减少，腹胀痛好转，大便较畅。脉舌同前。

【处方】守初诊方，加黄柏9g以增强清热燥湿之力。

共12剂，水煎服，每日1剂，煎至400ml，分早晚两次空腹温服。

【三诊】2008年4月12日。

【现症】病史同前，大便黏液脓血减少，腹胀作痛减轻，神疲消瘦，动则汗出，纳食减少。舌质淡红，苔薄黄腻，脉濡细。

【处方】守二诊方，去槐花，加党参15g，炒白术12g，厚朴12g，法

半夏12g，茯苓12g以健脾益气、燥湿和胃。

共12剂，水煎服，每日1剂，煎至400ml，分早晚两次空腹温服。

【四诊】 2008年4月26日。

【现症】 病史同前，大便日行1～2次，有不净感，黏液较多，血明显减少，自觉神疲乏力，纳差，时有腹胀。舌苔黄腻，脉濡数。

【处方】 守三诊方继服。

共6剂，水煎服，每日1剂，煎至400ml，分早晚两次空腹温服。

【五诊】 2008年5月3日。

【现症】 病史同前，大便仍日行1～2次，少量黏液，腹胀明显好转，神疲乏力，汗出。舌苔黄腻渐化，脉濡细。

【处方】 调整治法，以固肠止泻为主。

乌梅15g，苦参15g，乌贼骨15g，五倍子15g，黄芪15g，党参15g，炒白术15g，白芍12g，茯苓15g，广木香10g，秦皮12g，败酱草15g，炒地榆12g。

共12剂，水煎服，每日1剂，煎至400ml，分早晚两次空腹温服。

【六诊】 2008年5月17日。

【现症】 病史同前，服上药后精神振作，汗出减少，大便日行1次，黏液甚少，胃纳增加，腹胀痛消。舌苔不黄，脉濡细。

【处方】 守五诊方，加神曲15g以助运化。

【随访】 此方调理1月，经随访，精神、食欲、大便均正常，体重增加，已正常上班，嘱注意起居饮食。

【按语】

慢性结肠炎是一种反复发作性疾病，症状改善较快，脓血样黏液便消除较难，多由于饮食失调而反复发作。本患者先有便秘而后出现黏液脓血便，随着病程长而出现神疲乏力，形体消瘦，一度怀疑结肠有癌变，而加重思想负担，情绪忧郁，病势更难控制。至吾诊治以来，病情渐好转，树立信心。《素问·通评虚实论》有“肠澼”之名（概指肠中辟积而言），并有肠澼便血，肠澼下白沫，肠澼下脓血等记载。根据患者便脓血黏液的主要症状与各种化验、检查而证实。再参《金匮要略·呕吐哕下利病脉证治》有“热利下重者，白头翁汤主之”的记载，进行辨证施治。“肠澼”与“下痢”古代名称有所不同，后世通称痢疾。经过六诊服药后，病情由重转轻，得到基本痊愈。在治疗过程中，抓住肠中湿热蕴结这个主要矛盾，采用白头翁汤、芍药甘草汤、自拟舒肠汤加减，配合木香、陈皮以理气和中；槐花、地榆以凉血止血。在脓血逐渐减少，出现气血亏耗，脾胃虚弱之时，即加入党参、白术，健脾养血，以固其本，增加扶正祛邪的作用。在病情反复时，开始邪势较盛，重用清热化湿解毒之剂，以治其标，防止病情加重。在病情得到控制后，出现正虚邪恋，就偏正以扶正，加入党参、黄芪之甘温，减轻白头翁、黄芩、黄柏之苦寒，并加入败酱草以清肠热，化瘀浊。在恢复期则用固肠止泻之品，以使大便成形、邪去正安，疗效得以巩固。

（陈光伟　张　瑾）

第十四节　乳腺增生医案

一、疏肝理气、散结止痛法治疗乳腺增生

【初诊】 2012 年 8 月 21 日。

患者：郭某，女，51 岁。

病史概要：双侧乳房间断性胀痛 10 年余，加重 2 月。患者于 10 年前出现双侧乳房肿块，伴胀痛不适。曾在当地医院就诊，给予口服“乳康片”治疗，效果不佳，2 月前，疼痛较前加重。为求进一步治疗前来我院就诊。

【现症】 双侧乳房肿胀痛，右侧尤甚，放射至肩背部疼痛，生气劳累后加重，疼痛与月经周期有关，右侧乳头发痒，夜休差，二便正常。舌质红，苔黄厚，脉弦数。检查：左乳房外象限有一大小约 2cm × 3cm 包块，质地软，活动度可，压痛（+）；右乳房外上象限有一大小约 5cm × 4cm 包块，质地硬，活动度可，压痛（+）。辅助检查：钼靶提示左乳外象限中部簇状细点状钙化灶，建议观察，必要时进一步检查；B 超提示双侧乳腺增生，右侧乳腺外上象限可探及范围约 5.0cm × 4.0cm 片状低回声区，左侧乳腺外上象限可探及范围约 2.0cm × 3.0cm 片状低回声区（2012-06-29，西安交通大学第二附属医院）。

【辨证】 肝郁气滞，痰毒内结。

【治法】疏肝解郁，散结止痛。

【处方】消结止痛汤加减。

柴胡12g，香附12g，郁金12g，木香12g，当归15g，炒白芍12g，天冬12g，夏枯草15g，橘核15g，青皮12g，延胡索24g，土贝母15g，山慈菇15g，全蝎6g，淫羊藿12g。

共12剂，水煎服，每日1剂，煎至400ml，分早晚两次饭后温服。

另予：消结止痛膏外用，每日更换。

【二诊】2012年9月4日。

【现症】病史同前，患者服药及外敷膏药后，双侧乳房胀痛减轻，但仍有右侧乳头发痒，坠胀，右上肢及肩背部牵扯痛，夜休差。舌质稍红，苔黄厚，脉弦。

【处方】守初诊方，去夏枯草，加姜黄15g以通络止痛，酸枣仁15g，夜交藤15g，远志12g以宁心安神。

共12剂，水煎服，每日1剂，煎至400ml，分早晚两次饭后温服。

另予：消结止痛膏外用，每日更换。

【三诊】2012年9月18日。

【现症】病史同前，患者服药及消结止痛膏外用后，双侧乳房疼痛较前明显减轻，但每次经前疼痛。查：左侧乳外上象限包块大小约1.0cm×0.5cm，右侧乳外上象限大小约2.0cm×1.0cm，较前明显缩小。舌淡红，苔薄，脉弦。辅助检查：B超示脂肪肝倾向；双侧乳腺增生，较前明显缩小（2012-09-16，陕西中医学院附属医院）。

【处方】守二诊方，加白术12g，茯苓12g以健脾益气。

共12剂，水煎服，每日1剂，煎至400ml，分早晚两次饭后温服。

另予：消结止痛膏外用，每日更换。

【随访】患者经用上法连续治疗3个月后，乳房胀痛消失，左乳房外上象限包块消失，右乳房外上象限包块变软，缩小2/3。

【按语】

乳腺增生属中医“乳癖”范畴，女性多见，多经前乳房胀痛并见不同程度乳房包块。因乳房为女性所主，多气多血，若情志不畅，肝气郁结，气滞则血瘀而使经前乳房胀痛，并有包块，久则冲任失调而月经紊乱。肝主疏泄，而脾主运化，木克脾土，则运化失司，生湿痰聚，痰瘀互结则包块增大，治以疏肝理气，调理冲任，化痰散结，使胀痛消，包块变软缩小，渐愈。

二、疏肝理气、化瘀散结法治疗乳腺增生

【初诊】 2010年7月1日。

患者：姚某，女，42岁。

病史概要：间断两胁及双乳胀痛1年，加重1周。患者1年前因琐事与家人发生口角后，出现双乳及两胁胀痛，起初未曾重视，休息即可缓解。随后自服“乳癖消”，症状时重时轻。近1周来，胀痛明显加重。辅助检查：B超示双侧乳腺增生（2010-06-16，陕西中医学院附属医院）。

【现症】 双侧乳房肿胀痛，右侧尤甚，放射至肩背部疼痛，疼痛与月经周期有关，月经量少，夹有血块，夜休差，二便正常。舌质黯红，苔厚，脉弦数。查体：左侧乳外上象限包块大小约2.0cm×3.0cm，右侧乳外上象限大小约4.0cm×1.0cm。

【辨证】 肝郁气滞，瘀血阻络。

【治法】 疏肝理气，化瘀散结。

【处方】 消结止痛汤加减。

柴胡12g，香附12g，木香12g，当归15g，炒白芍12g，三棱12g，莪术12g，赤芍15g，路路通12g，郁金15g，穿山甲9g，陈皮12g，土贝母15g，山慈菇15g，全蝎6g。

共12剂，水煎服，每日1剂，煎至400ml，分早晚两次饭后温服。

另予：消结止痛膏外用，每日更换。

【二诊】 2010年7月15日。

【现症】 病史同前，服上药后双乳房肿块明显变小，且胀痛减轻，查体：双侧乳房肿块较前缩小，质软，夜休可，二便调。舌淡红，苔白，脉弦。

【处方】 守初诊方，加夏枯草15g，橘核12g以增强散结之力。

共12剂，水煎服，每日1剂，煎至400ml，分早晚两次饭后温服。

另予：消结止痛膏外用，每日更换。

【三诊】2010 年 7 月 29 日。

【现症】病史同前，服上药后症状基本消失。查体：双侧乳房包块缩小 1/2，压痛（-）。

【处方】守二诊方，去三棱、莪术、全蝎、穿山甲，加天冬 12g 以养阴柔肝。

共 12 剂，水煎服，每日 1 剂，煎至 400ml，分早晚两次饭后温服。

另予：消结止痛膏外用，每日更换。

【随访】患者服用此方 4 个月后于我院行 B 超检查显示：双侧乳腺增生，右侧乳腺外上象限可探及范围约 1.0cm × 1.0cm 片状低回声区；左侧乳腺外上象限可探及范围约 1.0cm × 1.0cm 片状低回声区（2010-12-02，陕西中医学院附属医院）。

【按语】

乳腺增生的发病原因，一般认为与内分泌失调有关。即卵巢分泌的雌激素升高，孕酮相对减少。雌激素不仅能刺激乳腺上皮增生，也能导致乳腺管扩张，形成囊肿，因此是内分泌不平衡的表现，而内分泌失调多与不良精神心理的反复刺激有关。其形成与气滞、痰凝、血瘀相关，按乳房的各部位脏腑所属以及发生于乳房不同象限的病变情况，与肝、脾、肾相息。治疗以疏肝理气解郁为基础，养血柔肝为辅，滋补肝肾，调理冲任，破血化瘀止痛。应用消结止痛汤加减口服，及外敷消结止痛膏治疗。本案证属肝郁血瘀，治以疏肝理气、化瘀散结。方中三棱、莪术、穿山甲破血消癥，全蝎搜风通络，为攻邪之主药。待症状缓解后，及时减去攻伐之品，加入养阴柔肝药物，体现“衰其大半而止”的治疗原则。

三、疏肝解郁、解毒散结法治疗乳腺增生

【初诊】2012 年 8 月 21 日。

患者：郭某，女，51 岁。

病史概要：间断性乳房胀痛 10 年余。患者 10 年前出现双侧乳房肿块，伴胀痛不适。曾在当地医院就诊，给予口服“乳康片”治疗，效果欠佳，又于 2012 年 6 月在西安交通大学第二附属医院，行 B 超检查，提示双侧乳腺增生。患者为求进一步治疗前来我院就诊。

【现症】双侧乳房肿胀痛与月经周期有关，乳头发痒，右侧尤甚，放射至肩背部疼痛，活动劳累后加重，夜休差，二便正常。舌质红，苔黄厚，脉弦数。查体：左乳房外象限有一大小约 2cm×3cm 包块，质地软，活动度可，压痛（+）；右乳房外上象限有一大小约 5cm×4cm 包块，质地硬，活动度可，压痛（+）。辅助检查：钼靶提示左乳外象限中部簇状细点状钙化灶。建议观察，必要时进一步检查。B 超提示：双侧乳腺增生（2012-07-29，西安交通大学第二附属医院）。

【辨证】肝郁气滞，热毒内蕴。

【治法】疏肝解郁，解毒散结。

【处方】消结止痛汤加减。

柴胡 12g，香附 12g，郁金 12g，木香 12g，青皮 12g，当归 15g，炒白芍 12g，橘核 15g，荔枝核 15g，淫羊藿 12g，土贝母 15g，山慈菇 15g，蒲公英 15g，全蝎 6g，延胡索 24g，王不留行 12g。

共 12 剂，水煎服，每日 1 剂，煎至 400ml，分早晚两次饭后温服。

另予：消结止痛膏外用，每日更换。

【二诊】2012 年 9 月 6 日。

【现症】病史同前，服上药及外敷膏药后，精神好转，自觉心情较前舒畅，双侧乳房疼痛减轻。现症见：右侧乳头发痒，坠胀，右上肢及肩背部牵扯痛，夜休差。舌质红，苔黄厚，脉弦。

【处方】守初诊方，加生牡蛎 15g 以软坚散结。

共 12 剂，水煎服，每日 1 剂，煎至 400ml，分早晚两次饭后温服。

另予：消结止痛膏外用，每日更换。

【三诊】2012 年 9 月 20 日。

【现症】病史同前，服上药及外敷膏药后，双侧乳房疼痛明显减轻，复查发现包块明显缩小。查体：左侧乳外上象限包块大小约 1.0cm×0.5cm，右侧乳外上象限包块大小约 2cm×1cm，较前明显缩小。舌淡，苔黄厚，脉缓。

【处方】守二诊方，加鸡血藤 12g，丹参 12g 以养血活血。

共 12 剂，水煎服，每日 1 剂，煎至 400ml，分早晚两次饭后温服。

另予：消结止痛膏外用，每日更换。

【按语】

乳腺增生是已婚妇女常见乳腺疾病，本病特点为乳房肿胀痛与月经周期有关，并可触及大小不等包块，随生气劳累而疼痛加重。本病乃中医乳癖，是因七情所伤而致肝气郁结，肝主疏泄，主藏血，因而经前症状明显，经期缓解。肝郁而脾失健运则湿聚痰瘀。积结乳房而发病，并可触及大小不等包块。痰湿凝聚导致血运不行则血瘀毒蕴，阻滞乳络而包块增大，甚至恶变。本案在肝郁气滞基础上兼有热毒内蕴，故在疏肝理气同时加入蒲公英清热解毒，王不留行活血通经。后期加入鸡血藤、丹参养血活血，体现“治风先治血，血行风自灭”的治法特点。

（陈光伟　张　瑾）

第八章 诊余漫话

第一节 医话精炼

诊余之时，我常与晚辈、患者倾心交谈。对后学，我期望他们深谙“医术易求，品德难得”之理，既要精研医术，更要修养医德；对于患者，尤需以仁心抚慰其痛，以智慧点燃希望。医者仁心，须以言语传递力量，助患者以积极心态、科学方法对抗疾病，重获健康。

一、主病抓主证，主证用主药

（一）主病抓主证

临证如临阵，须直指核心。不抓主病，则失其纲领；不抓主证，则未入其门。

主证既解，诸症自平。临证常见癌病患者以失眠纳差等兼症就诊，若徒治其标，往往事倍功半。盖因癌毒肆虐，方为病本。唯有紧扣主证，辨证精准，用药得当，方能收桴鼓之效。若舍本逐末，必贻误病机。

这就需要正确认识肿瘤的发病机制，以及中医辨证施治的基础思想，要牢牢抓住主要矛盾，以主病的主证为核心，辨证正确、用药得当，临床就必有效！并且随症，也就随之解决。否则，只能是舍本求末、本末倒置。

（二）主证用主药

用药如用兵，贵在精专。兹举数类主药如下：

1. **扶正类用药** 我常用的益气养血之药，如黄芪、灵芝、女贞子、党参、白术、当归、鸡血藤、阿胶；肝脾两虚者，心肾不交，治以柔肝健脾，交通心肾，药用西洋参、党参、山药、白术、熟地、五味子、酸枣仁、夜交藤等；兼有血瘀证，我常用活血通络的蜈蚣、穿山甲、土鳖虫等虫类药；兼有气滞证，常选用有行气抗癌作用的莪术，其能行气破血，消积止痛，现代药理学研究表明其尚能抑制肿瘤细胞生长和诱导细胞凋亡，也能增强机体免疫力。

2. **抗癌虫类药**　有的医生认为抗肿瘤不能用虫类药，我认为虫类药就如同一桌饭菜中的“硬菜”，对于癌症患者是必需的。患者已然“因虚发病，因病致虚”，此时如果靠吃“平常菜”打仗，那就很难打赢抗癌的攻坚战，就得靠虫类药这些“硬菜”来帮忙，饱汉子才有力气干活嘛！很多癌病患者多次延医无效，找到我寻求治疗，看到方子中多种虫类药，开始还心生疑虑，数剂中药即见症状减轻、精神倍增，再诊时连连称赞、感恩，证明虫类药对于肿瘤患者的疗效是有目共睹的。而且现代医学研究证明，多数虫类药具有不同程度的抗癌、抑癌作用。

3. **放化疗毒副反应用药**　患者因放化疗出现毒副反应，临床症状及证型各有不同，应当在中医辨证论治的基础上选择用药。若消化道反应出现食欲不振，腹胀腹泻，恶心呕吐，胃中烧灼，属脾胃不和，治以健脾益气、降气和胃制酸，药用白术、云苓、半夏、竹茹、砂仁、旋覆花、代赭石、乌贼骨、煅瓦楞等；若免疫功能低下出现乏力、困倦、腰膝酸软、心慌气短、失眠，多为气阴两虚，心肾不交，治以益气养阴，交通心肾，药用西洋参、党参、山药、白术、熟地、五味子、酸枣仁、夜交藤等；若有发热、放射性肺炎等炎症反应，多由热毒壅盛，化火灼津，伤阴耗气，治以清热解毒，生津润燥，药用半枝莲、白花蛇舌草、石斛、沙参、麦冬、天花粉、芦根、知母等。

4. **骨转移用药**　骨转移机理必须明确是癌瘤之邪气循经络传舍于骨而最终形成了骨转移。根据“肾主骨”的中医理论，也是因病久而肾气不固导致的骨转移。此乃本虚标实之证，扶正祛邪是总纲。但祛邪不可图快用猛，时时当以顾护为要，给予益气养精，通络解毒之法。常用药物：骨碎补、自然铜、补骨脂、山茱萸、黄精、女贞子、生地、熟地、何首乌等。久病入络，凝痰瘀血混于络中，非草木药物之攻逐可以奏效，故用全蝎、蜈蚣、壁虎、地龙等虫类药物，还可酌加忍冬藤、鸡血藤等藤类药物以达通经入络的效果，还需与七叶一枝花、露蜂房、干蟾皮等抗癌解毒散结药物合用，如有溶骨性破坏、病理性骨折，可用制乳香、自然铜等治疗。

二、融汇中西学，博采众家长

中医注重整体观，从宏观角度把握疾病，而西医注重局部，从微观角度把握病情，二者属于不同的理论体系，各有所长，而现代中医更应该在中医理论基础框架下，融汇西医理论体系，将西医成果纳入现代中医体系框架中，实现当下时代的创新需要。

（一）现代诊断手段纳入中医四诊体系中来

西医学的影像学方法，就可以纳入中医的望诊。过去中医无法望及体内，但也发现了内观法的实践方法，但很难实现临床推广，通过现代影像学成果，就可以实现这种临床需求。

还有，把西医的检验成果纳入中医四诊中，丰富诊察内容。例如，针对肝癌患者，在无法或没有必要穿刺活检的情况下，甲胎蛋白（AFP）就具有极高的诊断价值；肝癌容易有出血的倾向，也可以借鉴西医的凝血四项、D-二聚体、血流变、腹部 CT、腹部彩超等检查手段，尽早了解出血风险，做到心中有数，提前预防。中医发挥治未病的优势，对于出血风险高的患者，应在未病先防和辨证论治的基础上选择用药，若脾肾气虚者，重用黄芪、党参、仙鹤草；肝肾阴虚者，选用女贞子、旱莲草、生地、丹皮、阿胶；湿热偏盛者，加用矮地茶、黄芩炭、蒲黄、茜草，应尽量少用三棱、莪术、乳香、没药、水蛭、土鳖虫等破血之品。

（二）现代药理成果纳入中医抗癌药创新研究中来

现代药理学为中药抗癌研究提供了新的研究思路和方法，通过提取、分离、鉴定中药的有效成分，深入研究其作用机制，有助于发现和优化具有抗癌活性的中药化合物。我经常阅读最新的中西医学抗癌研究成果，不仅参考古代经方、验方，还结合现代药理研究成果，有针对性地选择具有明确抗癌活性、低毒副作用的中药，进一步提高中医抗癌治疗的科学性和有效性。例如，某些虫类药和植物药经现代药理学验证，含有抑制肿瘤细胞增殖、诱导凋亡或阻止肿瘤血管生成的活性成分，可以作为中药抗癌药物创新的重要源泉。

（三）现代治疗手段纳入中医抗癌治疗体系中来

中华民族是幸运的，现代医疗技术如微创手术、靶向治疗、免疫治疗等，为中医抗癌治疗体系注入了新的活力。中医在坚持辨证施治原则的同时，可以适时采用现代治疗手段，如对于适合手术切除的肿瘤患者，可在术前、术中、术后，以中医药相互补充，促进患者康复，减少并发症；对于不适合手术或放化疗效果不佳的患者，可尝试结合靶向药物、免疫疗法，并通过中药调理以缓解毒副作用，提高生活质量，甚至增强抗癌治疗效果。这样的中西医结合治疗模式，不仅丰富了中医抗癌手段，也为患者提供了更多元化、个性化的治疗选择，体现了现代中医与时俱进、博采众长的创新精神。

三、扶正抗癌法，任重而道远

当前，我国癌症形势极为严峻，癌症不仅给患者带来巨大的身心痛苦，也给家庭和社会带来沉重的负担。在这样的背景下，提升癌症治愈率无疑成为关乎民生健康、社会进步的紧迫任务。面对癌症这一严峻的健康挑战，中医的扶正抗癌法愈发凸显其独特价值。

我所倡导的扶正抗癌法，是从近50年的临床实践中逐步总结、提炼而成的。它以中医学的深厚理论为根基，秉持“因虚致癌，因癌致虚”的发病机制认知。人体正气亏虚，邪毒便有机可乘，进而引发癌症；而癌症的发生发展又会进一步耗损人体正气，形成恶性循环。对于癌症发展过程中的“瘀、痰、毒”等病理产物，扶正抗癌法给予高度重视，通过对这些病理产物的深入研究和针对性治疗，中医能够有效地干预癌症的发展进程。

在治疗原则上，扶正抗癌法以扶正培本为根本。所谓扶正，即扶助人体正气，增强机体的免疫力和抗病能力。通过调理脏腑功能、补益气血阴阳，使人体达到气血充盈、阴阳平衡的状态，从而为抗击癌症奠定坚实基础。同时，强调“治未病”思想，注重预防癌症的发生和发展，在癌症的治疗阶段，注重“防复发、抗转移”，通过扶正与祛邪相结合，既抑制肿瘤生长，又防止癌症的再次发作和转移。

（一）提高癌症治愈率是时代的需要

在当今时代，提高癌症治愈率不仅是医学科技发展的目标，更是保障人民生命健康、提升国民生活质量的必然要求。中医在提高癌症治愈率方面有着独特的优势。

首先，中医注重整体观念。癌症并非局部病变，而是全身脏腑功能失调的表现。中医通过对患者整体状态的把握，综合考虑患者的体质、病情、心理等因素，制订个性化的治疗方案。在治疗过程中，不仅关注肿瘤本身的治疗，更注重调整患者的整体功能，提高患者的免疫力和抗病能力。

其次，中医强调辨证论治。不同的癌症患者，其病情表现、体质特点各不相同。中医通过对患者的症状、舌象、脉象等进行综合分析，辨别患者的证型，从而确定相应的治疗方法。这种个体化的治疗方案能够更好地适应患者的具体情况，提高治疗效果。

（二）在西医治疗为主的现状下，更加需要中医扶正抗癌法

目前，西医在癌症治疗中占据主导地位，手术、放疗、化疗、靶向治疗、免疫治疗等手段在癌症治疗中发挥着重要作用。然而，这些治疗手段在带来疗效的同时，也存在一些不足之处。

手术治疗虽然能够直接切除肿瘤组织，但对患者的身体损伤较大；放疗和化疗在杀死癌细胞的同时，也会对正常细胞造成损伤，导致患者出现恶心、呕吐、脱发、免疫力下降等副作用；靶向治疗和免疫治疗虽然具有一定的针对性，但也存在耐药性等问题。

在这种情况下，中医扶正抗癌法的优势更加凸显。中医可以通过扶正培本，增强患者的免疫力，减轻放疗、化疗等治疗手段的副作用；通过活血化瘀、清热解毒、化痰散结等方法，抑制肿瘤生长，防止癌症的复发和转移。同时，中医还可以与西医治疗相结合，发挥协同作用，减少毒副反应，增强治疗效果。

（三）中医扶正抗癌法是大势所趋

中医扶正抗癌法强调整体观念和辨证论治，注重调整人体的整体状态，

提高免疫力。这种治疗理念与西医学的发展趋势相契合。西医学也越来越注重人体的整体功能和免疫系统的作用，强调综合治疗和个体化治疗。

同时，中医扶正抗癌法所采用的天然中草药，具有副作用小、费用低等优势。在治疗过程中，中药可以通过多种途径发挥作用，如调节免疫系统、抑制肿瘤细胞生长、诱导肿瘤细胞凋亡等。而且，中药的来源广泛，价格相对较低，能够减轻患者的经济负担。

然而，中医扶正抗癌法的发展还任重道远，需要广大中医工作者不断探索、创新，加强与西医学的交流与合作，进一步完善和发展中医扶正抗癌法，使其更好地服务于人民健康事业。

四、治病先定神，医人须医心

癌症作为一种重症，病程往往漫长，患者在其诊断与治疗过程中往往伴随着巨大的心理压力。患者在得知病情后，极易陷入绝望、焦虑、恐惧的情绪漩涡中，表现为精神萎靡、沉默寡言，甚至抗拒交流。在临床诊疗过程中，面对此类患者，医者需认识到，单纯依靠药物和手术并不能完全解决问题，必须先“定神”而后“治病”，即通过有效的心理疏导与精神鼓舞，唤醒患者内心的力量，促使他们积极面对并参与治疗。

（一）心理干预在癌症诊疗中的作用

1. **激发患者抗癌斗志**　在接诊癌症患者时，医者应以鼓励和肯定的语言激发患者内心的坚强意志，让他们意识到自己才是战胜疾病的第一责任人。例如，我会反复告诉患者：“你要振作起来，做自己身体的主宰，勇敢面对病魔，树立战胜癌症的信心。”这样的话语是能让患者感受到关爱和支持的，帮助他们建立起积极的心态。

2. **精准心理辅导与药物治疗相结合**　有一次，一位肺癌患者因为无法忍受化疗带来的毒副反应，陷入了深深的绝望之中。在这种情况下，我首先对他进行了心理安慰，告诉他这是一种需要长期应对的慢性病，通过调整心态和服用中药，可以逐渐改善身体状况。两周后，患者精神状态明显好转，他对中药治疗产生了信任感，对生活的信心也随之恢复，这充分证明了心理干预与精准药物治疗相结合的有效性。

（二）创造良好的家庭和社会支持环境

患者的心理压力不仅来源于自我认知，也可能源自家人过激的关注与不当的行为。比如，曾遇到一位坐着轮椅来看病的老太太，其三个儿子在诊室内过多插嘴询问，反而加重了老太太的不安与紧张。面对这种情况，我先是让家属暂时离开，对他们进行教育，强调营造一个有利于患者康复的舒适、放松的家庭环境至关重要。随后，我单独安抚老太太，让她感受到了安全感和关心。两周后，老太太的状态明显改善，这一实例有力地证明了适当的心理疏导和创建和谐家庭氛围对于患者康复的重要性。

（三）对临床医者提出更高的行医要求

在癌症诊疗过程中，医者不仅是一位专业的疾病治疗者，更是一名心灵导师。这就要求医者在掌握精湛医术的同时，还需具备敏锐的心理洞察力和灵活的沟通技巧。在面对不同类型患者及各种突发状况时，医者需迅速作出判断，及时进行心理干预，引导患者走出心理困境，同时为其提供精准的医学治疗方案。

综上所述，癌症诊疗的过程实质上是对患者身心双重救治的过程。在实际工作中，医者应当坚持以人为本，关注患者的心理需求，通过心理疏导、精神鼓舞以及创造良好的外部环境，激发患者的内在力量，帮助他们树立战胜疾病的决心和信心。同时，医者还需不断锤炼自身的应变能力和医患沟通技巧，以实现更高质量的医疗服务，真正做到“治病先定神，医人先医心”。在今后的临床实践中，我们将继续秉持这一理念，用心领悟，努力提升，切实将心理干预融入癌症诊疗全过程，助力患者赢得与病魔的斗争。

五、行医乃技艺，抗癌即艺术

中医抗癌不仅是中医学技术层面的攻克，更是融入中华文明深厚的哲学思想与人文关怀的艺术实践。中医抗癌在坚守传统智慧的同时，更需积极拥抱现代科技，通过创新和发展，形成融汇中西医精华的综合性治疗体系。

我所提倡的“扶正抗癌法”正是中医抗癌理念的重要体现，它不仅是医学技术的凝练，更是对生命救治艺术的深度解读和生动实践。此法源于《内经》的"正气存内，邪不可干"的核心思想，强调在抗癌治疗中，首要任务是扶持和增强人体正气，即自身免疫力和调节功能，以达到抵抗和控制肿瘤的目的。

投身中医抗癌事业的医师们，必须以艺术家般的热情与匠心，将医学技术与人文艺术完美结合，用一生的奉献诠释对患者生命的尊重和对医学艺术的追求，让抗癌之路充满希望与温暖。

（一）行医是技艺

1. **传承中医传统**　中医药学作为中华民族几千年的文化瑰宝，其抗癌历史源远流长，富含深厚的实践积淀与智慧结晶。传统的中医抗癌并非简单的药物应用，而是基于整体观念、辨证论治的原则，强调因人、因时、因地的不同，采取灵活多变的治疗方法。

在传承过程中，古籍文献中记载的诸多验方和经验被不断地挖掘和整理，并通过现代科学研究手段加以验证和优化，使得古老的中医抗癌技术在新的时代背景下焕发出新的生命力。

2. **创新中医抗癌**　只有在传承的基础上，才能谈创新。

首先，中医历史上的阶段性理论创新，都伴随着科学技术的进步，两者是一对历史的孪生兄弟。随着西医学对于肿瘤的微观研究以及实践，应用中医传统哲学理论，对于恶性肿瘤的发病、病机、治则、防变、预防等方面的认识也需要更深的认识和实践。近 50 年的中医肿瘤临床实践，本人提出了一系列的恶性肿瘤诊疗理论，提倡扶正抗癌法治疗恶性肿瘤，以及防复发抗转移的治未病方法。

其次，抗癌中药的创新具有现实的时代意义。中医药是中华民族的瑰宝，其中虫类药自古以来便是珍贵的中药材之一，富含特殊生物活性成分，蕴含着自然界的生存智慧与生命力量。随着西医学对癌症认识的深入和治疗手段的进步，虫类药，其独特的药性与西医学抗肿瘤机制相结合，能产生 $1+1>2$ 的效果。如蜈蚣、壁虎、全蝎等虫类药历经千年临床实践检验，如今经过科学方法提炼与分析，发现了其富含的多种抗肿瘤活性成分，可针对肿瘤细胞增殖、侵袭、迁移等多个环节发挥阻断作用。

（二）抗癌即艺术

1. **深入研究中医哲学**　中医抗癌不仅是一项医学技术，更是一门关于生命奥秘的学问，需要充分吸取和运用中医哲学思想。中医哲学倡导阴阳对立统一、五行生克制化等原理，这些理论对于理解癌症发生发展的复杂机理、调控生命体内环境的平衡具有重要指导意义。

中医哲学讲究整体观念、动态平衡，对其深入探究有助于医护人员跳出单纯的病理生理视角，全面审视癌症患者的生活习惯、心理状态及社会环境因素，从而制订出更具人性关怀和生活指导意义的抗癌方案。

2. **扶正抗癌法——艺术般的生命重塑**　扶正抗癌法正是基于中医哲学理念，视患者为“病的人”，而非仅仅关注“人的病”。运用此法，须细致观察、精准施治，根据不同患者的身体状况、病情阶段以及心理状态，量身定制个性化的治疗策略，扶正以抗癌，抗癌以扶正。

扶正抗癌法以其独特的艺术魅力，把生命的顽强与坚韧，疾病的挑战与应对，医者的智慧与慈悲，编织成一幅关于生命重生与坚韧不屈的艺术长卷，生动展现了中医学作为一门救死扶伤的神奇艺术，在对抗癌症这场生死较量中所展现出的深远哲思与人文关怀。

3. **为中医事业奉献终生**　医者不仅要有精良的技术，还要有独到的艺术眼光和满腔的热情。投身中医抗癌事业，不仅仅局限于医术，更要以深厚的中医哲学底蕴和高尚的医德医风，赋予每一次诊疗过程以人文温度和情感深度。

这种追求卓越、精益求精的精神，就是一种对生命的尊重和对艺术的追求，也是中医抗癌事业得以不断突破、持续发展的原动力。因此，投身于中医抗癌事业，既是技术的磨砺，更是艺术的修炼，是用毕生的精力去守护每一个生命，践行中医学的人道主义光辉。

第二节　临 证 拾 遗

一、治未病思想在肿瘤防治中的应用

“治未病”的理念深深植根于中国传统医学文化之中，是中医养生保健

和疾病防治的核心原则之一，是古代医学家防治疾病的大智慧及哲理升华，承载着古代医学家们卓越的智慧和深邃的哲学思考。

（一）治未病思想是先进医学模式的重要部分

随着科学发展和社会转型，人类从密集体力劳动向脑力与体力结合过渡，伴随生活方式变化，人类主要疾病谱亦由生物学主导的急性传染病改变为慢性非传染性疾病，包括癌症、心脑血管病、代谢障碍、运动系统和心理精神疾病。这类疾病的特点是病因复杂，病程较长，多脏器病变。医学治疗的目的则从治疗疾病前移为预防和控制疾病。适应这类疾病的医学模式，由原来的生物学模式改变为生物 - 心理 - 环境 - 社会的医学模式。中医学从其形成并完善过程中，就与这种先进的医学模式相吻合。

中医治未病思想源远流长，其理论内涵是中医预防医学思想的精髓与核心，一直指导着疾病的预防、诊疗和康复。“治未病”一词，最早见于《黄帝内经》。《素问·四气调神大论》提出：“是故圣人不治已病治未病，不治已乱治未乱，此之谓也。夫病已成而后药之，乱已成而后治之，譬犹渴而穿井，斗而铸锥，不亦晚乎！”强调了预防疾病的重要性。《金匮要略·脏腑经络先后病脉证》进一步揭示“夫治未病者，见肝之病，知肝传脾，当先实脾，四季脾王不受邪，即勿补之。中工不晓相传，见肝之病，不解实脾，惟治肝也”。告诫治未病的含义有二，一是未病之前，防止疾病的发生，加强养生，提高人体对疾病的抵抗能力。二是已病之后，防止疾病的传变，已经患病就要早期诊疗，杜绝疾病的蔓延传变，即叫作上工救其萌芽。

历代医家遵循经旨，并从临床实践的角度不断丰富治未病的内涵。针对当前我国日益严峻的癌情，在恶性肿瘤防治策略中应用中医治未病理论和措施具有重要的现实意义。

2006 年世界卫生组织（WHO）首次提出，肿瘤是一种慢性的可控性疾病。同年 WHO 正式将肿瘤列入慢性病的范畴，这个共识使肿瘤正式加入高血压、糖尿病等慢性疾病的行列。肿瘤的发生需要很长的过程，在此期间，既可以预防，又可以通过检查早期发现，早期治疗，彻底治愈。将“治未病”理论应用于肿瘤学领域，一是培养正气，提高机体的抗病能力，未病先防；二是已病早治、既病防变，防止肿瘤转移；三是瘥后调治，防止肿瘤复发。

（二）治未病思想在未病先防中的作用

在肿瘤防治领域，中医治未病思想的未病先防策略，强调的是通过调整生活习惯、优化饮食结构、调和情志平和及适时的体质调理，降低肿瘤发生的风险。我始终秉持恶性肿瘤的“因虚发病”理论，肿瘤的发生与人体内外环境的失衡密切相关，尤其是七情内伤、饮食不节、劳逸失度等因素造成的局部虚证。因此，通过调整生活习惯，比如保持充足睡眠，适度体育锻炼，避免熬夜和过度劳累，可以有效维持人体生理机能的和谐，从而减少疾病的发生。

饮食方面，中医讲究“五谷为养，五果为助，五畜为益，五菜为充”，强调食物的多样性与平衡，避免过食肥甘厚味，提倡清淡饮食，以及根据个人体质选择适宜的食物，如体质偏寒者应多食温热食物，体质偏热者则宜食凉性食品，以此达到体内阴阳平衡，增强机体免疫力，防止外邪入侵。

情志调摄也是未病先防的重要环节。中医认为，情志活动与脏腑功能密切相关，长期的情绪压抑或剧烈波动易导致气机郁结，进而影响气血运行，为肿瘤的发生创造条件。因此，培养积极乐观的生活态度，学习冥想、呼吸练习等放松技巧，对于缓解压力、调和情志至关重要。

此外，中医体质辨识与调养也是未病先防的关键。通过望闻问切四诊合参，辨识个体体质的偏颇，如气虚、血瘀、痰湿等，采取相应的调养措施，如气虚者补气，血瘀者活血，痰湿者化痰利湿，从而改善体质，提高机体抗病能力，达到预防肿瘤的目的。

（三）治未病思想在既病防变中的作用

癌症的临床治疗是在三因制宜、辨证施治的原则下预防病情转变。肿瘤的发生与治疗均因人而异，不同患者癌种、体质各异，治疗方案需个体化制订。侵袭转移是恶性肿瘤最重要的生物学特性之一，常有患者初诊时被发现已有局部或远处转移。

《灵枢·百病始生》概述了病邪向远处转移的过程：“是故虚邪之中人也，始于皮肤，皮肤缓则腠理开，开则邪从毛发入，入则抵深，深则毛发立，毛发立则淅然，故皮肤痛。留而不去，则传舍于络脉，在络之时，痛于肌肉，其痛之时息，大经乃代。留而不去，传舍于经，在经之时，洒淅喜惊。留而不去，传舍于输，在输之时，六经不通四肢，则肢节痛，腰脊乃强。留而不去，传舍于伏冲之脉，在伏冲之时，体重身痛。留而不去，传舍于肠胃，在肠胃之时，贲响，腹胀，多寒则肠鸣飧泄，食不化，多热则溏出糜。留而不去，传舍于肠胃之外，募原之间，留著于脉，稽留而不去，息而成积。或著孙脉，或著络脉，或著经脉，或著输脉，或著于伏冲之脉，或著于膂筋，或著于肠胃之募原，上连于缓筋，邪气淫泆，不可胜论。”指出了病邪“传舍”发生发展的根本原因，并指出经络是病邪转移的主要途径，已病防变重在于祛邪中顾护正气。

我们在临床实践中，将中医药“扶正抗癌法”广泛应用于恶性肿瘤“防复发、抗转移”的治疗，有效地遏制肿瘤术后或放化疗后的复发与转移。其方法大体分为：

1. 术后，侧重于健脾生血，以补术后之创伤；

2. 化疗后，侧重于健脾醒胃、补气生精，以减轻其毒副作用；

3. 放疗后，侧重于养阴生津、滋阴润燥，以消除其损伤。

但无论用什么方法，总的原则就是顾护脾胃，以保后天之健运，先天之充沛，这在既病防变中，既能减毒增效，又能防复发、抗转移，中医药的全程参与，才能使患者顺利完成这些损伤性大的常规治疗。

如肺癌，临床发现有转移到骨与脑的倾向，所以在扶正抗癌法的基础上，我们往往要注重主病主证的治疗，还要兼顾肾主骨、脑生髓，因此我常用女贞子、骨碎补、补骨脂、山茱萸、黄精等补肾之品，临床疗效确切。

（四）治未病思想在瘥后调治中的作用

瘥后调治阶段，中医治未病思想的核心在于巩固治疗效果，促进身体机能的全面恢复，同时预防疾病的复发与转移。这一阶段的调治策略需根据患者的体质、病情、治疗经历等个体差异进行灵活调整。

1. **体质调理**　针对患者治疗后可能出现的气血两虚、肝肾不足等情况，通过中药汤剂、膏方或丸剂进行个性化调养。如气虚者可用四君子汤加减，血虚者可用四物汤为基础进行调理，以恢复脏腑功能，提高机体自我修复能力。

2. **免疫功能提升**　中医认为“正气存内，邪不可干”，强调通过增强机体正气，提升自身免疫功能来抵御病邪。可通过服用如黄芪、人参等具有增强免疫力作用的草药，配合艾灸、拔罐等外治法，促进气血流通，增强体质。

3. **情志与生活方式的持续管理**　肿瘤治疗结束后，患者常面临心理压力和生活适应的问题。继续进行心理干预，如心理咨询、家庭协作等，帮助患者建立积极的生活态度，同时，引导患者形成健康的生活习惯，如规律作息、合理膳食、适度运动，对防止疾病复发至关重要。

4. **动态监测与适时干预**　定期进行医学检查，如血液检查、影像学检查等，及时发现并处理潜在的复发或转移迹象。同时，根据检查结果，结合中医辨证施治原则，进行适时的药物干预或调整治疗方案，实现疾病的早期发现、早期处理。

总之，瘥后调治阶段的治未病策略，旨在进行全面、系统的调养，不仅帮助患者恢复健康，更重要的是构建起一道坚固的防御屏障，防止肿瘤的复发，确保治疗成果得以长期维持，提高患者的生活质量和生存率。

二、肿瘤明明切除了，为什么还会出现复发和转移

在长期临床实践中，我发现癌症危害生命的不全是原发灶，而往往是术后、放化疗后的复发和转移，尤其是导致多脏器转移的功能衰竭。因此研究术后防复发与抗转移，我认为是攻克肿瘤根治难题的关键瓶颈。

在众多的肿瘤患者中，有的肿瘤已经进行根治性手术切除，而在 3 个月或者半年，甚至数年后出现复发与转移，这是无数肿瘤患者极为关切的问题。肿瘤难治，复发与转移的肿瘤更难治，它犹如悬在患者头顶的利剑，时刻提醒着患者，他们与肿瘤的战争还未结束，时而会出现突击战，多数成为持久战。

肿瘤术后出现复发与转移，往往与以下几个方面有关。

第一，肿瘤本身的生物学特性。

肿瘤的生物学特性就是具有浸润和转移的功能，不同类型肿瘤具有不同的恶性潜能，即使同一种肿瘤类型，也会在不同患者体内展现出不同的恶性特征，这直接导致同病患者的生存期存在差异。

有的肿瘤恶性程度较低，如病理为高分化，我们称之为“恶性阵营中的轻犯——危害相对有限”，手术切除后很少出现复发与转移，但有些肿瘤恶性程度较高，生长迅速，侵袭性强，在手术后容易复发或已出现早期转移，比如小细胞癌、未分化癌、低分化癌等等，我们称之为“恶性阵营中的重犯——侵袭性极强”。所以，对于肿瘤的诊断金标准是病理，它是定性的关键。

第二，术前评估至关重要。

如果发现的时候是在早期，有些患者是在体检或者检查其他疾病时发现了肿瘤，癌细胞没有明显扩散，很容易就能完全清除，达到根治。

如果发现得晚，术前已有微小转移灶，或当时医疗技术尚无法查出，即使原发灶手术切得再干净，也免不了术后复发和转移。因此，详细准确的术前检查尤为重要，它是确定手术治疗策略的核心依据。

第三，手术切除的程度是关键。

对于肿瘤的手术一直追求的是安全性和根治性，因为这直接与患者术后肿瘤复发和转移，以及生存期长短有关。虽然目前出现了微创技术，提出了“保留器官理念”，但安全性和根治性依旧是每位肿瘤外科医生和患者期待达到的最终目的。

尽管每位医生在手术时都会遵循治疗规范，尽可能将肿瘤切干净，但这个干净只是相对的。首先受医生水平和经验的影响，有经验的医生有着更加高超的手术技能和掌控力，对高风险区域的清扫游刃有余，而部分医生则以安全为由，操作相对保守，未充分清扫高风险区域，则可能留下复发隐患。

其次，即便医生经验丰富，在其肉眼可见范围内已将肿瘤彻底切除，但恶性肿瘤是个全身性的疾病，原发肿瘤仅仅是一个“落脚点”，医生切除的只是冰山露出水面的一角，就算切干净了，但对还没有形成病灶的部位，这些未形成明显病灶的隐匿区域，医生难以察觉，且无法通过手术清除，进而可能形成日后的复发转移病灶，一些微小病灶，血液、淋巴液及骨髓中散落的癌细胞，必须配合化疗以及其他治疗来杀灭，从而巩固术后治疗效果。

此外，手术在一定程度上降低了人体抵抗能力，如手术过程中瘤体和血管被破坏，癌细胞可以进入血液，而手术又激活了血小板的凝血机制，血液黏稠度增加了癌细胞的附着性，容易造成着床生长，这就好比你在割油菜籽，不管你如何小心，总会有菜籽散落在土里，在适合的气温和土壤环境下，就能生根发芽，手术导致人体免疫力低下，对手术过程中可能逃逸的癌细胞不能消灭干净，造成日后肿瘤复发和转移。

第四，术前和术后综合治疗的必要性。

因为恶性肿瘤细胞具有它独特的生物学特征，术后、放化疗后的复发和转移总是难免的。这本质与“正气亏虚、余毒残留”相关，若想朝着“将复发转移风险降至最低，甚至实现长期无复发、晚复发”的理想目标努力，就必须采取“攻邪与扶正兼顾”的综合性治疗——既通过西医手段清除可见病灶，也需依托中医调理巩固正气、清除余毒，形成中西医协同的治疗体系。

除了手术，综合性治疗包括放化疗、靶向治疗、内分泌治疗、免疫治疗等等，需根据肿瘤的类型、分期，以及患者的正气盛衰、脏腑功能状态，来选择适配的综合治疗方案，不仅治疗手段的组合不同，各手段的先后次序也需辨证调整——比如部分患者需先以中药扶正（如健脾益气、养血固本），再进行放化疗以减少毒副反应；部分患者则需放化疗与中药同步干预，实现“攻邪不伤正”。肿瘤好比一棵大树，树干被手术清除之后，那些细小的树根以及散落的树叶只能靠术前或术后的辅助治疗清除。所以如果忽视术前和术后的综合治疗，那么肿瘤的复发和转移就在所难免。有些肿瘤病程长，病灶大，浸润深，但尚未出现远处转移，临床主张先进行术前化疗（新辅助化疗），待肿瘤缩小，易于切除时，再行手术，防止或减少复发和转移。

因此，我在各类学术会议上呼吁肿瘤外科医生，尤其是年轻经验不足的，切勿过度宣传个人手术技能或片面强调“手术成功”，更不可过分自信，错误地告知患者不需要进行术后综合辅助治疗，不建议患者进行中医中药治疗。有的医生在采用化疗、放疗、免疫治疗或靶向治疗后，会反对服中药。长期大量的临床实践案例证明，中医中药不但能治疗肿瘤，还能减轻放化疗的毒副反应，能提高机体免疫力，增强抗病能力，更有效地提高放化疗效果，帮助患者顺利完成放化疗疗程，防止肿瘤患者术后放化疗后的复发与转移，减轻痛苦，提高生活质量，延长生存期。

第五，患者的体质和免疫力决定预后。

在正常情况下，人体内的细胞日夜不停地进行新陈代谢，少数突变细胞若不受免疫系统制约则进一步恶化，就变成了癌细胞。正常人体免疫系统随时都在监视并及时消灭这些突变或者恶变的细胞，一旦发现异常，会动员大量免疫细胞歼灭“异己分子”。肿瘤患者体内的内循环平衡毫无疑问出现了紊乱，才会无法执行正常的免疫监视功能，也不能及时对体内外的致癌物和癌细胞进行阻击，因此萌发出肿瘤。另外，虽然通过各种手段和方法能将癌细胞清除干净，但患者自身的基因表达和细胞分化调节机制并未改变，癌细胞生存环境也没有变化，很容易再引发新的癌细胞不断地生长，癌症就会复发和转移。

还有恶性肿瘤并非一个单纯的肿块，它是由无数个癌细胞构成的复杂群落，类似于人类社会群体中不同性格的人，这些癌细胞性格各异，肆意繁殖，在体内不断扩张自己的领地，面积越来越大，在经过手术放化疗等正规治疗后，虽然杀死了大多数敏感的癌细胞，但少数放疗抵抗或者耐化疗药或靶向药的癌细胞仍潜伏在身体里，这如同战场作战，多数敏感癌细胞会被治疗“歼灭”，但少数对放疗、化疗或靶向治疗耐药的癌细胞，可能像潜伏的敌人一样存活下来，毒性变得更强，发展更快。机体一旦免疫力低下或被其他因素诱导，这些潜伏的癌细胞又会活跃起来，造成复发和远处转移。

综上所述，恶性肿瘤手术切除后，或放化疗后，复发与转移并不罕见。有时在手术后短期内复发，而有的则在放化疗中出现广泛的复发和转移。因此，复发和转移的原因有很多方面。最为重要的防控原则是“早发现、早诊断、早治疗”，且需采用包含中医中药在内的综合治疗模式。传统的抗癌方法在确保杀灭和清除癌细胞方面存在不足，并且无法改变人体内循环和环境，因此难以避免肿瘤的复发和转移。

治疗癌症是一个漫长的过程，患者需要具备坚强的意志力，长期与癌症作斗争的心理准备和精神耐力，以及对战胜癌症的信心。此外，还应避免接触可能导致癌症复发和转移的因素，例如谨慎食用“发物”（需结合个体体质辨证看待）和避免感染等，否则仍然难以避免癌症复发的命运。

三、积极治疗癌前病变

（一）癌前病变与癌前疾病的区别

癌前病变是指介于正常组织与恶性肿瘤之间的一种中间状态，通常表现为组织结构和细胞形态发生改变，具有向恶性肿瘤发展的潜能，但尚未达到恶性肿瘤的确诊标准。癌前疾病是一种宽泛的概念，它指的是那些与特定癌症有较高关联性的疾病，这些疾病本身不是癌症，但患者发展为特定类型癌症的风险较高。二者可简要区分：有明确疾病名称并被医学规范收录者，为癌前疾病；仅表现为特定病理形态改变者，为癌前病变。

癌前疾病包括慢性萎缩性胃炎、胃溃疡、慢性乙型肝炎导致的肝硬化、甲状腺结节、肺结节、乳腺囊性增生、慢性溃疡性结肠炎、多发性肠息肉、结石性胆囊炎等；癌前病变包括黏膜白斑、慢性宫颈炎、皮肤慢性溃疡、子宫内膜和气管黏膜，以及胃黏膜上皮的非典型增生等。

（二）癌前病变向恶性肿瘤演变的风险

癌前病变本身并不是恶性肿瘤，但在特定的危险因素持续作用下，如不良生活习惯、病毒感染、炎症反复发作、遗传因素等，这些病变有可能转化为恶性肿瘤。例如，宫颈鳞状上皮中至重度不典型增生患者，若不采取恰当治疗，约有1/3会在10年内进展为鳞状细胞癌。同样，吸烟是肺黏膜非典型增生及肺癌的主要风险因素，积极控烟或戒烟，干预肺黏膜非典型增生，正是“未病先防”的具体实践。

（三）癌前病变的早期识别与干预

对癌前病变的早期发现和积极干预，是降低恶性肿瘤发病率的关键步骤。通过定期体检、专项筛查和病理学检查，能够及早发现潜在的癌前病变，如胃镜检查对胃部病变的探查，HPV病毒检测和宫颈涂片对宫颈病变的筛查，以及胸部CT对肺部小结节的评估等。一旦确认为癌前病变，应及时采取相应的治疗措施，如药物治疗、手术切除、射频消融术等，以阻止病变向恶性肿瘤发展。

（四）中医中药在癌前病变防治中的作用

现代医学研究证明，中医中药在癌前病变的防治中发挥了积极而独特的作用。中医强调整体观念和辨证论治，通过调整人体内在环境，增强机体的正气，抑制病变的邪气，从而延缓甚至阻断癌前病变的进展。中药治疗可通过改善机体内部环境，如调整内分泌平衡、增强免疫功能、抗炎、抗氧化、抗纤维化等作用，有效防止病变恶化。同时，中医针灸、拔罐、刮痧等非药物疗法也能在一定程度上改善局部血液循环，促进组织修复，对于某些癌前病变具有较好的辅助治疗效果。

（五）综合治疗与生活方式调整

对于癌前病变的治疗，主张采取多元化的综合治疗策略，既要充分利用现代医学的先进技术，又要结合中医中药的特色优势。同时，倡导健康生活方式，如合理膳食、适量运动、规律休息、戒烟限酒、调畅情志等，以最大程度降低癌变风险。对于一些与生活方式密切相关的癌前病变，如消化系统疾病、呼吸系统疾病等，生活方式的改善尤为关键。

（六）预防大于治疗，树立正确防癌观

基于上述内容，我们应深刻认识到预防胜于治疗，树立正确的防癌观念。对癌前病变的积极治疗，不仅是阻止恶性肿瘤产生的有力屏障，也是保障公众健康、提高生活质量的有效手段。通过公共卫生教育，普及癌前病变知识，提升大众自我保健意识，将防癌关口前移，必将有力推进我国肿瘤防控事业的发展。

四、萎缩性胃炎一定会变成胃癌吗

面对“胃一旦萎缩了，就会发生癌变”“出现肠上皮化生则预后不良”，诸如此类的说法，众多萎缩性胃炎患者常常感到极度焦虑与不安。事实上，虽然萎缩性胃炎与胃癌之间存在关联，但并不意味着萎缩性胃炎必然演变为胃癌。本文将详细解析萎缩性胃炎的病理本质、其发展至胃癌的概率，以及如何有效预防这一进程，以期为患者提供科学的指导与宽慰。

（一）什么是萎缩性胃炎

萎缩性胃炎，在病理学上指的是胃黏膜发生病理性萎缩，具体表现为胃黏膜腺体数量减少、结构破坏以及胃酸分泌能力下降。这一过程通常伴随着慢性炎症，可能由幽门螺杆菌感染、长期使用某些药物、遗传因素、自身免疫反应等多种原因引起。

目前胃镜检查报告中，临床广泛采用CO分型法对萎缩程度进行评估，即按照萎缩部位和范围分为Closed型（闭合型）与Open型（开放型）两类：萎缩境界未超过贲门者定义为Closed型，细分为C1、C2、C3；超过贲门者定义为Open型，细分为O1、O2、O3。由于这种方法可以在胃镜下直观地对胃体萎缩的进展程度作出评价，现已成为临床胃炎诊断与分类不可或缺的方法。萎缩边界的变化可反映出萎缩的范围和程度，C1—C2—C3—O1—O2—O3为连续的变化过程，萎缩严重程度逐级递增。C1～C2为轻度：褪色的萎缩黏膜点状斑状存在；C3～O1为中度：黏膜下细小的血管显露；O2～O3为重度：黏膜下网格状血管透见。

临床数据显示，萎缩性胃炎各个分型演变成胃癌的概率较低，具体数据如下：

1. **萎缩性胃炎C1型** 是指黏膜萎缩范围在胃窦，发生胃癌的概率小于0.03%。

2. **萎缩性胃炎C2型** 黏膜萎缩至胃体下部小弯侧，发生胃癌概率0.37%。

3. **萎缩性胃炎C3型** 黏膜萎缩至胃体上部小弯侧，发生胃癌概率0.86%。

4. **萎缩性胃炎O1型** 黏膜萎缩超过贲门部，至胃体前后壁，发生胃癌概率0.97%。

5. **萎缩性胃炎O2型** 黏膜萎缩介于O1～O3之间，胃癌概率1.34%。

6. **萎缩性胃炎O3型** 黏膜萎缩，仅有胃体大弯存在正常黏膜，其他胃体都萎缩，发生胃癌的概率2.39%。

萎缩性胃炎与胃癌是两种疾病，即便病情进展至重度，其本质仍为癌前病变，而非胃癌本身。胃癌的核心特征是胃黏膜细胞发生癌性转化，而萎缩性胃炎离胃癌还比较远，存在明确的病理间隔。如抓紧治疗，一是可以逆转的，二是不会再发展，三是不会继续恶化。所以一般早发现、早治疗，特别是应用中医中药正规的辨证施治、精准用药，是完全可以阻断胃癌发生的，患者仍可维持健康状态。

（二）什么是肠上皮化生

肠上皮化生是胃黏膜上皮细胞被类似小肠或大肠黏膜上皮细胞替代的病理状态，常见于慢性萎缩性胃炎的患者中，是胃癌发展链中的一个重要环节。根据组织学检查方法，胃黏膜肠上皮化生可以细分为：完全小肠型肠上皮化生（Ⅰ型）、不完全小肠型肠上皮化生（Ⅱ型）、完全大肠型肠上皮化生（Ⅲ型）、不完全大肠型肠上皮化生（Ⅳ型）。

人体胃黏膜部位的上皮细胞寿命非常短暂，基本上每隔 2 ~ 3 天就会重新更新一遍，因此胃黏膜也随着这个时间发生更新。这个更新的过程中，胃黏膜如受到一些理化因素的攻击，比如幽门螺杆菌的感染，可能它新陈代谢的速度跟不上需要修复的速度，这就是慢性胃炎形成的过程。一旦胃部没有正常的胃黏膜进行补充，其他的细胞就会来代替胃黏膜，代偿性地实现一些胃部的功能，所谓肠上皮化生就是胃黏膜被肠型上皮黏膜所取代的病理状态。

一些萎缩性胃炎患者看到自己出现了肠上皮化生，就觉得自己的萎缩性胃炎正在加速变成胃癌。其实，并不是这样，我们所说的肠化绝大多数只是小肠型肠上皮化生，就是胃黏膜上皮由于胃部变成碱性的生化环境，出现了小肠型肠上皮化生。几乎可以定论它和胃癌没有什么关系！是由于幽门部的括约肌松弛了，胃和肠道的环境交融，所以才出现了小肠型肠上皮化生。一旦出现大肠型肠上皮化生，提示胃内环境已呈现类似大肠的病理状态，往往意味着萎缩性胃炎病情相对严重。

肠上皮化生从程度上还分为完全性和不完全性两个阶段，完全性肠化的风险非常小，不完全性肠化的癌变概率较高，由于我国目前针对肠上皮化生完全性与不完全性的专项病理检查尚未全面普及，因此我们强调患者一定要观察自己的病情变化，尤其出现了肠上皮化生之后，一定要定期检查。

但是，即便是不完全大肠型肠上皮化生（Ⅳ型），它的癌变概率大概在

6%～10%之间，此时就一定要采取适当的措施加以阻断。临床中，在辨证施治基础上，酌情应用藤梨根、黄药子、山慈菇、半枝莲、白花蛇舌草、全蝎、蜈蚣之类的中药进行干预和治疗，现代研究与临床实践证实，中医药对萎缩性胃炎伴肠化，或伴不典型增生以及内瘤变均可抑制和逆转，甚至彻底治愈。

因此，对于萎缩性胃炎伴肠化，一味地强调会癌变成胃癌，导致患者出现情绪低落，甚至焦虑失眠，反而会加重病情、增加治疗难度。只要明确其病理本质并采取科学应对，通过中医系统的辨证施治、精准用药，就可以大大地降低癌变的概率。

五、肿瘤患者如何正确面对生活

恶性肿瘤，这一无情的健康杀手，至今仍在全球范围内对人类生命构成重大威胁。多数患者及其家属在确诊之初，往往会陷入深度恐惧与哀伤情绪。然而，随着医学科技的不断发展，临床实践已逐步证实：癌症虽病情严峻，但并非不可控的顽疾，而是可通过综合治疗手段实现有效控制的“慢性疾病”。因此，对待癌症的关键在于破除恐慌，秉持理性认知，树立抗击癌症的决心。

多数患者确诊癌症之后，往往会面临复杂的情绪困扰和社会功能受影响的情况，不仅在精神层面承受巨大的压力和痛苦，而且这些负面情绪可能会影响到他们的日常生活、工作表现、人际关系以及社交互动。沉重的心理负担会通过心理-生理交互作用机制削弱机体免疫功能，进而可能加速癌症进展。因此，在癌症治疗方案的设计上，除了针对病灶本身的医疗措施外，还应充分关注患者的心理健康状况，助力其重建心理平衡，并统筹规划康复期社会适应性的重建。

（一）对于身处困境的肿瘤患者而言，重新构建积极乐观的生活态度至关重要，具体可从以下四方面推进

第一，心态调整。核心在于保持内心的平和稳定，因心理健康水平与免疫功能密切相关。患者可通过冥想、放松训练等方式增强自我调适能力，并适时找寻信任的人倾诉内心感受，以此舒缓情绪，强化心理韧性。加入癌症

互助组织，与同样经历的患者分享心得，可以获得更有针对性的心理支撑作用。

第二，正视疾病。患者需以客观理性的态度接纳癌症诊断结果，明确自身强大的求生意志是战胜疾病的重要内在动力。只有坦然接纳现实，才能更好地调动身心潜能，全力以赴地参与到抗癌斗争中。临床倡导“带瘤生存”的理念，核心在于鼓励患者在治疗期间仍追求高质量生活，维持正常的生活节律与生命活力。

第三，善用幽默与情感宣泄。培养幽默感对癌症患者的心理调节具有独特价值，欢笑不仅能缓解紧张情绪，更有助于身心健康，降低血压，刺激体内产生积极的激素和抗体。临床建议患者主动参与轻松愉悦的活动，如观看喜剧作品、参与趣味社群活动等，通过开怀大笑实现心理疗愈，释放负面情绪。

第四，目标设定与生活规划。在疾病的影响下，患者可能需要调整原有的生活方式和职业规划。建议结合自身病情制定阶段性生活目标，如参加志愿服务、文化娱乐活动，或培养新的兴趣爱好，以此重拾自信，找回生活的乐趣。此外，设计一套科学合理、营养丰富的膳食方案，适度参与适合自己身体状况的运动，如慢跑、游泳、园艺等，有助于恢复体能，逐步回归到正常的生活中。

（二）家庭成员在协助患者战胜癌症的过程中扮演着无可替代的角色

首先，家属应当率先树立科学认知与坚定信心，明确癌症并非绝症，即使是晚期患者，通过规范的综合治疗，结合积极的心理建设，辅以适当的体育锻炼，长期带瘤生存乃至临床治愈的案例并不罕见。家属应摒弃悲观言论，成为患者心中的一盏明灯，激励他们坚守抗癌之路。

其次，创造良好的家庭环境，需构建和谐包容的家庭环境，使家庭成为患者的心灵庇护所，让患者在患病期间仍能体验正常的家庭温暖与生活乐趣。家属要学会包容和接纳患者的各种情绪反应，允许他们在宁静的时刻独立思考，尊重他们的悲伤和喜悦，提供倾听和共情的支持，而非强加干预。

再次，家属应全程参与患者的诊疗过程，每一次就诊都要有人全程陪同，耐心细致地处理各项事宜，避免急躁和匆忙，减轻患者的焦虑情绪。同时，密切关注患者的具体需求，比如在生活物资采购上做到体贴入微，及时解决患者的实际困难，让患者切实体验到来自家人的关爱与照顾，从而在内心深处种下战胜疾病的信心种子。

综上，面对恶性肿瘤的挑战，患者和家属必须携手同行，共同构建起一道“医疗干预 - 心理调节 - 社会支持”的三维防线，通过科学的治疗、积极的心态调整以及全方位的社会支持，让患者顺利完成抗癌历程，最终回归到正常生活。在这个过程中，患者不仅要学会与疾病共存，更要学会在逆境中寻找生机，于痛苦中提炼人生智慧——这正是对癌症最有力的对抗与超越。

六、癌症患者的年轻化趋势

（一）癌症趋于年轻化

近年来，癌症发病呈现明显的年轻化趋势。乳腺癌、肺癌、结直肠癌、甲状腺癌等常见癌症类型的发病年龄均呈现下降态势，过去这些疾病主要集中在中老年人群，而今却在青年乃至青少年群体中屡见不鲜。特别是在城市地区，结直肠癌的发病率上升趋势尤为显著，打破了人们对于癌症发病年龄的传统认知。

（二）年轻人的癌毒更猖獗

较于老年患者，年轻人患癌在病理表现上往往更为活跃，癌细胞增殖速度更快，病情进展通常更加迅速，肿瘤恶性程度更高，临床症状更为典型。然而，另一方面，年轻患者的身体素质相对较好，免疫系统功能较强，通常具备更强的治疗耐受性，加之现代医疗技术的进步，因此，年轻癌症患者若能早期发现并及时干预，临床治愈率显著高于老年患者。

但是，受“癌症与老龄化高度相关”传统观念的影响，年轻人对癌症的认知普遍不足，常常延误诊断，加之生活节奏快，健康体检意识薄弱，使得年轻癌症患者一旦确诊，往往已是中晚期。此外，癌症对年轻人的心理冲击更大，他们面临的职业发展、婚姻生育等社会心理问题更加复杂，因此在治疗过程中需要综合考虑身心健康的恢复。

（三）年轻人如何应对癌症

因为癌症在年轻患者身上的表现异常彪悍，除了接受常规西医治疗外，应积极接受中医药治疗。中医药作为我国独特的医学体系，其整体观念、辨证施治的原则，在癌症治疗中展现出不可替代的优势。对于年轻患者而言，中药治疗可以有效减轻手术、放疗、化疗等带来的副作用，比如改善乏力、恶心、食欲减退等症状，显著提升生活质量。中医药还注重调动人体自身的正气，即抗病能力，通过对体内气血、阴阳的调和，助力机体康复。很多中药具有直接抑制肿瘤生长或转移的作用，且在一定程度上能降低肿瘤对西药治疗的耐药性。

另外，中医药治疗强调“治未病”，在癌症治疗后的康复阶段，可以通过调整体质、扶正固本的方式，有效降低癌症复发和转移风险，延长生存期，帮助部分患者实现带瘤生存，甚至达到临床治愈的目标。

因此，年轻癌症患者应当在专业医生指导下，结合自身病情和体质，尽早采用中医药干预，以期取得最佳的治疗效果，并促进身心健康的整体恢复。

（四）年轻人如何避免癌症

第一，管住嘴。中国十大高发癌症（肺癌，结直肠癌，胃癌，乳腺癌，肝癌，食管癌，甲状腺癌，胰腺癌，前列腺癌，宫颈癌），其中 5 种属于消化系统肿瘤，这说明食品安全与癌症的发生存在密切关联。同时，避免饮食不节，控制进食量，保持饮食规律，以蒸、煮、炖的清淡饮食为主。

第二，迈开腿。现代年轻人的工作和生活压力普遍较大，长时间久坐、熬夜、不良饮食习惯等因素，均会增加患癌风险。适度的体育运动不仅能促进身体健康，增强免疫力，还可有效降低癌症的发生风险。例如，跑步、游泳、瑜伽等运动可以帮助身体消耗多余的脂肪，降低肥胖率，从而降低患乳腺癌、结肠癌等癌症的风险。此外，运动还可以促进身体的新陈代谢，帮助身体排出代谢产物以及毒素，减少致癌物质在体内的积累。因此，建议年轻人每周至少进行 150 分钟的中等强度有氧运动，如快走、慢跑、游泳等，以及 2 天以上的肌肉力量训练，如举重、俯卧撑等。通过适度的体育运动，可以帮助年轻人保持身体健康，降低患癌风险。

第三，勤体检。临床实践已经证明，年轻不是癌症的“豁免区”。体检是预防癌症的重要手段之一。年轻人应该建立定期体检意识，及时发现身体的异常情况，以便早期诊断和治疗癌症。常见的体检项目包括血常规、尿常规、肝功能、肾功能、血糖、血脂、胸部X线、腹部超声等，更需要中医“治未病”理念的调理性诊疗。此外，对于有家族史、吸烟、饮酒等高危因素的年轻人，还应该增加针对性的检查项目，如肺癌筛查、乳腺癌筛查、宫颈癌筛查等。通过定期体检，可以帮助年轻人早期发现癌症，提高治愈率，降低死亡率。因此，建议年轻人每年至少进行一次全面的体检，筑牢癌症防控第一道防线。

七、癌症患者切勿轻信传言而自行用药

部分患者未经过专业医生诊治，轻易尝试网络上流传的药方或者未经辨证论治的处方，引发严重不良后果。

例1：1例癌症患者，阅读某篇网络文章后，便自行服用五毒散，服药仅数日，即出现全身皮肤大面积溃烂，最终需通过急救车送往医院，经住院接受全身皮肤治疗，不仅耗费不必要的医疗费用，而且承受了极大的痛苦。并且这样的全身皮肤溃烂，会导致身体更加“虚”，对于癌病的治疗而言是有百害而无一利的。皮肤是身体的第一道屏障，一旦出现广泛性破损，这道屏障全线崩溃，还会继发细菌感染，此类严重感染的危害性甚至超过癌症本身。

五毒散的成分是全蝎、蕲蛇、蜈蚣、壁虎、蟾蜍，这些都是有毒的虫类药，毒性具有叠加效应，常呈现“1+1 ＞ 2”的放大效果，何况是5种叠加。该患者的案例充分说明，擅自使用该类药方可引发全身性皮肤溃烂，其对内脏的潜在损伤更难以估量。

例2：另有1例癌症患者，自行服用某宣传“可治各类癌瘤”的偏方。笔者审阅该方后发现，其组成药物多达80多味，几乎涵盖了大部分常用抗癌中药。患者服用后也是全身的各种毒副反应，包括多处皮肤溃烂、脏器损伤。需知中药各有性味，中药各有性味归经，遵循四气五味、五行对应之理，如此多味药物未经辨证配伍，恰似杂乱无章的“大杂烩”，各药药性相

悖、紊乱，必然引发毒性叠加与机体损伤，弊远大于利。

中医的学习，必须历经长期理论积淀与临床实践方可掌握核心要义。肿瘤疾病病机复杂、证候多变，更须强调辨证论治的精准性，绝非碎片化知识所能涵盖。孙思邈在《大医精诚》中言:“世有愚者，读方三年，便谓天下无病可治；及治病三年，乃知天下无方可用。”此语深刻揭示了中医的深层逻辑——即便是专业医者，亦需经长期临床历练方能把握用药精髓，非经专业训练者实实难仅凭零散知识应对复杂病情。肿瘤作为严重疾病，涉及病机辨识、方药配伍、剂量调控等环节，每一步均需专业医师结合患者具体病情、体质特征及病程阶段综合判断。因此，患者应秉持科学诊疗态度，信赖具备专业资质与临床经验的中医医师，遵循规范诊疗方案用药，切勿自行依据非系统性知识盲目用药，以免延误病情、影响治疗成效。

（陈光伟　张　瑾）

附　　录

弟子跟师编后感

恩师陈光伟教授是陕西省名中医，陕西省名老中医专家学术经验继承工作指导老师，从事中医教学与临床实践近50年，在中医中药治疗恶性肿瘤及癌前疾病领域学验俱丰，各项科研成果卓著。先生今七十有余，古稀之年仍精力充沛，每周临诊四天，坚持不懈济世为民。

先生行医近半个世纪，我有幸跟师学医并参与编写本书，感悟良多。老师生于艰苦年代，学于国医大师门下，历经社会变革和人生变迁，居高位而不忘乡亲疾苦，在城市而不忘义诊乡村，先后义诊、普查几十万人，惠及神州大地。先生是提倡中医治疗恶性肿瘤的实践者，经过近50年的努力，对癌病的发病、病因、病机、诊断、治疗、预防、护理均提出了独创性的、经历了实践验证的学说，对恶性肿瘤做了大量的研究、实践和总结，独创扶正抗癌组方以及针对癌前疾病的多个验方，数年来治愈癌病患者不计其数。先生坚持门诊整理医案工作数十年，积攒了大量的临证医案，为进一步科研工作积累了宝贵的第一手资料，查阅每一册医案均可见患者每次就诊的症状证型、治则治法、诊疗效果、用药处方，辅助检查均一丝不苟、准确无误，其中癌病患者常常一个疗程以内症状就有明显改善，癌前疾病患者往往几剂药而愈，效如桴鼓。

先生自留校任教至今，授业带教的学生弟子已桃李满天下，很多已成为名中医、教授和专家，先生非常重视中医传承工作，以身作则教育弟子们坚持从医的三个“心”。首先是“仁心”。先生常说医者有仁心，才能有仁术。对于患者的诉求，先生总是细心倾听；对于家境拮据的患者，常避免使用昂贵药材，如若必须使用，也会耐心告知患者及家属；对于精神不振的患者，总在诊前先给患者鼓励打气，振奋患者精神。其次是“恒心”。先生年事已高，但出诊之日，无论寒暑或风雨，从未迟到。先生几十年坚持认真书写纸质病历、积累临床资料，患者带来的病情资料，每一页都认真查阅，对于每一件事都认真负责。先生以身作则，要求学生也必须做到以恒心从医。先生平素和蔼可亲、风趣幽默，然而弟子倘若跟师坐诊时病历书写不规范或问诊含糊不清，先生会立刻现场批评，声如雷声霹雳，但句句直指错误所在，实乃谆谆教诲。最后是“创心”，在继承中医传统的基础上，一定要有所创新，有此“心”，才会有此“新”。时代在变，疾病也在变，变中之不变的是医道，应变之道是创新。先生坚持毛泽东思想和大医精诚的精神，研究癌病的变化，充分利用现代医学的科研成果，积极实践中西医结合，独创扶正抗癌学说和扶正抗癌组合方剂，并在诸多癌前疾病领域均有创举，在现代科研领域也是成果丰硕。

为感念先生的谆谆教诲，以使先生的学术经验发扬光大、率以正道，余唯以恩师为人生榜样，效法终身，以此回报师恩。

师承亲传弟子　张　瑾
癸卯年夏月

参考文献

[1] 黄帝内经 [M]. 人民卫生出版社，整理. 北京：人民卫生出版社，2013.

[2] 张仲景. 金匮要略 [M]. 北京：人民卫生出版社，2005.

[3] 张仲景. 伤寒杂病论 [M]. 北京：中国中医药出版社，2013.

[4] 陶弘景. 名医别录 [M]. 北京：中国中医药出版社，2013.

[5] 张介宾. 景岳全书 [M]. 北京：人民卫生出版社，2007.

[6] 李中梓. 医宗必读 [M]. 北京：人民卫生出版社，2006.

[7] 孙星衍，孙冯翼. 神农本草经 [M]. 北京：中医古籍出版社，2018.

[8] 李时珍. 本草纲目 [M]. 西安：西安交通大学出版社，2015.

[9] 王清任. 医林改错 [M]. 北京：人民卫生出版社，2005.

[10] 丁光迪. 诸病源候论校注 [M]. 北京：人民卫生出版社，1992.

[11] 叶天士. 临证指南医案 [M]. 北京：人民卫生出版社，2006.

[12] 唐容川. 血证论 [M]. 北京：中国医药科技出版社，2011.

[13] 沈金鳌. 杂病源流犀烛 [M]. 北京：人民卫生出版社，2006.

[14] 黄宫绣. 本草求真 [M]. 太原：山西科学技术出版社，2015.

[15] 张锡纯. 医学衷中参西录 [M]. 北京：中医古籍出版社，2016.

[16] 王羲明. 章次公学术经验集 [M]. 北京：人民卫生出版社，2017.

[17] 吴勉华，石岩. 中医内科学 [M]. 新世纪第5版（11版）. 北京：中国中医药出版社，2025.

[18] 葛均波，徐永健，王辰. 内科学 [M]. 10版. 北京：人民卫生出版社，2024.

[19] 徐巍，范恒. 中医学 [M]. 10版. 北京：人民卫生出版社，2024.